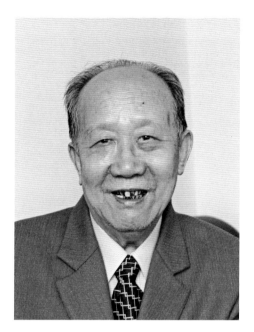

王翘楚(1927—2020)

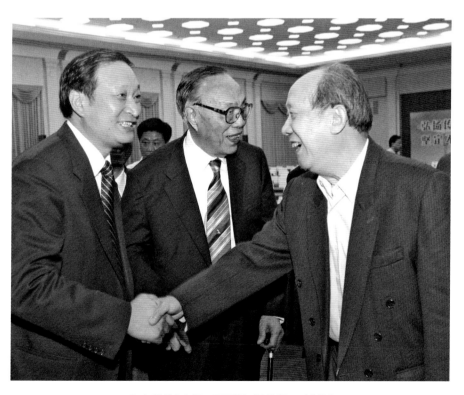

建言献策(左起：王国强、颜德馨、王翘楚)

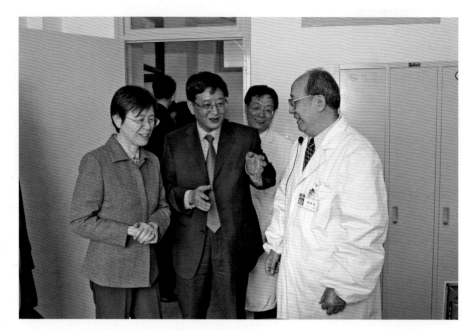

原卫生部副部长、国家中医药管理局原局长佘靖视察王翘楚名老中医工作室

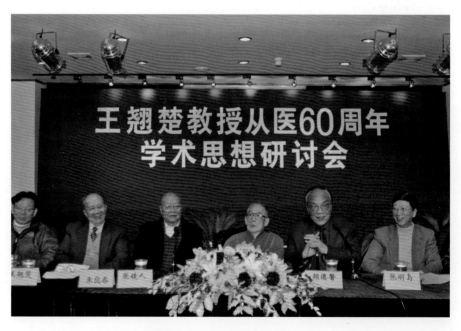

王翘楚从医 60 周年学术思想研讨会

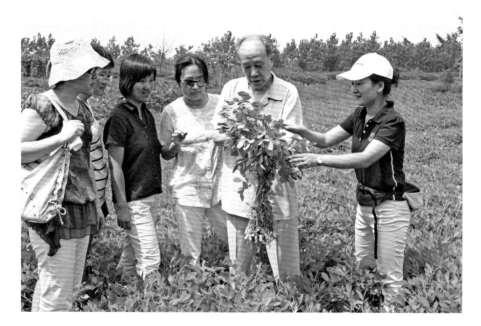

王翘楚在产地调研生药材

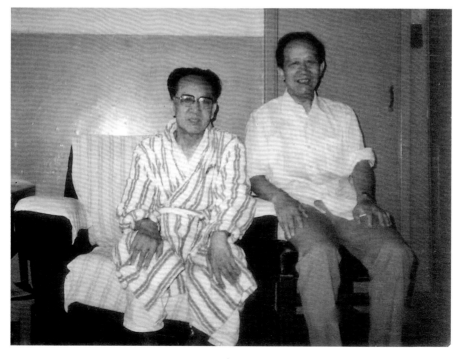

王翘楚与老师名老中医陈树森

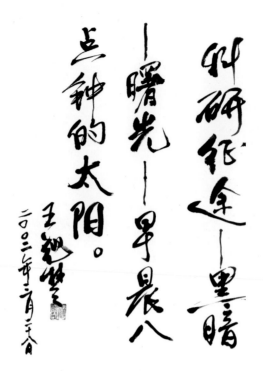

科研征途——黎明——曙光——早晨八点钟的太阳。

二〇一二年二月二日
王翘楚

王翘楚科研感悟

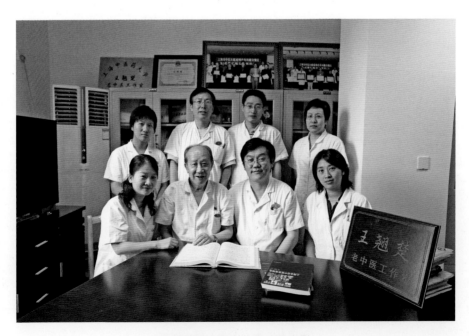

王翘楚名中医工作室成员合影

七秩弦歌 杏林芳华

上海市中医医院名医学术传薪系列

名中医

王翘楚

学术传承集

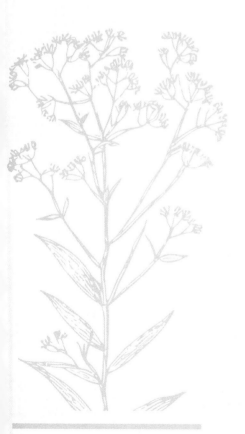

总主编 陆嘉惠 钟力炜

执行总主编 李勇

主编 张雯静 王惠茹

上海科学技术出版社

图书在版编目（ＣＩＰ）数据

名中医王翘楚学术传承集 / 张雯静，王惠茹主编
. -- 上海 ：上海科学技术出版社，2024.6
（七秩弦歌 杏林芳华 ：上海市中医医院名医学术
传薪系列）
ISBN 978-7-5478-6532-3

Ⅰ．①名… Ⅱ．①张… ②王… Ⅲ．①中医临床－经
验－中国－现代 Ⅳ．①R249.7

中国国家版本馆CIP数据核字(2024)第039349号

名中医王翘楚学术传承集
主编 张雯静 王惠茹

上海世纪出版（集团）有限公司
上 海 科 学 技 术 出 版 社 出版、发行
（上海市闵行区号景路 159 弄 A 座 9F－10F）
邮政编码 201101 www.sstp.cn
上海雅昌艺术印刷有限公司印刷
开本 787×1092 1/16 印张 13.5 插页 2
字数 210 千字
2024 年 6 月第 1 版 2024 年 6 月第 1 次印刷
ISBN 978－7－5478－6532－3/R·2961
定价：98.00 元

内容提要

本书是"上海市中医医院名医学术传薪系列"丛书之一。本书介绍了上海市中医医院名医王翘楚的从医之路、学术思想和临证经验等内容。全书分为从医掠影篇、学术探析篇、心得集锦篇、医案医话篇、匠心传承篇五部分。王翘楚是首批"上海市名中医",全国老中医药学术经验继承班指导老师,全国名老中医药专家传承工作室导师、中医睡眠疾病优势专科创始人、学术带头人,擅长以中医药治疗不寐、郁病等,提出"脑统五脏,肝主情志,心主血脉",创"五脏皆有不寐"之说,立"从肝论治"法。本书从王翘楚的生平大事、学术思想理论、临床诊断和辨证、用药及经验方、典型医案医话、继承人的学术创新等多角度介绍了王翘楚对不寐、郁病等的丰富临床经验,对失眠症、焦虑症、抑郁症等的中医药研究和治疗有较大的指导意义。

本书可供中医和中西医结合临床医师、中医院校师生及广大中医爱好者参考阅读。

七秩弦歌 杏林芳华
上海市中医医院名医学术传薪系列

名中医王翘楚学术传承集

丛书编委会

学术顾问

施 杞 严世芸 唐汉钧

顾 问

王翘楚 沈丕安 王霞芳 朱松毅 虞坚尔 胡国华
王義明 顾乃芳 余莉芳 李 雁 苏 晓

总主编

陆嘉惠 钟力炜

执行总主编

李 勇

编 委（以姓氏笔画为序）

叶 茂 孙永宁 苏 晓 李 勇 李 萍 李毅平
吴建春 张树瑛 张雯静 陆嘉惠 陈 栋 陈 静
陈薇薇 宓轶群 封玉琳 赵凡尘 钟力炜 姚 蓁
徐军学 唐 烨 薛 征

编写秘书

钱卉馨

本书编委会

主　审

施　杞

主　编

张雯静　王惠茹

副主编

许　良　王国华

编　委（以姓氏笔画为序）

王　骏　王　磊　朱广亚　许　红　苏　泓　陆伟珍

单　文　徐　建　盛昭园　蒲华春

总 序

杏林芳华,七秩峥嵘;守正创新,再谱华章

　　杏林芳华,跨越七十载风霜;守正创新,开启新世纪辉煌。上海市中医医院自1954年建院以来,始终秉承传承创新的精神砥砺前行。党的二十大报告明确指出,"促进中医药传承创新发展"。作为一家中医特色鲜明、人文底蕴深厚、名医大家辈出的三级甲等中医综合医院,上海市中医医院集医、教、研于一体,矢志不渝,不断进取,设有上海市名老中医诊疗所,以及上海市中医、中西医结合专家诊疗所等服务平台,聚集了大批沪上及长三角地区高水平的中医药名家,同时致力于海派中医流派传承与研究。全院目前拥有5名全国老中医药专家学术经验继承工作指导老师,4个全国名老中医药专家传承工作室,11名上海市名中医,11个上海市名老中医学术经验研究工作室,1个上海市中药专家传承工作室,4个海派中医流派传承研究总(分)基地,5个上海中医药大学名中医工作室。近年来,医院更是加大人才培养力度,不断涌现如国家中医药管理局青年岐黄学者、上海市领军人才、浦江人才、上海市优秀学科带头人等高层次人才。

　　中医药源远流长,作为植根于中华文明、汇聚先贤智慧的医学宝库,在历史长河中生生不息、薪火相传。医院立足上海市,辐射长三角,肩负"承前启后,继往开来"的中医药事业发展重任。值此建院七十周

年之际,我们特别呈现"上海市中医医院名医学术传薪"系列丛书,汇集我院历年来获"上海市名中医"殊荣的11位中医名家的生平事迹、学术成就与医学贡献,深入剖析这些名中医的成长经历和职业轨迹,展示他们的医德医风和人文情怀,他们在临床实践中勤勉求精,在学术研究中开拓创新,在教育传承中桃李天下。习近平总书记指出,中医药学是"祖先留给我们的宝贵财富",是"中华民族的瑰宝",是"打开中华文明宝库的钥匙","凝聚着深邃的哲学智慧和中华民族几千年的健康养生理念及其实践经验";中医药的发展要"遵循中医药发展规律,传承精华,守正创新"。本丛书的编纂出版,正是我们贯彻总书记对中医药重要论述的一次生动实践。

本丛书通过从医掠影、学术探析、方药心得、验案撷英、匠心传承等多个维度,展现名中医们在各自专业领域的精湛医术、从医心得、卓越成就及对中医药传承发展的积极贡献;展现他们坚守传承,继承"青松传承"之志;自强不息,恪守"厚德、博学、传承、创新"的初心。他们的人生阅历、学术成就及文化自信不仅展现了个人的精彩,更折射出中医学这门古老学科的蓬勃生命力和新时代价值。

本丛书不仅是我院历届上海市名中医的成果集锦,也是医院精神财富的重要组成,更是新时代中医文化的时代印记。把中医药这一祖先留给我们的宝贵财富继承好、发展好、利用好,增强民族自信、文化自信、历史自信,相信本丛书的出版将为新一代中医人提供学习的范式、文化的支撑和前进的方向。

承前启后,绘就新篇。我们诚挚地将本丛书献给所有热爱和支持中医药发展事业的朋友们。以匠心传承,向文化致敬,既是对中医药博大精深的文化敬仰,也是对其创新发展前景的坚定信念。希望它的智慧之光能照亮求知之路,激发大家对传统医学的深切热爱,让更多人了解中医药的丰富内涵和独特魅力,让中医文化自信坚实中华优秀传统文化的自信。

凡是过往,皆成序曲;所有未来,力铸华章。愿书中诸位医者"海纳百川,有容乃大"的胸怀,激励更多有志英才,投身于中医药的创新实践之中,共创未来。

丛书编委会

甲辰年正月廿二

序 言

欣闻王翘楚教授弟子又出新作——《名中医王翘楚学术传承集》，在此谨表祝贺！

一个世纪，在历史的长河中，仅是沧海一粟，而在人生道路上是一段漫长的历程。王翘楚教授作为一名中医药学的从业者，早在20世纪40年代就已经开始了他执着追求的中医生涯，以一名炎黄子孙的历史责任感和时代的使命感，在当时国民党政府及一批民族虚无主义者叫嚣"中医不科学""必须废止中医"的浊浪中毅然投身于继承中医、弘扬民族优秀文化的大业。70多年从医历程是艰辛的，但是王老却以"咬定青山不放松，立根原在破岩中；千磨万击还坚劲，任尔东西南北风"的坚忍不拔精神，步入中医学的光辉殿堂，铸就了他光荣的人生之旅，成为一位影响全国，海内外闻名的知名中医。我与翘楚先生相识相知亦半个多世纪，深悉先生在中医药继承与发扬的事业中是一位工于学术、致力创新、无私奉献的学者。

翘楚先生早年师从名家、熟谙经典、博采众长、精通岐黄，后又学习西医，把握现代科学知识，堪谓发皇古义、融会新知，因而临床功底深厚。由他领衔主持的失眠专科门诊闻名遐迩，求诊者逐年倍增，门庭若市。先生在学术的探究中始终以科学无止境的精神努力拼搏，他是这样一位热爱科学、热爱中医，在不断创新中建树振兴中华的雄心壮志。在94年人生长河中，先生风轻云淡，从事中医临床、科研、教学、管理70余年，带领的团队潜心中医30年，只为一夜好眠，建树颇丰。

近半个世纪以来上海中医事业的方方面面都留下了王翘楚同志艰辛、奋争的足迹。他尊重中医前辈,历尽万难抢救上海中医药遗产和名老中医经验。他善与学人为友,无论是针刺麻醉、藏象研究、活血化瘀等上海影响全国的原创性大项目都得到他有力的支持和积极参与。王翘楚同志是党的中医政策的坚强捍卫者,是上海中医功臣,这个赞誉他当之无愧。

如今先生已逝,高山仰止,景行行止。我们当以先生为榜样,沿之传承创新之路永远前行。愿以之为序,激励奋进,祝翘楚弟子再创辉煌。

国医大师 施杞

2023 年夏月

前　言

　　王翘楚教授(1927.2—2020.4)，在20世纪80年代中末期，率先开创失眠专科，从事睡眠疾病研究。在多年的临床实践和科研工作中，特别强调中医理论对临床实践的指导作用，如《黄帝内经》中"天人相应"理论是指导当今失眠症临床诊治规律的最根本理论，提出"脑统五脏、肝主情志、心主血脉"，创"五脏皆有不寐"的理论。王翘楚教授以"天人相应"理论为指导，带领研究团队，通过30余年的临床、生药、药理、药化、文献等系统研究，终于证明落花生枝叶确存在促睡眠物质，其制剂用于临床治疗失眠症，并取得一系列的创新成果。他的弟子得到王翘楚教授教诲，深感受益匪浅。今结合当今临床与科研之需求，精心编辑、汇集精华于一书，以飨同道。

　　本书主要由从医掠影篇、学术探析篇、心得集锦篇、医案医话篇、匠心传承篇及附篇组成，规范化梳理和研究总结了名老中医王翘楚教授的学术经验思想、临证经验、临床医案、验方、学术成就、医德医风、人文风采和传承团队风貌等，意在继承发扬和创新中医学术。

　　在此感谢参与本书编写的各位领导和专家的指导和相助！

　　希望本书能对广大中医、中西医结合同道们在临床和科研方面有所帮助和借鉴。如有不足之处，敬请各位专家和读者批评指正。

编者

2023年5月

目 录

第一章

从医掠影篇

王翘楚(1927—2020),首届"上海市名中医",享受国务院政府特殊津贴专家,全国老中医学术经验继承班指导老师,全国名老中医药专家传承工作室导师,上海中医药大学终身教授,上海市中医医院主任医师、专家咨询委员会主任,中医睡眠疾病优势专科创始人、学术带头人,中医睡眠疾病研究所名誉所长。王翘楚大医精诚,博学多才,中西兼通,融古化新。从事中医临床、科研、教学和管理工作 70 余载,在中医药科研、医政管理和睡眠疾病学科领域建树丰硕。

一、悬壶济世,善于创新

王翘楚 1944 年 2 月师承江苏南通名医陈树森,一脉相承于孟河马氏。1947 年开业,1948 年获国民政府考试院中医师考试及格证书。1949 年迁居上海,悬壶番禺路,旋踵间声誉鹊起,业务十分繁忙。从姜春华游,学术上颇为志同道合。1952 年任上海市徐汇区第二联合诊所所长,1954 年于上海市医学进修班(中学西)毕业。1955 年任上海市第六人民医院分院(徐汇医院)外科住院医师,中医科主治中医师;1956 年创新研制出复方红藤煎剂,成功救治了多名无法西医手术的阑尾炎、阑尾脓肿患者,并发表论文,相关成果编入《中医方剂学》和《中西医结合外科》等多部教材,至今仍为阑尾炎、阑尾脓肿保守治疗的有效处方。王翘楚出色的工作也使该院领导和西医药人员提高了对传统中医的认识,在上海市综合性医院中首先成立中医科。他又根据临床经验,针灸治疗血吸虫病锑剂反应、疟疾等,在全国得到推广应用,并发表相关论文 7 篇,撰写著作 1 部。

二、弘扬中医,推进管理

王翘楚 1958 年至 1987 年先后任上海市卫生局科研处、中医处副科长、副处长(主持工作)、正处调研员,上海市中医文献馆馆长、主任医师,上海市中医药情报研究所所长,上海职工医学院教授。历来以继承弘扬祖国医药事业为己任,半个世纪来在夯实上海中医科研工作基础、拓展中医科研方法,推进中医医政管理方面做了大量工作,始终与上海中医药事业同呼吸、共命运,毕生奋斗,做出宝贵贡献,1993 年被卫生部办公厅授予医政管理工作 30 年荣誉证书。

1959 年 3 月在上海市卫生局中医处、科研处从事中医科研管理工作期间,通过调查研究,筛选 11 项具有中医药特色的"幼苗"课题,即针刺麻醉、阴虚阳虚、肾本质、"抗 601"(即银黄针剂)、肿瘤、急腹症、舌诊、脉象仪、脉管炎、小剂量穴位注射、气功防治高血压等,经市卫生局和市委分管书记批准,重点抓这11项课题。相关的研究成果使当时的上海中医药科研水平处于全国领先地位。1963年至1967年上海市卫生局成立针麻办公室,王翘楚重点抓针刺麻醉研究和其他10项课题,1987年获上海市卫生局针刺麻醉研究成绩显著荣誉证书。在从事中医、中西医结合科研管理工作期间,首创中医科研课题"四性"(实用性、科学性、先进性、可行性)、科研成果"三性"(实践性、科学性、创新性)等权评审法,其老中医经验和学术思想研究也纳入中医科研成果评审和奖励。使中医科研评价有量化标准,提高了中医科研管理水平。总结中医临床科研选题与设计方法,通过凝练针刺麻醉、活血化瘀、大黄研究思路与方法,主编我国第一部《中医科技管理学》(大专院校试用教材),该书后来还被韩国中医学院引进使用。在上海市中医文献馆任职期间,先后受国家中医管理局委托举办了全国科研管理和DME与中医科研方法学习班共5期,为全国培养了200多名中医科研人员,通过办班的实践和经验总结创建了中医科研管理学科,提出中医科研首先从临床入手,在肯定疗效的基础上,开展有关实验基础和药学研究的技术路线,在管理和指导上海中医药科研管理工作中曾取得一批创新成果,使上海处于全国领先地位。1988年《中医、中西医结合科研管理的探讨》一文获得上海市卫生局中医药科技管理奖,对全国中医科研工作起到了积极推动作用。

　　1974—1976年王翘楚通过深入各区县基层调查研究,发现中医后继乏人、后继乏术情况严重,撰写的《关于老中医后继乏人问题的报告》受到上海市政府和卫生部重视,后在1976年卫生部召开的卫生工作会议上作介绍。报告引起卫生部和国务院领导的重视,于1978年春由时任国务院陈仲武司长、卫生部吕炳奎司长、徐彤和王翘楚在天津市起草了《认真贯彻党的中医政策,解决中医后继乏人问题》报告,该报告以《关于老中医后继乏人问题的报告》为基础,其中典型事例均被后来经中央批示下达的(78)56文件附件《认真贯彻党的中医政策,解决中医后继乏人问题》引用。中共中央批示该文件时,邓小平同志特别补充了一句"要为中医的发展和提高创造良好的物质条件"。1986年成立国家中医管理局前,王翘楚任上海市卫生局中医处主持工作的副处长,坚持向局领导建议把中医、中西医结合科研工作,由科研处转到中医处管理,受到广大中医、中西医结合人员的好评,取得一定经验,并在1984年西安会议上作介绍,从而建议国家中医管理局成立时一定要设置中医科研管理部门(处、司)。成立国家中医管理局后,王翘楚曾参与国家中医管理局的科研业务管理指导工作,受到好评。

　　1990年在上海市中医文献馆任馆长期间,王翘楚积极组织人员编写《医林春秋——上海中医中西医结合发展简史》一书,收集了从唐代至1995年上海中医、中西医结合发展情况的大量历史资料,为市政府编写《上海卫生志》提供资料,其中对上海中西汇通派情况的收集,后来又为中西医结合学会和沈自尹院士研究中西汇通与中西医结合学术流派的关系提供了历史资料。

三、从无到有,创建学科

王翘楚的老师为孟河学派传人,在老师的教导下,王翘楚学习古籍经典及孟河学派学术思想和临诊经验。1958年毛泽东同志提出"中国医药学是一个伟大宝库,应当努力发掘,加以提高",坚定了王翘楚"继承——创新——发展中医药学"的研究方向,坚持以中医药理论为指导,立足于临床实践,在继承孟河学派的基础上有所创新和发展。专攻以失眠为主症及其相关疾病的中医药治疗,从无到有,创建了中医睡眠疾病新学科。1991年王翘楚在上海市中医医院成立中医失眠症专科,1995年经上海市卫生局批准成立中医失眠症医疗协作中心,2006年经批准成为上海市中医睡眠疾病优势专科,2009年经批准成为国家"十二五"中医临床重点专科,国家中医药管理局重点学科,2013年经批准成为国家临床重点专科。专科影响较大,专科门诊量较创建之初增长15倍,30%以上的患者来自外省市和十几个海外国家、地区。王翘楚一直坚持门诊到92岁高龄,医治了大量深受失眠、抑郁、焦虑困扰,服用过安眠药无效或有副作用和依赖性的患者,其精湛医术、高尚医德被中央电视台、上海电视台及其他各大媒体多次报道。1993年10月起王翘楚享受国务院政府特殊津贴;1995年被评为"上海市名中医";2015年获上海市医师协会"仁心医者"特别荣誉奖;2016年获教卫工作党委系统优秀共产党员·医德标兵;2017年获中华中医药学会"最美中医"称号。

1. **以"天人相应"理论指导失眠症临床诊治** 中医"天人相应"理论是中医药基础理论的经典。王翘楚以此理论为指导,发现自然界阴阳消长与人体"入夜则寐、入昼则寤"同步,对当今失眠症临床诊治规律的研究具有重大指导意义。通过数十年研究,总结出"天人相应,体脑并用,精神乃治""顺之则生,逆之则害"的精辟论断,分析指出人类不尊重自然界阴阳消长规律,是当今失眠症发病率日趋上升的一个主要的、根本性的原因。在失眠症及其相关疾病的治疗中,必须强调中医"天人相应"理论,尊重自然界阴阳消长规律,才能"治病求其本"。同时,王翘楚在"天人相应"理论指导下,自1988年起提出人体睡眠与醒寤同落花生枝叶"昼开夜合"可能存在共同物质基础(某促眠物质)的设想(假说),通过20余年的临床、生药、药理、药化、文献等系统研究,终于证明落花生枝叶确存在促睡眠物质,其制剂用于临床治疗失眠症 100 万人次以上,按临床科研观察 1 200 余例,均证明确有较好疗效。通过实践发展并丰富了中医"天人相应"理论的内涵和指导意义。

2. **提出"脑统五脏、肝主情志、心主血脉"新观点** 王翘楚在多年的临床和科研实践中,始终把脑放在中枢地位来认识,认为脑统管五脏六腑的功能活动,其精神意识活动的生理病理现象与肝主情志的生理病理活动表现基本一致,而与心主神明的生理病理活动表现一致较少。失眠症在临床上的症状、证候多表现于肝,因情志而诱发,再波及于心,或其他相关脏腑,以致多脏腑功能失调,气血紊乱,临床症状、证候表现复杂多样。其主要原因均源于脑的正常生理活动功能受到干扰,而首先表现于"肝",再波及其他脏腑功能紊乱或旧疾复发,故辨证立法处方用药当以治"肝"为先,实质即治脑为先,同时顾及其他相关脏腑病变。实践证明,治脑比从心论治立法处方用药的疗效确有所提高,相关研究成果出版专著《脑统五脏》。

3. **创"五脏皆有不寐",立"从肝论治"法** 王翘楚通过 3 820 例临床调查发现当今失眠症有五大发病因素和"六多六少"的特点,失眠症患者临床诸症无不从肝而起,再波及其他脏腑,甚至多脏腑功能紊乱,使临床症状多样化、复杂化,故有"五脏皆有不寐"之说,临床总结出 8 个常见证型,临床辨证立法以治肝为中心,兼顾调整其他四脏紊乱功能,能收良效。据 1993—2003 年以失眠为主症及其相关疾病来就诊者 4 955 例临床回顾性总结,总有效率为 82.44%。

在此基础上,王翘楚从 1993 年起开展中医失眠症(睡眠疾病)规范化研究,通过临床总结形成《上海市中医失眠症临床诊疗方案》和《失眠症临床质量标准》(2003、2008、2009、2010 年版),接受国家中医药管理局、中华中医药学会委托编写《失眠症中医诊疗指南》《抑郁症和焦虑症临床诊疗方案和临床路径》,同时开展相关研究课题 4 项,相关研究成果发表论文 31 篇,编写著作 4 部(任主编),被普通高等教育"十一五"国家级规划教材——《中医内科学》收录,在本市及全国网络协作单位推广应用。

4. **遵循"治未病"理念,指导失眠症康复预防** 王翘楚提出降低社会人群失眠症发病率关键在于如何指导患者康复和健康人群预防失眠症的发生。他以"天人相应"理论为指导,遵循人体阴阳消长、卫气运行与自然界阴阳消长规律(昼夜节律)同步,相对平衡协调,从建立和谐社会,以人为本"治未病"思想出发,于多年临床实践中,不断总结经验,逐步形成《失眠症"治未病"康复预防十二讲》。王翘楚亲自带领团队在上海市及周边省市社区、农村、工厂、部队对失眠患者和健康人群进行失眠症康复预防科普宣教近 10 年,反响很好,在指导患者康复和健康人群预防失眠症方面发挥了重要作用。相关研究成果《失眠症"治未病"康复预防十二讲》被中国睡眠研究会采纳,在全会各成员单位网络推广,2010年已出版(上海市新闻出版局准印证 2010 第 001 号),是中医预防、治疗失眠症方面的创新。

四、潜心科研,硕果累累

王翘楚在做好繁忙的医疗、管理等工作的同时,潜心中医药的科研,并取得了可喜的成果。发表了 80 余篇学术论文,撰写了多部有影响的学术专著。主要有:《复方红藤煎剂治疗阑尾炎》《中医临床科研选题思路与设计方法》《针刺麻醉临床研究思路与设计方法》《大黄研究思路与设计方法》《活血化瘀研究思路与方法》《金萱冲剂治疗失眠症临床疗效和实验研究》《花生枝叶治疗失眠症临床疗效观察》《花生枝叶治疗失眠症临床疗效和有关药学研究》《从肝论治失眠症》《中医科研之我见》《创建失眠症临床新学科研究的思路与方法》《中医"证"研究的发展方向——病中求证、证中求病》《中医失眠症诊断、辨证和治疗》等。主编《针灸预防和治疗锑剂毒性反应》《中医科技管理学》《医林春秋》《中医药科研方法》《花生枝叶治失眠——20 年研究结硕果》;入编《方药传真》《当代名老中医图集》《2000 年上海科技年鉴》《百名专家谈百病》《历代名医医案精选》《名师与高徒》《金匮典藏》《名医薪传》《名家各科》;主审《中国针刺麻醉发展史》《失眠的自测与防治》《从肝论治失眠症》等。

1993 年"金萱冲剂治疗失眠症临床疗效和实验研究"获上海市中医药科技进步奖三等奖。"落花生枝叶制剂治疗失眠症临床疗效和有关药学研究"获2001 年上海市人民政府科技进步奖;2004 年获国家专利局发明专利证书 2 项;"花丹安神合剂治疗失眠症临床前研究"获 2004 年上海市科技成果证书,同年获国家食品药品监督管理局临床批文,现已完成Ⅲ期临床试验,2006 年获国家发明专利证书,并实现成果转化;2013 年"落花生枝叶药材标准研究及应用"获上海中医药科技奖;同年"落花生枝叶药材标准的建立及应用推广"获上海医学科技奖三等奖;2014 年"落花生枝叶制剂的研发及临床应用"获中华中医药学会科学技术奖三等奖;2018 年"落花生枝叶制剂的研发和应用"获第八届上海中医药成果推广奖。现落花安神口服液在上海市中医医院年使用量达 13 万盒,造福了数以万计的失眠症患者。

五、淡泊名利,启迪后学

王翘楚一生生活简朴,粗茶淡饭,不追求物质享受,但求精神世界的充实。为求中医之真谛,他甘守清贫,在书海中寻求中医发展之路,在实践中论证中医发展之道,愿为年轻一代作基石,搭起攀山之云梯!王翘楚1993年任"上海市名老中医继承班"指导老师,1996年、2000年任第二、第三批全国老中医药专家学术经验继承工作指导老师,2007年任"上海市中医高级研修班"(即博士班)指导老师,2012年任国家中医药管理局全国优秀中医临床人才指导老师。历任上海中医药大学老中医工作室、上海市老中医工作室、全国名老中医药专家传承工作室导师,以师承形式带教院内外学生20余人,并接受浙江、宁夏、湖南、安徽、云南、辽宁、台湾,以及新加坡、韩国、泰国、日本等国内外进修学习的医师40余名。

王翘楚1988年起致力于中医睡眠疾病新学科的建立,2008年、2015年,先后两次将医院奖励给个人的科研成果转化奖励(共计45万元)悉数捐出,设立"王翘楚中医药科研幼苗基金"。基金用于奖励中医药睡眠医学科研"幼苗"课题扶持、科研创新成果以及相关优秀论文。王翘楚指导、帮助上海市及浙江、江苏、云南、宁夏等省区市开创失眠专科,先后担任中国睡眠研究会理事会顾问、中医睡眠医学专业委员会名誉主任、中国医师协会睡眠医学专家委员会顾问,被授予睡眠医学杰出贡献奖。

第二章

学术探析篇

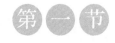

崇尚"天人相应"理论

一、人与天地相参

古人所说的"天"或"天地"就是自然界,我们人类就生存在这个自然界中。《素问·宝命全形论》曰:"人以天地之气生,四时之法成。"人类产生于自然界,生存于自然界,与自然界的四季交替有着共同的节律性。"天人相应"理论认为,人与自然界是一个有机整体,自然界的运动变化直接影响着人体,机体相应地发生着生理或病理上的反应,故人体的生命活动与自然界是息息相关的。人的睡眠与觉醒,是人体诸多生理功能的一部分,与自然界有着密切的相关性,体现了"天人相应"。同时也从医学角度较详细地解释了人体生理、疾病与自然界相应的关系,辩证地强调人体本身具有适应自然的能力,而且人类应当适应自然界的变化,积极地防病治病。因此,《灵枢·岁露论》曰:"人与天地相参,与日月相应也。"体现了天地自然为人类提供了赖以生存的必要条件,是人类生命之源。

二、"天人相应"理论与昼夜节律

现代生物学对"昼夜节律"的研究认为,一切生物的生长、发育等都是遵循着太阳、地球、月球的自然规律,一天和一年之中的光相和黑相是不断变化的,这种变化形成了大自然的时间,光明和黑暗的转变,在生物体内也设置了昼夜节律变化生物钟现象。人体"入夜则寐"和"入昼则寤"的现象正是生物钟的具体体现。《灵枢·营卫生会》曰:"人受气于谷,谷入于胃,以传与肺,五藏六府,皆以受气。其清者为营,浊者为卫,营在脉中,卫在脉外,营周不休,五十而复大会。阴阳相贯,如环无端。卫气行于阴二十五度,行于阳二十五度,分为昼夜,故气至阳而起,至阴而止。故曰:日中而阳陇,为重阳,夜半而阴陇,为重阴。故太阴主内,太阳主外,各行二十五度,分为昼夜。夜半为阴陇,夜半后而为阴衰,平旦阴尽而阳受气矣。日中为阳陇,日西而阳衰,日入阳尽而阴受气矣。夜半而大会,万民皆卧,命曰合阴。平旦阴尽而阳受气。如是无已,与天地同纪。"文中清晰地揭示了人体内存在着"卫气"在有规律地运行,为维持人体昼夜节律的睡眠-觉醒规律的运动,这与现代的昼夜节律与生物钟的研究思路几乎不谋而合,值得深思和借鉴。

王翘楚把继承古人卫气运行学说和当代"生物钟"现象的研究密切结合。从1988年开始,王翘楚带领研究团队以"天人相应"理论为指导,研究"昼开夜合"的落花生枝叶治疗失眠症,并进行临床相关药学研究,取得一系列成果。这就是天人相应理论的继承和发展。

三、阴阳失衡是睡眠障碍的重要病机

《素问·金匮真言论》曰:"阴中有阴,阳中有阳。平旦至日中,天之阳,阳中之阳也;日中至黄昏,天之阳,阳中之阴也;合夜至鸡鸣,天之阴,阴中之阴也;鸡鸣至平旦,天之阴,阴中之阳也。故人亦应之。"天地阴阳的消长,使一天有昼夜晨昏的节律变化。人与自然界是统一的整体,人体的阳气,随之有消长出入的节律运动,平旦时人体的阳气随自然界阳气生发而由里出外,阳气渐长,人起床活动,中午时分人体阳气鼎盛于外部,黄昏时阳气逐渐衰退,入夜时阳气潜藏于体内,人则上床睡眠休息,即"阳入于阴则寐,阳出于阴则寤"。正如《灵枢·口问》所言:"阳气尽,阴气盛,则目瞑;阴气尽而阳气盛,则寤矣。"阴阳不和,阴不敛阳,阳不入阴,心神浮越,则生失眠等。因此,阴阳失衡是睡眠障碍的重要病机。

人体的营卫之气由水谷精微之气化生,分为二者:营气行于脉中,属阴;卫气行于脉外,属阳。营卫之气营运不止,一昼夜周流全身五十周,白天自然界的阳气充盛,人体的营气运行于脉内,卫气循行于脉外,各二十五周。营气荣养于内,卫气温护于外,人体的阳气充盛,人寤而活动;夜间自然界阴气渐盛,人体的营气营运脉内,卫气入于里循行于阴经和五脏二十五周,卫气和营气阴阳交汇,人卧而睡眠休息。《灵枢·营卫生会》曰:"人受气于谷,谷入于胃,以传于肺,五藏六府,皆以受气,其清者为营,浊者为卫,营在脉中,卫在脉外,营周不休,五十而复大会,阴阳相贯,如环无端。卫气行于阴二十五度,行于阳二十五度,分为昼夜,故气至阳而起,至阴而止。故曰:日中而阳陇为重阳,夜半而阴陇为重阴。故太阴主内,太阳主外,各行二十五度,分为昼夜。夜半为阴陇,夜半后而为阴衰,平旦阴尽而阳受气矣。日中为阳陇,日西而阳衰,日入阳尽而阴受气矣。夜半而大会,万民皆卧,命曰合阴。平旦阴尽而阳受气。如是无已,与天地同纪。"人体睡眠依赖营卫之气循行正常,且卫气行五十周后夜半与营气交会,阴阳相交,睡眠得以正常。人体的睡眠周期性节律与自然界阴阳变化息息相关,营卫运行正是体现了"天人相应"的规律。因此,"天人相应"理论对当今失眠症临床诊治规律的研究具有重要指导意义,而且是更高层次的理论概括和揭示。

四、人类必须遵循自然规律才能顺应自然

人类不能离开自然而生存,必须遵循自然规律,才能生存健康。一方面是自然对人类的影响,另一方面表现为人类适应自然的能力。人类在生命持续的整个过程中,时刻通过自身的这种适应与调节能力,与内外环境的变化进行协调。人与天地相应的顺应自然的本能,正如《素问·宝命全形论》云:"法天则地,随应而动。"人类不能离开自然而生存,必须遵循自然界阴阳消长规律,"入夜则寐,入昼则寤",才能保持健康的体质和功能。顺之则生,逆之则害。当今失眠症为什么发病率日趋上升?其中一个主要的、根本性的原因,就是人类不尊重自然界阴阳消长规律,以致时间日久,不仅睡眠规律被打乱,而且由于失眠引起其他多脏器功能紊乱,甚至引发多种器质性疾病。

如今,我们对睡眠的研究当首先学习继承好"天人相应"这一精辟理论思维,用之于指导睡眠疾病的临床诊疗和康复预防的研究,至关重要。多年来,王翘楚在诊治失眠症临床实践中十分强调尊重自然界阴阳消长规律,医嘱患者一定要早睡早起,一般以晚上9点至早上5点或晚上10点至早上6点为正常睡眠时间,其中晚上10点至凌晨3点是人的最佳睡眠时间,符合自然界阴阳消长规律,也符合现代多导睡眠脑电图监测的结果。如果确因工作繁忙,不能满足正常睡眠时间,丢失了晚上10点至凌晨3点部分最佳时间,可通过午睡半小时来补觉,也符合中国人的传统习惯。因此,提倡这样的作息时间可能是控制当今失眠发病率居高不下的一项重要措施。目前,以此理论观点指导临床实践,已成为专家共识。这一临床事实证明,当今失眠症的临床实践,必须强调以中医"天人相应"理论为指导,治病才能求其本。

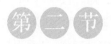

"脑统五脏、肝主情志、心主血脉"

后世对脑的认识,经历了一段漫长的发展、完善时期。关于脑的概念,《素

问·五藏别论》记载了脑为脏还是为腑的争鸣和讨论："黄帝问曰：余闻方士，或以脑髓为藏，或以肠胃为藏，或以为府……愿闻其说。岐伯对曰：脑、髓、骨、脉、胆、女子胞，此六者……名曰奇恒之府。"从此中医理论即把脑列为奇恒之府。

关于脑的部位，《灵枢·海论》谓"脑为髓之海，其输上在于其盖，下在风府"，明确指出脑位于头颅之中。关于脑的生成发育，《灵枢·经脉》有"人始生，先成精，精成而脑髓生"的论述。

关于脑的功能，《素问·脉要精微论》称"头者，精明之府，头倾视深，精神将夺矣"，说明头脑是人的精神之处所，精神与脑密切相关。《灵枢·海论》云："髓海有余则轻劲多力，自过其度；髓海不足则脑转耳鸣，胫酸眩冒，目无所视，懈怠安卧。"可见人的精神、意识、感觉、认知运动，虽然在脏腑方面各有所主，但最根本的物质基础和控制中枢在脑髓，脑在脏腑中居首位。五脏虽然各有所藏之神，但这只是脑神在各脏的具体体现。

《黄帝内经》中"心主神明"理论以五行学说和藏象理论学说为基础，经历了漫长岁月的考验，逐步构成了中医学的基本理论体系，这是一个动态发展的过程。只是限于当时的认识程度，"脑统五脏"的观点一直没有被明确提出。《黄帝内经》以后，特别是隋唐以来，尽管"心主神明"的观点为多数医家遵循，但"脑统五脏"的观点也逐渐被医家重视。隋代杨上善云："头为心神所居。"唐代孙思邈《备急千金要方·灸例》云："头者，身之元首，人神之所法。"汉代张仲景《金匮玉函经·卷一证治准则》曰："头身者，身之元首，人神所注。"宋代陈无择《三因极一病证方论》曰："头者……百神所聚。"都论述了脑与神明有关。明代李时珍《本草纲目·辛夷》明确提出："脑为元神之府。"清代陈梦雷云："诸阳之神气，上会于头，诸髓之精，上聚于头，故头为精髓神明之府。"清代王清任《医林改错·脑髓说》则更明确提出："灵机记性不在心，在脑。"并在继承前人有关脑的认识基础上，以解剖观察和临床实践为依据，论述了视、听、嗅觉及语言、记忆、思维与脑髓的关系，明确否定了"心主神明"说。脑在脏腑中的核心作用在经络体系方面也有所体现。人体脏腑以及全身各部，通过经络，上通于脑，脑也通过经络联系全身，调节全身的生理病理功能。如《灵枢·大惑论》云："五藏六府之精气，皆上注于目而为之精……而与脉并为系，上属于脑。"《灵枢·邪气藏府病形》曰："十二经脉，三百六十五络，其血气皆上于面而走空窍。"可见，脑通过十二经脉、络脉等与脏腑器官相连，气血相通，脑髓充盈与否与脏腑的功能活动密切相关，从而为"脑统五脏"的理论提供了依据。

古人对于脑与心的认识有一个发展的过程，开始由于缺乏解剖学的局限，对脑的生理功能认识不多,而对于心的了解相对多一些,有可能直观心主血脉,而通达全身的情况,再加上当时的哲学思维方式来分析判断,从而认为人的精神意识主要在心,源于心,再波及其他脏腑,故把心比象为"君主之官"而主神明,为五脏之首。并以此理论为指导,临床辨证立法、处方用药,总结实践经验和有关药学理论研究,从而逐步形成体系,沿用至今。近几年来,西医和中医实际上逐步求同存异,已成为历史事实。王翘楚认为在今后中西医的学术发展中,并不需在此争议,而应关注如何抢占尚未认识的空白地区和高地,谁能首先攀登高峰,有所新的发现、新的发明或新的创造,这才是症结所在。

"脑为元神之府",明确应用于指导中医临床实践者尚少。为了寻其病因,调其气血,使之早日恢复睡眠正常功能,又有利于相关脏腑旧恙复发的治疗和康复,王翘楚从当今失眠症的发病因素调查及其临床诸多症状表现来看,失眠症多因情志不悦、精神过劳、惊吓等因素而诱发,轻者夜难入眠,或早醒,或中间间断,多梦易醒,甚则彻夜难寐,时间日久或治疗不当,则周身气血逆乱,影响心、肝、肾、脾(胃)、肺等多脏腑功能,或加重相关脏腑旧恙复发,临床症状、体征更加复杂化。失眠症的发病原因主要在脑,不在心。从临床症状、证候来看,实源于脑,表现于肝,再波及于心及其他诸脏腑。

从这个基本观点出发,数十年来,王翘楚在以失眠为主症及其相关疾病的研究中,提出"脑统五脏,肝主情志,心主血脉"的新观点,把"脑"提到五脏之首,居中枢地位,其精神意识活动的生理病理现象,与肝主情志的生理病理活动表现基本一致,而与心主神明的生理病理活动表现则一致者少,其心主血脉的生理病理活动表现,则十分肯定,为大家所公认。发现失眠症在临床上的症状、证候多表现于肝,因情志而诱发,再波及于心,或其他相关脏腑,以致多脏腑功能失调,气血紊乱,临床症状、证候表现复杂多样。如波及心脏,则表现为失眠、胸闷、心慌不安、早搏、心律不齐等,但心电图检查常无器质性病变。如波及胃者,常引起胃病旧恙复发,临床常见失眠伴胃脘嘈杂或痛等症状。如波及脾者,常表现肠功能紊乱,失眠伴便溏或腹泻,一日数次不等,而大便化验阴性,西医常诊断为肠易激综合征。分析其主要原因,均源于脑的正常生理心理活动功能受到干扰,而首先表现于"肝",再波及其他脏腑,致其他脏腑功能紊乱或旧疾复发,故立从肝论治,辨证立法处方用药,以治"肝"为先,实质即治脑为先,同时,顾及其他相关脏腑病变。临床实践证明,从肝论治比我们过去从心论治立法处方用药的疗效确有所提高。这是王翘楚从临床实践中提出"脑统五脏、肝主情志、心主血脉"具体应用的体会。

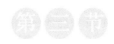

创"五脏皆有不寐"

王翘楚认为,不寐在古籍文献中的记载多以"心主神明"为中心,涉及肝、脾、肾相关脏腑证候而立法处方用药,临床辨证常见因心不藏神,则神不守舍而致不寐,或因心神不安而致肝郁化火,或因心血不足,脾不统血或运化失司,则表现心脾两虚,或因心火过旺,肾水不足,而水不济火,则出现心肾不交,而历代文献尚未见记载因心神不安而波及肺的证候表现,也无这一方面基本方药。王翘楚从临床实践中发现常因感冒热退后,未能很好休息或因情志不悦而致呛咳无痰,数月不愈,并夜难入眠,或早醒,烦热阵作,临床表现既有外感余邪未清,又有肝郁阳亢化火,反侮肺金,致肺失清肃,则呛咳不已,经久不愈。这些病情服宣肺清热或滋阴润肺之剂常不见效。王翘楚分析,咳嗽病位虽在肺,但与肝密切相关。首先,在五行关系上,肺属金,肝属木。因而在生理上,木受金克,肺气主降,能制约肝气、肝火的上升;在病理上,由于外感余邪未清,再加未能得到充分的休息,精神过劳或情志不悦,致肝郁阳亢化火,肝火亢盛,则反侮肺金,形成"木火刑金",致肺阴损伤,则肺失清肃,肝亢犯肺,气火有余,呛咳经久不愈。其次,肺和肝为人体气机升降之通道。肺居上,主一身之气的宣降,肝居下,主疏泄,挟生发之气,循经而疏启肺气,使之宣降而行治节之权。左升右降,相反相成,周身气机循环不止。肝气郁结,失其疏泄条达,则影响肺的宣降功能,导致肺气上逆而咳嗽;肝气郁结,气机升降失司,津液输布障碍则停聚为痰饮,血行不畅则生瘀阻,痰瘀阻滞清道,肺失宣降而令人咳。另,肝与肺在经络上相关联。《灵枢·经脉》云:"肝足厥阴之脉……上贯膈,布胁肋,循喉咙之后,上入颃颡……其支者,复从肝别,贯膈,上注于肺。"因此肝和肺在生理上相互影响;在病理上,肝和肺之疾病可通过经络相互传导。根据上述病因病机分析,王翘楚常采用平肝解郁、活血安神兼清余邪之剂多收良效,并在临床辨证中提出"五脏皆有不寐"的新观点。如肝病(肝炎、肝硬化)患者在发病之后,由于情志不悦而并不寐者多见,则按肝病不寐论治;胃病(慢性胃炎、胃溃疡、十二指肠球炎等)患者,常因"胃不和则卧不安"或"寐不安则胃不和",则按胃病不寐论治;脾虚(慢性肠炎、肠易激综合征等慢性腹泻)患者,常因腹泻早醒,或早醒腹泻,互为因

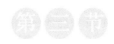

第二章 学术探析篇

果,则按脾虚不寐论治;心病（冠心病、心肌炎、心律不齐）患者,常因情志不悦或精神过劳,或感冒后复发胸闷、心慌、心悸、早搏、心动过速等,并严重失眠,则按心病不寐论治;肾虚（女性尿道综合征、围绝经期综合征）患者,腰酸乏力,尿频、尿急,或失控,尿常规阴性,或于绝经前后出现时烘热、自汗、心烦易怒,面色少华、眶下灰暗色斑,常并严重失眠者,则按肾病不寐论治;肺病（燥咳）患者,常因感冒后未能适当休息和治疗,再加情志不悦或精神过劳,而致呛咳阵作,并严重失眠,缠绵数月不愈,则按肺病不寐论治。其基本方均以平肝、疏肝、清肝或养肝为主药,再按不同脏腑疾病兼证加减应用,从而收到较好疗效,逐步立从肝论治法治疗失眠症及其相关疾病,并形成以肝为中心而波及其他脏腑引起的不寐的病因病机和证候分型论治的方案。这一方案力求把辨证与辨病相结合,从病中求证、证中求病进行论治,既有利于病证统一施治,又有利于发现新的证和新的病。另外,此方案辨证明确、立法清晰、方法简便、重复性好,有利于规范和学习推广应用。

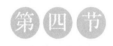

立"从肝论治"法

　　肝脏位于腹部,横膈之下,右胁之内,属于五脏之一。根据中医藏象学说,"藏"是指藏于体内的内脏,"象"是指表现于外的生理功能与病理表现。如张景岳在《类经》中曰:"象,形象也。藏居于内形见于外,故曰藏象。"王翘楚根据多年中医理论研究和临床实践,指出肝"藏"与"象"的概念具有两重性。肝之藏是肝的实体,肝之象主要是脑功能的表现。中医理论认为,肝的主要生理功能是肝主情志,主疏泄,调气机,藏血,体阴用阳。

　　肝主情志。《素问·灵兰秘典论》云:"肝者,将军之官,谋虑出焉。"谋虑,就是谋思虑。《素问·六节藏象论》曰:"肝者,罢极之本,魂之居也。"近代贤哲恽铁樵的《群经见智录》言:"肝主怒,拟其似者,故曰将军。怒则不复有谋虑,是肝之病也。从病之失职,以测不病时之本能,故谋虑归诸肝。""谋虑"和"魂之居"均是指人的精神情志活动,是人体脑功能的具体表现之一。

　　肝主疏泄,调气机。"疏泄"来源于《素问·五常政大论》:"土疏泄,苍气达。"即土得木而达之意。《血证论》曰:"木之性主于疏泄,食气入胃,全赖肝木之气以疏泄之,而水谷乃化。"肝主疏泄功能中最为主要的是调节气机,气机调畅则气血津液运行正常,脏腑功能得以正常发挥。

肝藏血生血,具有调节血量的功能。王冰在《重广补注黄帝内经素问·五藏生成》中注曰:"肝藏血,心行之,人动则血运于诸经,人静则血归于肝脏。"张璐在《张氏医通》中提出肝脏能够生血:"气不耗,归精于肾而为精;精不泄,归精于肝而化清血。"肝脏藏血和主疏泄的功能相互为用,以保持全身气机疏畅条达,通而不滞、散而不郁之作用。

从脏腑生理病理角度来看,肝主疏泄、调畅气机和藏血功能正常,则人体气血调和,精神舒畅。反之,则可因肝疏不及导致肝气郁结,出现郁郁寡欢、善太息等症状;或因肝疏太过导致肝气上逆,出现急躁易怒、失眠、多梦等。从病因来看,七情六欲等外因常因影响气机的调畅、肝的疏泄和调节血量的功能,而引起人的精神活动改变,故有"肝喜条达而恶抑郁""怒伤肝""平肝可以治怒"之说。其他如人的手足活动功能(肝主筋)、人的双目视物、辨色、闭睁等功能(肝开窍于目)、"诸风掉眩皆属于肝",无一不是人体脑功能的外在表现,在五脏中与思维和精神活动联系密切的是肝。脑的正常功能的发挥也赖于肝疏泄气血以为用,因为"凡上升之气,皆从肝出"。正如张锡纯云:"肝肾充足则自脊上达之督脉必然流通,督脉者又脑髓神经之根也。"

随着社会不断发展而出现的生活节奏加快、工作压力增加、学习紧张、竞争激烈等诸多因素,使人们更加容易受到来自各个方面的压力而导致精神情志方面的变化,引发现代疾病——失眠症发病率日渐上升。根据临床流行病学调查就诊患者 3 830 例病例统计分析,发现当今失眠症发病因素多有情志因素参与,临床表现有"六多六少"现象(即精神亢奋者多,精神衰弱者少;气血旺盛者多,气血虚弱者少;无外邪感染者多,有外邪感染者少;中壮年人较多,老年人较少;因精神情志因素合并其他躯体疾病或精神疾病者多,单纯因体质因素先天不足,无其他夹杂疾病者少;中医辨证实证者多,虚证者少)的特点。因此,王翘楚以肝为切入点,深入研究失眠症临床证候特点,立"从肝论治"治疗失眠为主症及其相关疾病,经临床 40 000 余病例的实践证明,确有较好疗效。从而逐步形成以肝为中心而波及其他脏腑引起不寐的辨证论治方案,这一方案不仅符合中医传统的整体观念,而且符合西医模式的转变。在传统治疗方法基础上,结合现代失眠症特点,形成的新方法、新思路,是对中医治疗失眠症内容的丰富和扩展,具有较高的理论价值和现实意义。

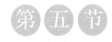

失眠症治未病思想的应用
——康复预防十二讲

唐代孙思邈云："上工治未病之病，中工治欲病之病，下工治已病之病。"是指一位高明的医生不仅应该有治已病的本领，而且应该重视病后康复和未病先防的本领，这才是一位医术高超的医生。从中国传统中医防治疾病的基本观点出发，王翘楚总结了失眠、焦虑、抑郁症该如何康复、预防。

第一讲　尊重自然，合理作息，早睡早起，有益健康

人类的生存有两个环境，一个是自然环境，一个是社会环境。人类离不开自然环境，也离不开社会环境，因此人类必须尊重自然环境和社会环境才能生存得好。这里首先讲如何尊重自然环境的问题。自然界有阴阳消长、昼夜更替、春夏秋冬、风寒暑湿燥火之变，这些变化是客观存在的，任何人都离不开这些变化而孤立地生存下去。

人类必须了解它、认识它，尊重它的特点和规律，适应它和改造它。但改造它是有限的，而且是不断发展的、变化的，不是一劳永逸的。因此，人类必须首先适应它，这是主要的，在适应中不断提高改造它的能力，这才是人类生存之道。那么怎么尊重自然环境呢？

首先人类学习、工作、劳动必须遵循自然界阴阳消长规律，日出而作，日落而息，而不是日出而息，日落而作，违反自然界阴阳消长规律，天长日久，必然疾病丛生。

所以我们提出人类必须合理作息，日出而作，日落而息，这就符合自然规律之理。为什么要"早睡早起"呢？这是合理作息的一条原则。即要做到尊重自然，合理作息，必须早睡早起，才能符合自然界阴阳消长规律。

《素问·四气调神大论》记载有："春三月，此谓发陈……夜卧早起……夏三月，此谓蕃秀……夜卧早起……秋三月，此谓容平……早卧早起……冬三月，此谓闭藏……早卧晚起。"四季阴阳消长不同，人类睡眠"早睡早起"的这个原则，也

应有所出入和机动,以顺应自然界阴阳消长规律的变化而同步一致。

从现代社会生产力来看,如何贯彻"早睡早起"的原则?我们研究认为,一般睡眠时间以晚上9～10点至早上5～6点为正常睡眠时间,一夜睡7～8个小时,不得少于6个小时。只有这样尊重自然界阴阳消长规律,才能符合人体的生理规律,人类才能身体健康长寿。这就叫做"法于阴阳,和于术数……度百岁乃去"。

第二讲 关爱社会,共生共存,人人为我,我为人人

上面说过,人类生存在地球上从来就有两个环境,一个是自然环境,一个是社会环境。这里再讲人类生存的社会环境。古往今来,国内国外,有不同的社会制度,也有各种不同的社会矛盾存在,个人与个人之间、个人与家庭之间、单位之间、个人与集体(团队)、国家之间都不可避免有各种各样的矛盾。

这是客观存在的,任何人都离不开这些矛盾而孤立地一个人生存下去。所以说,人类必须关爱社会,关爱自己的国家,关爱自己的单位、集体(团队)和家庭。为什么呢?因为人类社会就是一个大家庭,"全球是一家,人类是兄弟"。

人类生存在这个大家庭里,个人与个人之间,个人与集体(团队)、单位之间都是共生共存的,没有个人就没有家庭、没有集体(团队)的存在。因为家庭、集体(团队)是由多个个人组成的,他们之间在任何时候都是共生共存的。

只想着个人,不考虑他人,只想着个人利益,不考虑他人或单位利益,个人也就不能生存得好。因此人与人之间有一个客观的规律,即只有我为人人,才能人人为我。一个人生存在社会上,必须在考虑个人利益的同时考虑到他人利益,必须在考虑个人利益的同时考虑到集体(团队)、单位、国家的利益。

只有从"人人为我,我为人人"这个观点出发,才能做到真正关爱社会,也才能做到关爱个人和家庭,做到拥有有理想、有目标、有乐趣的人生观。

第三讲 与人为善,助人为乐,家庭和睦,社会和谐

"人之初,性本善",这是古人对人类生来具有人性的评价。少数人沦为坏人、恶人,多与后天社会、家庭影响有关。"与人为善,助人为乐"是我国传统文化教育的优良传统。当今社会提倡要建立一个和谐的社会,从个人来说必须提倡"与人为善,助人为乐"的做人思想,因为在市场经济竭力竞争的环境下,出现的

各种优胜劣汰的差异、丑恶、违法犯罪现象是难免的。

作为一名正直的人,有文化素养的人,在任何情况下,都必须抱着"与人为善,助人为乐"的态度,应对丑者、恶者、劣者、弱者,救人于危险之途,助人于多难之中。如果我们绝大多数善良的人,都能够齐心协力,随时随地注意帮助一名弱者,挽救一名失足者、犯罪者、甚至一名坏人、恶人,那么我们这个社会的丑恶之人、犯罪之人就会越来越少。我们这些善良的人皆是何等乐趣啊!

这就是"助人为快乐之本"的人生观。大力提倡"与人为善,助人为乐"的思想,家庭成员之间就会和睦相处,家业兴旺,社会上各种层次的人群之间也就会和谐相处,做到家庭和睦、社会和谐,国家经济、社会建设兴旺发达。

第四讲　体脑并用,形与神俱,精神乃治

人类在上述两个环境中生存,除了与自然环境、社会环境相和谐外,人类自己的身心必须重视体力活动与脑力活动均衡并用,做到"形与神俱",才能身体健壮、精神旺盛,充分发挥身体优势,去做好各种有益于家庭、社会和国家的大事,在市场和科学技术竞争中立于不败之地。

当今社会市场竞争中,由于高科技的发展,高速度的商业化,高增长的收入运转机制,人类忽视一个重要的问题,即人类一天的工作脑力劳动有余,体力活动不足了。不少白领职工,一天 9~10 小时工作,中午只有午餐时间,没有休息或午睡时间,上下午也没有工间间歇小休一会,从早到晚在封闭式大楼里,在电脑面前操作,一干到底,无一刻休息。

在这样的劳动工作制度下,脑力活动已耗尽"脑汁",体力活动几乎处于停止状态,长期体脑二者活动很不均衡,造成的后果现已普遍暴露出来。这是近 20 年来逐步形成的医疗市场上的一个重要现象。许多外资或国家大企业高级职员,他们深感这种高强度的劳动环境和制度的不合理,有待改进的必要。

第五讲　膏粱厚味,酒色过度,疾病丛生

经济发展了,家庭富裕了,本是一件好事。但也有一部分人,特别是一批中年人的生活中,以酒为浆,再加膏粱厚味过多,经常夜半以后睡觉,早上 8~9 点甚至更晚才起床,生活规律被打乱,而致疾病丛生者多,特别表现在提早出现血压高、血脂高、血糖高的所谓"三高"患者。

这样的一批中年人或青年人原来都是身体健壮，精力旺盛者，刚上任或发财后，他们不懂得任何事物都是两面性的，饮食、酒色本都因人而异，有其度。适度有益，失度就会有害，任何人在生活中都必须掌握这个"度"，过之或者不及都是有害的。

针对上述人群发病因素和特点，我们曾对有些人讲述了这个"度"的问题，他们理解了，就能较快恢复正常饮食结构，酒色适度，其血压、血脂就会逐步恢复正常，而身体健康。对于老年人，提倡饮食以清淡为主，常吃些杂粮，戒烟酒，延缓心脑血管动脉硬化，即是长寿。

第六讲　失眠、焦虑、抑郁不可怕，不乱戴帽子，庸人自扰

中医认为由于情志不悦，精神过劳或惊吓等精神、心理因素引起失眠、焦虑、抑郁等症状在人类正常生活中是难免的、常见的。我们认为并不可怕，要善于去寻其诱发因素，找到原因，正确加以排除和处理。

一般经过本人自我调节和家庭帮助疏导、安慰，不多时日即会自然恢复正常睡眠状态，有些焦虑、抑郁症状也就相应缓解。千万不要随便乱戴上抑郁症、焦虑症甚至什么精神疾病的"帽子"，并且服大量安眠药、抗焦虑、抗抑郁甚至抗精神病药，弄得患者雪上加霜，乱上加乱。

据我们临床所见，目前这样的现象实在太多了。希望患者或家属遇到上述情况时，不要随便给自己或患者戴"帽子"，造成"庸人自扰"的现象，也给事后就诊医院的医生正确诊断和治疗该病带来较多麻烦或棘手问题。

第七讲　提高识别假医假药的能力，不乱投医、乱吃药

目前社会上常有兜售假医假药事件发生。人们需要提高识别能力，不受其骗，不受其误。一般兜售假医假药者有一个重要的特点，就是在患者或家属面前夸大病情，夸大自己卖的药的药效。常常言过其实，患者出于求治心切、求愈心切，不自觉地就进入误区。还有一种表现，即以为重金新药就能医重病。这是对药品这个特殊商品不了解的缘故。

一般新上市的药都比较贵，它的药效当然也经过国家管理部门严格审查批准，才能投入市场。但从医学临床上来看，它毕竟在广泛的人群中使用时间尚不够长，有些问题还需要通过临床医生在更多的实践中积累经验，掌握一种新药的

特点和患者个体的特点,做到心中有数,药效准确,差误较少。

如一种经过长期临床应用的老药,医生对其药效和副作用都了解较多,用之就少有失误。所以不要过分地认为价格高、进口新药就一定疗效好,这是不能画等号的。再谈失眠、焦虑、抑郁症发生后,我们更应该注意这个问题,人们在日常生活、工作、学习中有几天失眠是难免的,一般自己懂得其发生的诱因,及时注意调整、休息、补睡觉,绝大多数人都是可以恢复正常睡眠的,不要一见失眠就害怕生其他重病,立即服安眠药。因为安眠药一般都有不同程度的副作用和依赖性。如果失眠持续 2 周以上,一夜只能睡 2～3 小时,并出现白天头晕、头胀、心慌、心烦、口干等,甚至影响工作或学习、社会活动功能者,当去医院就医,在医生指导下服药比较妥当。千万不能一失眠就急于服安眠药以求一时之安。

之后为了每天能安睡,又每晚必服安眠药方能入睡,且不断加量,或另加一种安眠药,重复叠加使用,从而就发现安眠药成瘾了,而失眠症并未真正解决,甚至有不少患者又发生焦虑、抑郁和药物副作用所引起的诸多复杂症状,以致临床处理十分棘手。

所以我们认为失眠、焦虑、抑郁症不宜急于服药,重要的是首先要弄清楚诱发因素,加以解除,同时辅以药物治疗,这样才能较快恢复正常。

第八讲 提倡午睡,午睡半小时可补夜睡 1 小时

从"天人相应"理论来说,中午 12 时是人体阴阳之气与自然界阴阳消长的转折交接时间,即"平旦至日中,天之阳,阳中之阳也。日中至黄昏,天之阳,阳中之阴也"。日中即中午午时,此时人体阳气运行至中午至极点,而阴气开始上升。阳性动,阴性静。从动入静,人体则表现有倦怠似睡之感。

故此刻应顺其人体生理调节之自然,午睡半小时让人体阴阳运行之气也顺其自然界阴阳之气而转折入阴,使阴气开始上升,以维持人体阴阳之气处于一个动态的消长相对平衡状态。下午至傍晚就会感觉到精神尚饱满,能胜任学习、工作、社会活动等,不然就会出现头晕不适、精神疲乏、脑力活动反应不敏捷等状态。

所以我们提倡午睡半小时。但午睡时间不宜长,长了就会影响夜间睡眠,致人体卫气运行阴阳消长规律打乱,睡眠与觉醒对立统一规律失衡,反更失眠。

第九讲　失眠症好转后，不宜立即投入紧张的工作，需要一个康复过渡时间

体质上肝木偏旺，精神上比较敏感，做事认真的人容易患失眠。因此在病情好转后，要有一个自我调整康复的过渡时间，不宜立即投入紧张的工作，仍进入原来的一种精神环境或生活环境，这样很容易反复。最好重新安排一下自己的工作、学习或生活环境，使之能有过渡或巩固的一个阶段，这样才能有利于减少病情的复发。

如果做不到，也可以注意调整或改进自己的工作方法和生活方式。工作上分清主次先后，抓重点，拿出时间按时休息，早睡早起，中午午睡片刻，工作生活规律有序，心静自然眠，就可减少复发。千万不要事无巨细，面面俱到，一百个不放心，那是复发的本原。

第十讲　青少年适度反面教育，大有好处，可提高心理承受能力

现在青少年存在的普遍现象就是期望值很高，特别是一些聪明的孩子，一般从学校到家庭都是一帆风顺，犹如暖房里的花朵，缺乏"风吹雨打"，缺乏反面的精神锻炼和教育。他们一旦遇到什么不顺之事，受到挫折以后，心理承受能力差，以致发生失眠、焦虑、抑郁，甚至精神分裂症者不少。

这部分青少年从先天体质上来看，有其内在的弱点，应当加强体格锻炼和精神锻炼，不能整天泡在书堆里。同时，要有点精神上的反面事件的教育，使其逐步增加对反面事件的耐受能力，对预防失眠症或其他精神疾病的发生或巩固治疗效果均有好处。

第十一讲　学习唯物辩证法，不断丰富精神资源，提高适应客观世界的水平

唯物辩证法是认识客观世界的一把钥匙。人类生存的客观世界有两个环境，一个是自然环境，一个是精神环境。这两个环境永远是变化的、发展的，而且是多样复杂的，相互矛盾对立的，又相互和谐统一的。因此，我们做任何工作，处

理任何问题,大事、小事、国事、家事……都会有各种各样的矛盾,多种多样的问题。

对这些矛盾、问题如何认识,如何处理才能求得和谐解决,有利于双方,这就要求我们一定要不断学习唯物辩证法,不断丰富我们的精神资源,才能不断提高我们适应客观世界的水平。如何学习? 怎么学习?

在工作之余,可以多看一些辩证唯物主义的著作,其中不少都是强调人们要在改造客观世界的同时,要重视改造主观世界,使自己的认知和行为符合客观世界的变化,懂得国家制订的大政方针、政策,善于处理好客观世界在变化发展中的各种各样矛盾和问题,才能不断改造客观世界,才能有抵御封建迷信、极端个人主义、拜金主义的能力,树立正确的人生观、价值观、世界观,为建设具有中国特色的社会主义多作贡献。

第十二讲　全社会关心精神、心理弱势群体,不歧视,不排斥,不鞭打"快牛"

从临床流行病学调查来看,人群中确有约 1/3 的人先天体质上肝木偏旺,精神比较敏感而且责任心较强,他们一般在工作上是好干部、好同志,但他们又确实存在这样一个弱点,从医学上来看,他们是一位工作上的好同志,但在精神上他们又是一个弱势群体。

从"治未病"未病先防角度来看,我们认为要关心这一部分群体,在精神上、工作上、学习上不要给予过高、过多的压力。要因人而异,因工作而异,关心他们的工作和休息时间以及任务轻重多少,是否已经饱和。绝不能用鞭打"快牛"的方法使他们快马加鞭,是不利于这批人群个体特点的。

这一群体的人一旦生病,我们更不能歧视、排斥他们,觉得他们精神太脆弱,不能挑重担。全社会应该关心这一部分精神上弱势的群体,给予他们关爱和理解。建议劳动、卫生管理部门在制定劳动制度时要注意到这些对象的特点,以人为本,照顾其所弱,发挥其所长,可以更有利于劳动生产力的发展。

第三章

心得集锦篇

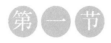

失眠症的五大发病因素

　　近十几年来,由于社会经济的发展和自然环境的变化,以及人类疾病谱的改变,失眠症的发病率急剧上升。根据流行病学调查:人群失眠症发病率如此之高,而发病年龄和职业又以中壮年、管理阶层为最多,这与生活节奏加快,社会竞争激烈,各种矛盾日益增多以及家庭的不稳定等有关,这些因素使他们长期处于一种高度紧张的精神状态,如不能得到缓解,从而导致失眠增多,发病率也就上升。

　　失眠症的发病因素很复杂,分析 3 830 例患者资料发现,当今失眠症主要有五大发病因素,即:体质因素、精神心理因素、疾病因素、环境因素和药物因素。

　　体质因素:这部分对象自幼体质偏于兴奋型,平时多表现对外部环境的变化较敏感,遇事易多思多虑,聪明能干,工作学习很认真,不肯马虎,责任心强。这样的同志在工作上往往是好同志,但在医生面前,他却有很大的弱点,即容易患失眠症。这类人群按中医传统体质学理论来说,多属于肝木偏旺型,也就是失眠症的易发对象。

　　精神心理因素:多因情志不悦、精神过劳或受惊吓引起,是肝木偏旺者患失眠症的外因条件,王翘楚进行 3 次临床流行病学调查,共调查临床病例 3 830 例,统计结果为:精神心理因素诱发失眠症的占比分别为 77.74%、55.9%、51.7%,提示近十几年来,由于市场竞争激烈,经济风险、精神压力以及社会、家庭等矛盾增多,使他们长期处于一种高度紧张的精神状态,以致人群失眠症发病率急剧上升,其中由这一因素引起者较多。

　　疾病因素:是指躯体疾病和其他精神疾病。多见于脑血管疾病,如脑动脉硬化、血管性头痛、脑梗死、高血压、中风后遗症、脑萎缩等;心血管病,如心肌炎、心律不齐、心动过速、早搏、冠心病等;脾胃病,如慢性胃炎、溃疡病、慢性肠炎、脾虚综合征、胃肠功能紊乱等;肝病,如急慢性肝炎、肝硬化等;肺系疾病,如慢性咽喉炎、上呼吸道感染后、慢性干燥性气管炎(燥咳)以及与慢性咽喉炎相关联的颈椎病等;肾虚综合征,如围绝经期综合征、女性尿道综合征、前列腺肥大等。此类疾病常以失眠症为主症前来就诊,经检查多由于同时有其他疾病,而相互为条件引起,即西医学所称的有精神心理因素参与的躯体疾病,即心身疾病。其他精神疾病,如精神抑郁症、焦虑症、强迫症、神经衰弱等,多见失眠为主症而合并其他相关症状,精神分裂症等多以失眠为前驱症状而发病。

环境因素:指生活中由于自然环境的改变对睡眠的干扰,如出差、"三班制"工作、上夜班,白天没有安静环境睡觉,或长期夜生活,睡眠时间混乱或颠倒,以及居住条件差,周围有噪声,拆迁或迁入新居不适应等,多由于自身机体对外环境调节功能降低,适应能力较差所致。

药物因素:由于疾病因素导致失眠的发生率在上升,这就提示我们除疾病本身因素外,药物因素也是一种不可忽视的内在干扰。常见的是现代化学药物,如抗生素类药物、激素、扩张血管药物、降脂药、抗痨药、抗精神病药、抗抑郁、焦虑药、高效止痛剂、抗肿瘤药物等。特别是某些抗精神病药物引起的副作用,常见神经内分泌功能紊乱和免疫功能下降,临床上证候表现十分复杂,患者常轻信广告,乱投医,而医生常盲无所从,乱施药和检查,致使患者痛苦万分。这是当今社会和医药界一个值得重视的现象。

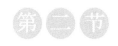

从肝论治不寐

失眠症,古籍记载为"不寐""不得眠""不得卧""目不瞑"。其含义与西医学"失眠"概念基本一致,但对失眠症的理论认识和诊治方药却有所不同,各有特色。近十几年来,由于社会经济的发展和自然环境的变化,以及人类疾病谱的改变,失眠症的发病率急剧上升。为了适应临床需求,充分发挥中医药诊治失眠症的特色和优势,王翘楚采用中医传统方法和现代科学方法相结合,对中医诊治失眠症的有关辨证标准和理法方药规律进行了探讨。

一、发病因素及诊断

1. **病因**　失眠症的发病因素很复杂,古人对不寐的认识按五脏病原论认为,本于心藏神理论。按人体阴阳消长,卫气运行说,不寐乃由于阳盛阴衰,故目不瞑。按正邪斗争趋势说,外感伤寒、温病后,邪气盛,邪正斗争相持不下,致阳气不能入于阴,故目不瞑。古人从大量的临床实践中观察到失眠的发病因素,大体表现在上述三个方面,无疑对当今临床实践仍具有指导意义。但根据现代社会和自然科学的发展,在继承前人理论和经验的基础上,通过王翘楚的临床实践,再有所新的认识,是十分必要的。王翘楚根据 12 年的临床资料的调查,发现当今失眠症主要有五大发病因素,即:体质因素、精神心理因素、疾病因素、环境因素和药物因素。

2. **诊断标准**　按照国际通用的诊断标准(ICD-10)结合中国人睡眠生活特点,初步拟定以下诊断标准:① 睡眠障碍:包括难以入睡,久不能眠,或间断多醒,整夜多梦,似睡非睡或早睡,醒后不能再入睡,或通宵难眠。② 上述睡眠障碍每周至少发生 3 次,并持续 2 周以上。③ 白天出现精神疲乏不振,或头晕头胀、心慌心烦等症状,影响工作、学习和社会活动功能。④ 不是躯体疾病,或其他精神疾病的并发症状。⑤ 按国际通用的 SPIEGEL 量表 6 项内容(入睡时间、总睡眠时间、夜醒次数、睡眠深度、做梦情况、醒后感觉)检测评分≥9 分为失眠,≥12 分为失眠症。失眠症程度:≥12 分为轻度失眠症;≥18 分为中度失眠症;≥24 分为重度失眠症。

中医辨证分型:肝阳上亢、肝郁瘀阻、肝郁化火(或化风)、肝郁犯胃(或横逆)、肝郁犯心、肝亢肾虚 6 型。

3. **疗效评价标准**　根据《中药新药临床研究指导原则》和 SPIEGEL 量表评分结合采用减分率方法作出疗效评价,分 4 级:临床痊愈、显效、有效、无效。一般疗程为 4 周,于服药前、服药后第 7 日、第 14 日、第 28 日各测一次。然后设计分别求出第 7 日、第 14 日、第 28 日睡眠改善情况,最终疗效以第 4 周检测结果数据作出统计。临床痊愈:指症状完全或基本消失,SPIEGEL 量表减分率≥80%。显效:指症状基本消失,SPIEGEL 量表减分率≥50%。有效:指症状有改善或部分症状改善,SPIEGEL 量表减分率≥30%。无效:无变化或加重,SPIEGEL 量表减分率<30%。

二、辨证立法与处方用药

1. 肝病不寐

(1)肝亢不寐:多为单纯性失眠症。主要因精神心理因素引起,连续 2 周以上不能自然恢复正常睡眠,临床表现如入睡困难或早醒,或中间间断多醒多梦,甚则通宵难眠等,属肝阳偏亢的一种表现。可以从肝论治基本方,即桑叶、菊花、天麻、钩藤、柴胡、龙骨、郁金、焦栀子、白芍、丹参、合欢皮等加减应用;或单用落花安神口服液口服。一般轻、中度失眠症可获良效。如属重度单纯性失眠症,可采用上述桑叶、菊花、天麻、钩藤等为基本方,再配合应用落花安神口服液口服,可增强疗效,相得益彰。

(2)肝病不寐:主要由于肝病患者在患肝病期间精神紧张,情志不畅,多思多虑引起,多见于急、慢性肝炎和肝硬化患者,伴有急性肝炎或慢性肝炎、肝硬化的临床症状和体征;肝功能异常或"两对半"阳性;B超示慢性肝病或肝硬化等。患者在某一阶段常合并严重失眠,以失眠为主症前来就诊,按肝病不寐证治。急性肝炎或慢性肝炎活动期,有肝功能异常、GPT增高、胆红素升高者,当以清肝或疏肝利胆,或养肝健脾、活血安神治之。常用柴胡、牡蛎、龙骨、天麻、钩藤、郁金、石菖蒲、赤芍、白芍、丹参、合欢皮等为基本方酌情加减。

清肝利胆可选垂盆草、白花蛇舌草、蒲公英、焦栀子、茵陈等。

疏肝和胃可选旋覆花、代赭石、延胡索、川楝子、苏梗、八月札、青皮、陈皮等。

养肝健脾可选制首乌、山茱萸、枸杞子、女贞子、黄芪、党参、白术、茯苓等。

2. **脾虚不寐** 主要由于脾胃虚弱,长期患慢性结肠炎或肠易激综合征,反复不愈,常因精神过劳或情志不悦,而同时并发严重失眠。临床表现以慢性腹泻为特征,一日2~3次,或4~5次不等,便时有腹痛,或无腹痛,大便稀薄,或呈不消化状,无脓血。病情时好时差,反复发作不愈,大便化验(一),直肠镜检查:慢性结肠炎。失眠症状表现为夜眠不安,多梦易醒或早醒,醒后不能再入睡,一夜睡2~3个小时,甚则通宵难寐。此按脾虚不寐论治,常以从肝论治基本方加川黄连、木香、肉豆蔻、党参、白术、茯苓、甘草。如瘀热较重者,则改用红藤、紫花地丁、北秦皮、焦山楂等。属虚寒者,则用干姜、厚朴等。

3. **胃病不寐** 主要是患胃病(慢性胃炎、胃下垂等),常因情志不悦或精神紧张、过劳而引起失眠,以致胃病复发又加重失眠,互相影响而发病。临床上表现为严重失眠、精神抑郁或焦虑,同时并胃脘胀闷不适,或胀痛或嘈杂反酸或嗳气频作。常用平肝或疏肝和胃之剂。脘胀不适,以从肝论治基本方加党参、苍白术、枳壳或八月札。嗳气频作则加旋覆花、代赭石、苏梗、佛手等。胃嘈杂或反酸,改加煅瓦楞子、海螵蛸等。苔黄腻,则加蒲公英、白花蛇舌草、川黄连等。脘痛则改加川楝子、延胡索、台乌药、制香附之类。大便溏薄,加木香、焦山楂。纳呆加生麦芽。

4. **肾虚不寐** 主要由于肾气不足,肾气亏虚,三焦气化失司,膀胱通调水道不利,而致尿频,尿急或失控,同时并严重失眠,心烦不安等。多见于40岁以上妇女,再加情志不悦而诱发。西医诊断为女性尿道综合征,病因尚未清楚。临床主要表现为尿频、尿急不爽,甚则失禁。一夜3～4次,或7～8次,白天亦多次,常不敢外出,有时半途尿急、尿频、失控、遗尿。小便色淡黄,尿常规(一)。腰酸乏力,或并脚跟痛,睡不安寐,中间间断多醒,一夜睡眠2～3个小时。常心烦不安,情绪抑郁。采用平肝解郁、补肾安神法,以从肝论治基本方加黄芪、菟丝子、金樱子、芡实、补骨脂之类。绝经前后,月经紊乱,量少,或经停数月不至,时烘热升火,自汗,而睑下晦暗色斑,心烦易怒,或紧张不安等,并严重失眠者,则以上述基本方加淫羊藿、地骨皮、山茱萸、当归、生地黄、熟地黄、知母等。

5. **肺病不寐**　多见于春、秋二季,素禀肝木偏旺之体,屡因感冒以后,未能及时调治和休息,或因情志不悦、精神过劳,而致肝阳上亢,或肝郁化火,木旺侮金,肺失肃降,耗伤肺阴,致呛咳无痰,夜卧难寐。临床表现主要为呛咳阵作,时而升火,辄夜为甚。重则咳嗽而引起胸闷胀痛,心烦不安,急躁易怒,口干咽燥,大便偏干或便秘,数日一行。常并彻夜难寐,或仅睡眠2～3个小时。听诊:心肺无特殊,肺部透视(一)。证属肝郁化火,耗伤肺阴。以从肝论治基本方加金银花、连翘、焦栀子、麦冬、北沙参、生地黄、知母等。并胸闷胀痛改加旋覆花、代赭石,或延胡索、川楝子之类。呛咳甚加炙百部、款冬花、桑白皮等。虚热甚加地骨皮。

6. **心病不寐**　多见于冠心病、心肌炎、心动过速或频发早搏患者,常并严重失眠。主要由于肝郁犯心、心血瘀阻或心气不足引起。临床表现常有冠心病、心肌炎或心律不齐病史,近因感冒后,或因情志不悦,精神过劳而病情复发,且并严重失眠,一夜睡眠2～3个小时,甚则通宵不眠,白天胸闷心悸或隐痛不适,心烦不安,急躁易怒,口干苦,苔黄少津,舌质暗红,脉细弦或数,有结代。辨证多属肝郁瘀阻,心气不足,治以平肝或疏肝解郁、益气活血安神,以从肝论治基本方加减,即淮小麦、甘草、苦参、黄芪、党参、麦冬、五味子、葛根、川芎、桃仁、红花、远志、灯心草等。

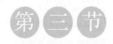

从肝论治郁病

郁病是由于情志不舒、气机郁滞所致,以心情抑郁、情绪不宁、胸部满闷、胁肋胀痛,或易怒易哭,或咽中如有异物梗塞等症为主要临床表现的一类病证。西医学将之归属于神经衰弱、焦虑障碍、抑郁症、癔症等范畴,中医属"郁病""心悸""脏躁""奔豚气"等范畴。

一、理论渊源

郁病最早见于《灵枢·本神》:"愁忧者,气闭塞不行。"《金匮要略·妇人杂病脉证并治》记载了属于郁病的脏躁及梅核气两种病证,金元时期把郁病作为一个独立病证。"常默然,欲卧不能卧,欲行不能行,饮食或有美时,或有不用闻食臭时。""胸胁苦满,默默不欲饮食。""妇人脏躁,喜悲伤欲哭,象如神灵所作。"明确指出了郁病的临床症状。《古今医统大全·郁证门》曰:"大抵诸病多有兼郁者……故凡病必参郁治。"《丹溪心法·六郁》云:"气血冲和,万病不生,一有怫郁,诸病生焉。故人身诸病,多生于郁。"《景岳全书·郁病》云:"凡五气之郁,则诸病皆有。此因病而郁也。至若情志之郁,则总由乎心,此因郁而病也。"《临证指南医案》曰:"郁病全在病者能移情易性。"《类证治裁·郁病》曰:"七情内起之郁,始而伤气,继必及血,终乃成劳。"

《黄帝内经》最早描述了郁病的治法:"木郁达之,火郁发之,土郁夺之,金郁泄之,水郁折之。"《临证指南医案·郁》曰:"不重在攻补,而重在乎用苦泄热而不损胃,用辛理而不破气,用滑润濡燥涩而不滋腻气机,用宣通而不揠苗助长。"《证治汇补·郁病》曰:"郁病虽多,皆因气不周流,法当顺气为先,开提为次,至于降火、化痰、消积,犹当分多少治之。"《医方论·越鞠丸》云:"凡郁病,必先气病,气得疏通,郁于何有?"《景岳全书·郁病》曰:"初病而气结为滞者,宜顺宜开。久病而损及中气者,宜修宜补,然以情病者非情不解。"

王翘楚通过临床调研发现郁病在临床上的症状、证候多表现于肝,因情志而诱发,再波及于心,或其他相关脏腑,以致多脏腑功能失调,气血紊乱,风、瘀、火、痰等病理产物丛生,临床症状、证候表现多样复杂。分析其主要原因均源于脑的正常生理活动功能受到干扰,而首先表现于"肝",再波及其他脏腑致功能紊乱或旧疾复发。

王翘楚认为郁病患者多为木型人,体质上肝木偏旺,素有精神敏感,责任心强,遇事不肯马虎。肝为风脏,藏血,主筋,开窍于目;肝主情志,肝喜条达而恶抑郁。肝木偏旺之人,因七情所伤,情志不遂,或郁怒伤肝,导致肝气郁结;或长期肝郁不舒,肝失疏泄,症见情绪低落,心情抑郁,时而烦躁。肝失疏泄,气机失调,旁及五脏六腑;肝郁犯心则心慌、心悸、胸闷不安甚则憋气,有濒死感;肝郁加于素体脾胃虚弱者,或肝病传脾,则兼见脾胃不运之象,少气懒言,便溏腹泻,每遇情绪激动则加重属肝郁乘脾;肝郁日久,久病及肾,或肝郁加之先天不足之人,皆可因肾主骨生髓不足,致肾精亏虚,髓海不足,而见神志功能低下的症状。木火刑金则见呛咳无痰。

情志所伤,或暴怒伤肝,肝气郁结,气机逆乱,风、瘀、火、痰等互结,造成症状更为复杂、多变。其中肝气不舒,失于疏泄,气机紊乱,阳气上亢而动风,形成风气内动,证见筋惕肉动,肢麻震颤,心烦意乱,坐立不安,"郁"是本,"风"是象;肝气郁结、气机不畅致气滞血瘀或"久病必瘀",症见躯体发麻、疼痛、唇舌紫暗、舌下脉络怒张等,风瘀夹杂为病,亦为常见;患者因肝郁气滞,郁而化热,也可夹有热象,如口干苦、大便干结、苔黄等;无形之痰常与风互结为患,上扰清窍,或致中焦气机不畅。可见眩晕、头痛、神昏,同时伴有呕恶、胸闷、舌苔白腻、脉弦滑等症状。

二、郁病(焦虑症)

焦虑症是以持久的广泛焦虑不安为临床主要特征,经常无明确对象或无固定内容的精神紧张、惊恐、惧怕、提心吊胆,甚至坐立不安,或无明显原因突然发生强烈惊恐,并濒死感,或失控感。根据《中国精神障碍分类与诊断标准第3版》(CCMD-3),焦虑症分为广泛性焦虑和惊恐发作两种类型。随着现代社会的发展,生活工作节奏的加快,就业压力的加剧以及经济压力的加剧以及人际关系等诸多因素的影响,焦虑是最常见的情感反应,其发病率呈逐年上升趋势,已引起医学界的广泛关注。目前焦虑症以心理、行为和药物治疗为主,虽然新型抗焦虑药层出不穷,但是西医治疗最大的缺陷就是药物副作用普遍较大,还有成瘾的危险。

1. **诊病要点** 焦虑与抑郁在临床上常常合并存在,但二者有着不同的侧重表现。焦虑患者的不良情绪大多并非由实际威胁或危险所引起,其紧张不安或恐慌程度与现实处境很不相称。其疑病观念往往是导致焦虑、不良情绪的关键所在,症状更多地表现为心悸、失眠、胸胁不适、晕厥、窒息感、喜悲善哭、坐卧不宁、颤抖、注意力难以集中、肌肉紧张、易激惹等。

2. **治则治法** 疏肝活血,解郁熄风,宁神开窍。

3. **方药组成** 从肝论治基本方包括淮小麦、甘草、苦参、蝉蜕、僵蚕、葛根、川芎、天麻、焦栀子、黄芩、赤芍、白芍、合欢皮、远志等。淮小麦、甘草养心安神、补中缓急,药理实验证明此二药有一定镇静、抗惊厥作用;苦参可清心火,常用于治疗心悸、怔忡等病症,有清心除烦之效;蝉蜕、僵蚕均为入肝经要药,二味配伍,既能祛外风,又能熄内风,有互补增效、加强定惊镇静安神之功;葛根、川芎有松解肌肉的作用;天麻平肝熄风作用强;焦栀子、黄芩清热除烦;赤芍、白芍养阴柔肝安神;合欢皮、远志养心安神。上述诸药相互配合,祛外风,熄内风,共奏平肝活血、解郁熄风、宁神开窍之效,对肝郁而化火化风的患者尤为适用。

王翘楚治疗焦虑症,注重肝郁化火化风的病机。主要采用疏肝活血、解郁熄风、宁神开窍的治法治则。治疗期间还应重视患者的病后康复,对患者进行一定的心理疏导,引导患者不断丰富精神资源,逐步提高适应客观世界的水平。

三、郁病(抑郁症)

抑郁症是当今精神科疾病中发病十分广泛而疑难的病症之一。据世界卫生组织估计,全世界有 1.5 亿～2 亿人患此疾病,其中美国就有 3 万～4 万人,我国发病率亦在 3%～5%,到 2010 年,世界抑郁症的发病率将是精神科疾病的首位。20 世纪 90 年代联合国和世界银行的疾病负担调查报告中,中国的抑郁症患病已在疾病负担中占第 2 位,且由于抑郁症患者以中老年人居多,一旦发病会导致患者的生活能力受损,工作能力下降,甚至采取自杀行为,对家庭和社会带来严重损失和影响。而目前对抑郁症的治疗虽有一些药物、电休克和心理治疗等方法,但病因机制尚未清楚。因此,深入探讨病因,寻找有效的防治方法控制抑郁症的发病和提供有效而无副作用的治疗措施仍为当务之急。

1. **诊治要点** 在临床众多失眠症患者中,王翘楚注意到因长期严重失眠的患者中,常有一部分心情不畅、情绪低落的患者,他们的临床表现多为抑郁善忧,情绪不安或易怒善哭等。张景岳曾有"因郁致病""因病致郁"之说,亦充分揭示肝郁与情志有密切关系,多主张从肝论治郁病。王翘楚由此及彼,触类旁通,在以失眠为主症及其相关疾病的诊疗中,以从肝论治法诊治抑郁症,临床疗效较好,尤其对轻中度的抑郁症,疗效确切,且未发现副作用和依赖性,安全而有效。在治疗中,王翘楚还充分注意患者的情志调畅,消除其不良心态,启发诱导患者正确认识疾病,增强心理免疫力,给患者精神支柱,让患者树立战胜疾病的信念,体现了王翘楚一贯主张的"形神并治"的整体观念。

2. **治则治法** 疏肝解郁,活血清心安神。

3. **药物组成**　从肝论治基本方包括淮小麦、甘草、苦参、柴胡、龙骨、蝉蜕、僵蚕、郁金、石菖蒲等。柴胡疏肝解郁、宣畅气机,现代药理研究证明从柴胡的根、果实中提取的柴胡粗皂苷及柴胡皂苷元 A 等均有明显的镇静作用。龙骨镇惊安神、平肝潜阳。二药作为从肝论治基本方中的主要药物,充分发挥平肝潜阳、解郁安神的作用。郁金长于行气解郁、清心开窍之功。石菖蒲芳香化湿、醒脾健胃,又能化浊祛痰、开窍宁神。郁金、石菖蒲二药伍用,具有相互协同的作用,共奏醒神开窍、解郁安神之效。全方对因情志因素起病,致肝郁气滞、气机紊乱的患者尤为适用。

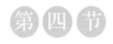

不寐的疗效评价体系

一、有效性的评价

1. **疗效评价指标**　睡眠质量改善情况,相关症状改善情况以及镇静安眠药停减率。

根据《中药新药临床研究指导原则》(中华人民共和国卫生部 1993 年发布)和国际通用的 SPIEGEL 量表评分结合,对不寐采用减分率方法做出疗效评价。评价分 4 级:临床痊愈、显效、有效、无效。一般疗程为 4 周,于服药前、服药后第 7 日、第 14 日、第 21 日、第 28 日各测 1 次。疗程结束后,求出第 7 日、第 14 日、第 21 日、第 28 日睡眠改善情况,最终疗效以第 4 周检测结果数据作出统计。

临床痊愈:指症状完全或基本消失,SPIEGEL 量表减分率≥80%。

显效:指症状基本消失,SPIEGEL 量表减分率≥50%。

有效:指症状有改善或部分改善,SPIEGEL 量表减分率≥30%。

无效:无变化或加重,SPIEGEL 量表减分率＜30%。

2. **证候的疗效评价指标**　根据中医睡眠疾病症状证候评价量表中症状和体征出现的程度分为四级量化积分,即:无(0),轻(1),中(2),重(3)。再根据症状和体征的总分,得出证候积分,亦分为无(0),轻(1～10),中(11～20),重(21以上)4 个等级进行证候严重程度评价。然后采用减分率方法做出疗效评价,于服药前、服药后第 7 日、第 14 日、第 21 日、第 28 日各测 1 次,疗程结束后求出第 7 日、第 14 日、第 21 日、第 28 日症状、证候改善情况,最终以第 4 周检测结果作出数据统计和证候疗效评价。(见"附篇"附表 2)

3. 改进型 SPIEGEL 量表(见"附篇"附表 1) SPIEGEL 量表来源于 1981 年 Spiegel R(牙买加)写的一篇文章《老年人的睡眠与失眠》,首见于美国光谱出版社的《睡眠研究的进展》一书。

上海市中医医院于 20 世纪 90 年代初,从世界卫生组织药理学会关于佐匹克隆临床试验研究的一份报告中首次看到 SPIEGEL 量表。当时该量表比较简单,有 6 项内容(即入睡时间、总睡眠时间、夜醒次数、睡眠深度、做梦多少、醒后感觉)为指标,再分为优、良、中、可、差 5 个等级,在相应的选项中打√,没有量化记分。看到此量表后,王翘楚觉得把这 6 项内容作为评价标准,颇符合临床实际,但等级分为优、良、中、可、差较笼统,不便于统计分析。1992—1993 年期间,上海市中医医院委托上海市第八人民医院肝炎病房对金萱冲剂治疗肝炎伴失眠症作随机、双盲、安慰剂对照临床观察 60 例,即应用此量表,并加以改进,增加了量化记分的评价方法。结果在上海市卫生局对金萱冲剂治疗失眠症临床疗效和实验研究成果进行鉴定时,受到专家一致好评,认为金萱冲剂治疗肝炎伴失眠症确有较好疗效,且对肝功能有改善,无明显不良反应。后在这次试用成功的基础上,再在多次临床实践中边用边改进,逐步完善,即形成现在用的这份量表。1996 年以后,上海市中医医院普遍将该表应用于临床。先后有上海市内外十几个单位应用该量表来评价失眠症的临床疗效。特别是 1998 年上海市科学技术委员会委托上海市精神卫生中心和上海医科大学附属华山医院采用随机、双盲、安慰剂、平行对照研究临床验证落花安神合剂的疗效和安全性时,其睡眠评价量表也均采用 SPIEGEL 量表,结果提示:该制剂有较好疗效,无明显不良反应。2003 年后上海市中医医院又在上述临床应用实践基础上,参照张明园主编的《精神科评定量表手册》一书,借鉴国外编制精神疾病诊断评价量表的思路和方法,对 SPIEGEL 量表得分结果再增加疾病严重程度评价方法,以应用于诊断评价。该量表不仅可用于疗效评价,还可用于鉴别诊断失眠与失眠症以及失眠症严重程度评价。近十年来,上海市中医医院曾先后用该量表对本院、上海市精神卫生中心职工进行失眠症发病率调查,和多项失眠症临床科研课题治疗前筛选失眠症患者及治疗后评价疗效,受到中医专家和精神科专家的认同。这样就使失眠和失眠症能从量化记分等级上得到区别,而且可再按记分高低评出轻、中、重不同严重程度,对提高失眠症诊断水平和评价某一方药疗效均有较好应用价值。

二、安全性的评价

治疗前后进行血常规、尿常规、大便常规、肝功能、肾功能检查。并如实记录所有不良事件及严重不良事件。

实验室检查如下。

1. **血常规**　红细胞计数，白细胞计数及分类，血红蛋白，血小板计数。

2. **尿常规**　pH，蛋白质，葡萄糖，红细胞，白细胞。

3. **大便常规**　性状，潜血试验。

4. **血生化检查**　肝功能 4 项及肾功能 3 项。

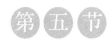

经验方

1. 加味柴胡龙牡汤

【组成】柴胡 10 g、龙骨 30 g、牡蛎 30 g、天麻 10 g、钩藤 15 g、葛根 30 g、川芎 15 g、郁金 15 g、石菖蒲 10 g、焦栀子 15 g、黄芩 15 g、白芍 15 g、合欢皮 30 g。

【功效】疏肝解郁，平肝潜阳，活血开窍安神。

【主治】外感热病，精神疾病，寒热往来，羁留不解，晨轻暮重者；因情志不悦而引起的失眠、抑郁、焦虑、眩晕者；心脑血管病伴有不寐、抑郁状态者；肝郁阳亢，木旺侮金，耗伤肺阴，呛咳无痰，久咳不愈者。

【方解】此方来源于《伤寒论》107 条之柴胡加龙骨牡蛎汤。由柴胡、龙骨、牡蛎、黄芩、生姜、铅丹、人参、桂枝、茯苓、半夏、大黄、大枣等组成。本用于伤寒八九日，下后，胸满烦惊，小便不利，谵语，一身尽重，不能转侧者。王翘楚从当今临床实际出发，认识到因情志不悦引起的失眠、抑郁、焦虑等病，多见肝郁阳亢、心烦不安、入夜难寐之象，遂取本方之意，化裁加减应用，立此加味柴胡龙牡汤，方用柴胡疏肝解郁，龙骨、牡蛎镇静安神，天麻、钩藤平肝潜阳，葛根、川芎解肌止痛、活血行气，郁金、石菖蒲加强行气解郁、醒神益智之功，焦栀子、黄芩清心除烦，芍药平抑肝阳、柔肝敛阴，合欢皮为合欢树之皮入药，因其叶能顺乎自然界阴阳消长规律,"昼开夜合",有引阳入阴、诱导安神入寐之效。

2. 解郁熄风汤

【组成】淮小麦 30 g、甘草 10 g、苦参 15 g、蝉蜕 6 g、僵蚕 9 g。

【功效】解郁除烦,清心安神,熄风止痉。

【主治】失眠、焦虑、抑郁症,心烦不安,紧张易怒,手足颤抖,筋惕肉瞤等。

【方解】此方取《金匮要略》妇人脏躁之甘麦大枣汤之意,淮小麦甘平养心安神,健脾气,补肺津,益肾阴,疏肝郁;甘草甘润补益,生津润燥,能缓解肝急。尤在泾在《金匮要略心典》中曰:"小麦为肝之谷,而善养心气;甘草、大枣甘润生阴,所以滋脏气而止其燥也。"《本草经百种录》云:"苦参专治心经之火,与黄连功用相近,言苦参可清心火。"现代研究表明,苦参可增加冠脉流量,保护心肌及降血脂等,其所含苦参碱及苦参黄酮等均有抗心律失常的作用,常用于治疗心悸、怔忡等病症,以增强清心除烦之效。再加蝉蜕、僵蚕熄风止痉,镇静安神。如与加味柴胡龙牡汤合用,其效更佳。

3. 仙地汤

【组成】淫羊藿 15 g、地骨皮 15 g、柴胡 10 g、龙骨 30 g、牡蛎 30 g、天麻 10 g、葛根 30 g、合欢皮 30 g。

【功效】补肾填精,育阴清热,疏肝解郁,平肝安神。

【主治】女性围绝经期伴失眠症。

【方解】《素问·上古天真论》曰:"女子七七,任脉虚,太冲脉衰少,天癸竭,地道不通,故形坏而无子也。"女子围绝经期多表现为潮热汗出、腰酸腿软、尿频尿急等。该方为王翘楚经验方,淫羊藿辛散甘补温燥,补命门、益精气、壮肾阳、强筋骨;地骨皮甘寒,凉血除蒸,清肺降火。两者一温一寒,一补一清,取淫羊藿补肾填精以治其本,地骨皮益阴降火、清虚热以治其标。柴胡、龙骨、牡蛎、天麻有疏肝解郁、平肝潜阳的双重效应。葛根、合欢皮解肌除烦安神。此方对女性围绝经期综合征潮热汗出明显者效佳。

4. 三子平喘化痰汤

【组成】炒葶苈子 15 g、炒苏子 15 g、炒莱菔子 15 g。

【功效】宽胸肃肺,化痰止咳,下气平喘。

【主治】慢性支气管炎、支气管哮喘、肺气肿,痰多白黏,胸闷、气急、时发哮喘者。

【方解】此方取《韩氏医通》三子养亲汤合《金匮要略》葶苈大枣泻肺汤组成,取葶苈子为主药,辛开苦降,入肺、膀胱经,泻肺降气,祛痰平喘。炒苏子辛温入肺、大肠经,下气消痰、止咳平喘、润肠。炒莱菔子甘平,入肺、胃经,消食除胀,降气化痰。全方以消为补,合而为用,可使痰消气顺,喘咳自平,尤以老年人咳嗽痰喘长期不愈为宜。

5. 二白降压汤

【组成】桑白皮 30 g、白蒺藜 30 g、怀牛膝 30 g、石决明 30 g、天麻 10 g、钩藤 15 g、合欢皮 30 g。

【功效】平肝潜阳,泻肺,利水,活血,安神。

【主治】高血压伴失眠症。

【方解】该方为王翘楚临床独创验方,用于原发性轻、中度高血压患者确有较好疗效。以桑白皮为主药,取其性味甘寒,功能泻肺平喘、利水消肿;白蒺藜取其性味苦、微温,有平肝解郁、祛风明目作用,现代药理研究表明其有较好降血压作用,二者配合可互补增效;怀牛膝苦、酸、平,善入下焦,有补肝肾、强筋骨、活血消瘀的作用;石决明咸、平,平肝潜阳,凉血明目,现代药理研究表明其有较好的降血压作用;再加天麻、钩藤,亦有较好的降血压作用;合欢皮以引诸药,同奏安神之效。

6. 疏肝和胃方

【组成】柴胡 10 g、煅龙骨 30 g、煅牡蛎 30 g、煅瓦楞子 30 g、海螵蛸 30 g、八月札 30 g、蒲公英 30 g。

【功效】疏肝和胃,制酸消胀。

【主治】急慢性胃炎、胃溃疡、十二指肠球部溃疡,胃脘嘈杂、反酸、胀闷不适。

【方解】此方为王翘楚治胃病常用方,取柴胡、煅龙骨、煅牡蛎疏肝和胃,煅瓦楞子、海螵蛸配合柴胡、煅龙骨、煅牡蛎加强制酸和胃之效,八月札、蒲公英有消胀清热消炎之功。失眠兼见"胃不和则卧不安"或"卧不安则胃不和"者,皆可用之。

7. 桑叶白芷汤

【组成】桑叶 15 g、白芷 15 g、天麻 10 g、葛根 30 g、川芎 15 g、当归 10 g、合欢皮 30 g。

【功效】清肝醒脑,活血升压,解痉止痛。

【主治】嗜睡症,血管性头痛。

【方解】此方亦为王翘楚临床独创方,取桑叶性味辛凉,清肝明目,白芷辛温,有辛开之意,一凉一温配合,既可醒脑开窍,升高血压,又可平衡协调睡眠与觉醒节律,使之趋于正常;再加天麻、葛根、川芎、当归平肝解肌活血,可扩张血管而止头痛,合欢树叶"昼开夜合",合欢皮入药有引诸药入阴安神之效。

8. 复方红藤地丁汤

【组成】红藤 30 g、紫花地丁 30 g、延胡索 15 g、白芍 15 g、赤芍 15 g、丹参 30 g、黄柏 15 g。

【功效】清热解毒,活血消肿,祛腐排脓止痛。

【主治】单纯性阑尾炎、阑尾脓肿、直肠炎、盆腔炎、宫颈炎。

【方解】此方源于《景岳全书》肠痈秘方,红藤、紫花地丁两味,浙江民间多用。一般医家因受西医对阑尾疾病持绝对手术观点的影响多不敢用。20 世纪50 年代中期王翘楚曾以此方加味用于治疗阑尾脓肿、单纯性阑尾炎,临床疗效显著,未用抗生素。王翘楚除将此方用于单纯性慢性阑尾炎、阑尾脓肿外,还用于直肠炎、盆腔炎、宫颈炎、子宫腺肌病等病,亦取得较好疗效。

9. 荨麻疹方

【组成】荆芥 10 g、防风 10 g、蝉蜕 6 g、僵蚕 9 g、柴胡 10 g、龙骨 30 g、牡蛎30 g、白鲜皮 15 g、白芍 15 g、赤芍 15 g、牡丹皮 15 g、栀子 15 g、黄芩 15 g、羊蹄根30 g 等。

【功效】疏散风邪、活血清热、镇静止痒。

【主治】急慢性过敏性荨麻疹,皮肤瘙痒症等。

【方解】荆芥、防风疏散风邪,配合蝉蜕、僵蚕平熄内风,有较好的抗过敏作用,再加牡丹皮、赤芍活血凉血,柴胡、龙骨、牡蛎疏肝解郁,平肝潜阳,栀子、黄芩清热除烦,白鲜皮、羊蹄根祛风止痒,润肠通便。

10. 黄芪菟丝子汤

【组成】黄芪 30 g、菟丝子 15 g、金樱子 15 g、芡实 30 g、狗脊 10 g、补骨脂10 g、合欢皮 30 g。

【功效】益气固肾,填精柔肝,缩泉安神。

【主治】肾虚综合征(女性尿道综合征)。

【方解】女性尿道综合征主要病机为肾气亏虚,下元失固。临床表现可见腰酸乏力,夜寐不安,尿频尿急难控,尿常规正常。王翘楚认为本病证属肝亢肾虚,常用黄芪菟丝子汤。方中黄芪、菟丝子补益肾气,填充肾精;金樱子、芡实固涩缩尿;狗脊、补骨脂固脊;合欢皮入心肝经,为引药。全方共奏安神之效。

11. 通脉宣痹汤

【组成】全瓜蒌 15 g、薤白 10 g、延胡索 15 g、佛手 10 g、丹参 30 g、赤芍 15 g、

白芍 15 g。

【功效】宣痹通络,理气活血止痛。

【主治】冠心病、心肌炎或其他原因引起的胸闷不适,心痹气短,隐隐作痛或绞痛。

【方解】本方源于《金匮要略》瓜蒌薤白半夏汤,去半夏加延胡索、佛手、丹参、赤芍、白芍。瓜蒌、薤白宽胸涤痰,通阳化浊,配合延胡索、佛手加强理气止痛,再以丹参、赤芍、白芍活血通脉,改善心脏供血功能,其效更佳。

12. 加味香连丸

【组成】黄连 6 g、木香 6 g、干姜 6 g、肉豆蔻 6 g。

【功效】清热化湿,温中散寒,止痛。

【主治】急慢性肠炎、细菌性痢疾,以及肠功能紊乱引起的腹泻、腹痛。

【方解】本方源于《太平惠民和剂局方》大香连丸,由黄连、木香两味制成丸剂口服,简称香连丸。夏秋季节饮食不节常致腹痛、腹泻,民间用之较好,方便有效。此方加干姜、肉豆蔻,主要用于急慢性腹泻、腹痛兼有脾阳不足者,有温中止痛之效。

13. 滋阴通腑方

【组成】生地黄 30 g、知母 15 g、枳实 10 g。

【功效】滋养脾阴,润肠行气。

【主治】大便干结,便秘难行。

【方解】本方为王翘楚经验方。当今临床常见便秘或大便干结难行,多因脾阴不足,气滞不畅者多。方用生地黄、知母滋养脾阴,润肠增液;枳实行气导滞,增加肠道张力,气行则便行。此方能改善肠道张力不足,促进肠道恢复自然通便的功能。

14. 辛芷鼻炎方

【组成】辛夷 6 g、白芷 10 g、蝉蜕 6 g。

【功效】散塞通窍,祛风止痒。

【主治】急慢性鼻炎引起的鼻塞、鼻痒、喷嚏等。

【方解】本方源于《济生方》苍耳子散,辛夷、白芷辛温散寒,开窍缩涕,加蝉蜕祛风止痒,协同增强抗过敏作用。因苍耳子有小毒,不宜多用,故去之。薄荷可根据病情酌加。

15. 带下方

【组成】椿根皮 30 g、黄柏 15 g、金樱子 15 g、菟丝子 15 g、芡实 30 g。

【功效】补肾固带,清泄湿热。

【主治】急慢性盆腔炎、阴道炎引起的带下绵绵,或白或黄等。

【方解】妇女肾虚常见湿热下注,带下黄白,椿根皮、黄柏苦寒,清下焦湿热;金樱子、菟丝子补肾涩带;芡实益肾健脾,利湿化浊,调和阴阳,增加人体免疫力。

16. 肾虚腰痛方

【组成】桑寄生 15 g、杜仲 15 g、狗脊 10 g、补骨脂 10 g。

【功效】补肾固脊,强筋骨,祛风湿,止痛。

【主治】腰椎骨质增生、椎间盘突出、腰肌软组织劳损引起的腰酸、腰痛、转侧不利等。

【方解】桑寄生、杜仲入肝肾二经,善补肝肾,强筋骨,祛风湿,治腰肌劳损,风湿痹痛,确有疗效;再加狗脊、补骨脂补肾强脊壮阳,填精固骨,以增治本之效。

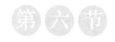

常用药对及单方

一、常用药对

1. **桑叶-菊花**　桑叶配菊花,作为临床常用的疏风散热药对,首见于吴鞠通《温病条辨》桑菊饮方,而王翘楚运用桑叶、菊花清肝疏风,却另有一功。桑叶与菊花均甘、苦、微寒,而桑叶入肺经,质轻气寒,轻清发散,能升能降,能疏散在表之风热,祛肌表头面之风;菊花质轻气凉,轻清走上,善疏散风热,清利头目,入肝经,清肝之中又有养肝之力。桑叶清疏之力较强,菊花清疏之力较弱,两药协同为用,清肝泻火,平降肝阳,治疗肝阳上亢之头痛、目糊等症,疗效颇佳。菊花导热下行,有一定的泻下作用,便溏者可去。若见肝肾不足的眼花,常加枸杞子、女贞子滋养肝肾。

2. **蝉蜕-僵蚕**　蝉蜕镇痉、熄风、定惊安神,主治夜寐不安、小儿夜啼、惊风、荨麻疹等。僵蚕味咸、辛,入肝、心、脾、肺四经,散风泄热、镇痉化痰,主治急慢惊风、痉挛、抽搐、中风口眼㖞斜、偏头痛、皮肤瘙痒、丹毒等。现代药理证明,两药均有明显的抗惊厥、镇静镇痛作用。蝉蜕、僵蚕均为入肝经要药,两味配伍,既能祛风,又能熄内风,有互补增效、加强定惊镇静安神之功。临床常用于治疗肝郁

第三章　心得集锦篇

化火生风所致的夜寐不安,多梦易醒,心烦易惊,以及长期服用镇静安眠药所引起的副作用,如手抖、肌肉瞤动、肢体震颤等。

3. **柴胡-龙骨-牡蛎** 柴胡苦、辛、微寒,归肝、胆经,能透表泄热,疏肝解郁,宣畅气机。现代药理研究证明,从柴胡的根、果实中提取的柴胡粗皂苷及柴胡皂苷元 A 等均有明显镇静作用,并有较好的解热、抗炎作用。龙骨甘、涩、平,归心、肝、肾经,有镇惊安神、平肝潜阳、收敛固涩作用。牡蛎咸、涩、微寒,归肝、肾经,善平肝潜阳、软坚散结、收敛固涩。三药合同,升降调节有序,牡蛎又可制约柴胡,不致升散太过。王翘楚将三药作为治疗失眠症基本方中的主要药物,以平肝潜阳、解郁安神。

4. **天麻-钩藤** 天麻和钩藤伍用,出自《杂病论治新义》。天麻味甘性平,熄风止痉作用较强,历来被视为治晕要药,最适宜于肝风内动、风痰上扰所致的眩晕。现代药理研究证明,天麻生用降压,同时能降低血管外周阻力,扩张小动脉及微血管。钩藤味甘性微寒,清肝熄风的作用较强,现代药理研究证明,钩藤能抑制心血管中枢,扩张外周血管,具有降压镇静的作用,对脑血管痉挛有解痉作用。天麻配钩藤是临床常用的平肝熄风药对,相须为用,清热平肝熄风,通络止痛,常用于肝阳上亢型高血压患者,疗效确切。

5. **葛根-川芎** 葛根甘润性凉,功能发表解肌,主要用于外感风热之项背强几几。现代药理研究表明,葛根具有多种作用,能改善脑循环,降低心肌耗氧量,使冠状动脉、脑血管流量增加,明显缓解心绞痛,抗心律失常,抗氧化,增强机体的免疫力,降血糖等。川芎辛温,为气中血药,上行头目,能得血中之气,助清阳之气。现代药理研究表明,川芎易透过血脑屏障,改善脑血液循环,解痉止痛,也有明显的镇静作用。二药相须为用,加强入脑通血络,一温一凉,一润一燥,临床多用于失眠伴颈椎病等引起的项背抽掣酸痛、眩晕欲仆、头晕而痛、肩背痛且转侧不利等,疗效明显。

6. **郁金-石菖蒲** 郁金味辛、苦,性微寒,入心、肺、肝、胆经。本品体轻气窜,其气先上行而微下达,入于气分以行气解郁,达之血分以凉血破瘀,故为疏肝解郁、行气消胀、祛瘀止痛的要药。又能凉血清心、行气开郁,还能凉血止血、祛瘀生新。石菖蒲味辛,性温,入心、胃经,气味芳香,辛温行散之力较强,故为宣气通窍之佳品。既能芳香化湿、醒脾健胃,又能化浊祛痰、开窍宁神。《重庆堂随笔》云:"石菖蒲舒心气,畅心神,怡心情,益心志,妙药也。"现代药理研究表明,石菖蒲对中枢神经系统有镇静催眠作用,并有减慢心率、降压的作用。郁金、石菖蒲二药伍用,具有相互协同作用,一气一血,一温一寒,相互促进,共奏醒神开窍、解郁安神之效。临床上,石菖蒲用量较郁金少,可制约郁金不过于苦寒。常用于各类型的失眠症、抑郁症等。

7. **焦栀子-黄芩** 栀子性味甘寒,能泻三焦之火热,清热除烦。黄芩味苦性寒而气薄,入上焦,善泄肺中火邪,治上焦湿热。药理研究证实,栀子和黄芩均有较好的抗菌作用,栀子煎剂对多种细菌,如金黄色葡萄球菌、脑膜炎球菌、白喉杆菌、伤寒杆菌等均有抑制作用。黄芩煎剂也有较为广谱的抗菌作用,同时对真菌、病毒也有一定的抑制作用。此外,黄芩素、黄芩苷等有效成分有抗变态反应作用。二药合用,治疗失眠伴有口腔炎、慢性咽喉炎等热象较明显者,均有良效。

8. **紫花地丁-薏苡仁** 紫花地丁产于我国大部分地区,药源丰富,其性寒、味苦,有清热解毒、消肿散结之功效。《本草纲目》曰:地丁治"一切痈疽,发背,疔疮,瘰疬,无名肿毒,恶疮"。《本草正义》誉其为痈肿疔毒通用之药,历来为红肿、热痛之常用药。现代研究也表明,该药有明显抗菌和确切的抗病毒作用。

薏苡仁又称薏米、米仁、薏仁、苡仁,是禾本科一种古老的药食兼用作物。味甘、淡,性微寒,归脾、胃、肺经。功能利湿健脾,舒筋除痹,清热排脓。《神农本草经》称:"薏苡味甘、性微寒,久服轻身益气,利肠胃,消水肿。"现代研究表明,薏苡仁能调节免疫功能。

王翘楚在临床上多取紫花地丁、薏苡仁各半,水煎内服。主治面部痤疮、热疮等。

9. **合欢皮-远志** 合欢皮甘平,有解郁和血、宁心安神之功,《神农本草经》言其"主安五脏,和心志,令人欢乐无忧"。远志味苦而温,能开窍,安神益志,《药品化义》谓其味辛苦,性温,入肺、心、肾经,为开心窍、宣散之药。凡痰涎伏心,壅塞心窍,致心气闭实,昏聩神呆,语言謇涩,睡卧不宁,恍惚惊怖,健忘、梦魇,小儿客忤,暂以豁痰利窍,使心气开通,则神魂自宁也。两药相配,有相须之功,解郁开窍,养心安神。现代药理研究表明,远志对神经系统有多种功效,除了镇静、抗惊厥作用外,尚能促进体力和智力、保护大脑等。临床用于治疗以失眠为主症的相关疾病,均有良好的疗效。

10. **生地黄-枳实** 生地黄,即干地黄处方名。味甘、苦、凉,入心、肝、肾经,清热养阴,凉血,润喉。用于大便干结难行,有滋阴润肠通便之功。再加枳实行气,散结消痞,有促进肠蠕动,增加肠动力作用,二者配合其效更佳。

11. **芍药-丹参** 芍药在《神农本草经》中无赤、白之分,后世分为赤芍和白芍两种,功效也有不同,白芍养血敛阴、柔肝止痛,以补为功,赤芍凉血清热、祛瘀止痛、以泻为用,两者一敛一散,补泻并用,具有养血活血、和营止痛之功。俗语云"丹参一味,功同四物",说明丹参有活血理血的作用。从治疗失眠症的角度而言,现代药理研究表明,赤芍、白芍、丹参都有催眠作用。此外,赤芍还能抗血小板聚集,对因胆固醇高、血脂高引起的血栓形成倾向有减弱作用。白芍还与松果体功能调节有关,如白芍总苷、褪黑素均可不同程度地抑制大鼠被切除松果体后引起的炎症和免疫反应的紊乱。赤芍、白芍配丹参,有养血和营、活血化瘀之功,临床用于失眠症兼见瘀血证明显的患者,如口唇紫暗,或舌质见有瘀斑者。

12. **栀子-豆豉**　栀子配豆豉,出自仲景《伤寒论》的栀子豉汤。栀子豉汤,清宣郁热,以除虚烦。方中栀子性味苦寒,体轻上浮,既可清宣胸膈郁热,又可导火热下行;《本草衍义补遗》曰:"泻三焦火,清胃脘血,治热厥心痛,解热郁,行结气。"豆豉气味轻薄,既能解表宣热,又可和胃降气。《名医别录》曰:"主伤寒头痛,寒热,瘴气恶毒,烦躁满闷。"二药配伍,清中有宣,宣中有降,为清宣胸膈郁热,以治虚烦懊侬之良方。王翘楚常将二药用于胸中满闷、烦乱不宁、夜卧少寐者。

13. **附子-桂枝**　附子辛热,既能回阳救逆,又能散寒止痛通关节;桂枝辛温,具有通血脉、散寒邪、善达四肢之功。二者药性颇多相似,配伍后在温阳、散寒、止痛、救逆方面均起到协同作用。王翘楚临床多用于阳虚寒凝所致的多种病证,如感寒所致的月经不调,经行腹痛者,用之可温经止痛;心阳不振之胸痹心衰,用之可强心解肌。阳虚水肿者,配伍利水渗湿药,可通阳化气,加强利水作用。

二、单方

1. **落花生枝叶**　落花生枝叶为豆科植物花生的地上 1/3 茎叶部分。《滇南本草》记载:"治跌打损伤,敷伤处。"《滇南本草图说》曰:"治疮毒。"1971 年由中国中医研究院编写、人民卫生出版社出版的《常见病验方研究参考资料》中记载:"神经衰弱而失眠:取鲜花生叶三两,煮水喝。"王翘楚以"天人相应"理论指导,以落花生枝叶"昼开夜合"之特性,与人"入夜则寐""入昼则寤"一致,设想二者可能有共同促睡眠物质基础,从而从生药、药化、药理等进行了系统研究,证明其确有促睡眠物质基础,将落花生枝叶用于治疗失眠症确有较好疗效。

用法:取干花生枝叶 15～30 g 煎汤,临睡前服用 10～20 mL,小儿用量根据年龄酌减。主治失眠症、小儿夜啼。

2. **萱草花**　萱草花,又名金针菜、黄花菜、忘忧草、鹿葱花、宜男花等,向为家庭常用之素食珍品,食疗药膳之重要原料。《本草纲目》虽有记载其根可作药用,而除民间单方验方有用外,医药部门一直未将其正式列为药用。《本草纲目》记载:"萱草花,性味甘凉,无毒,煮食,治小便赤涩,身体烦热,除酒疸。消食,利湿热,作沮,利胸膈,安五脏,令人好欢乐,无忧,轻身明目。"中医理论认为,萱草花有"昼开夜蔫"之特性,能够顺乎自然界阴阳消长规律,故能调整人体之阴阳,安五脏,令人欢乐、忘忧,从而达到解郁疗愁、安神健脑之功效。古人取其同类相应,而用其治夜不安寐和焦虑、忧愁等,具有一定的科学依据。国外仅从生药研究角度有一些报道,其含有维生素A、维生素B、维生素C、蛋白质、脂肪、天冬素、秋水仙碱和其他生物碱、鞣质、挥发油等化学成分,未做过临床对民间药用经验和药性理论的研究。日本学者把金针菜列为"植物性食物中最有代表性的健脑食品之一"。孙中山先生平时很爱吃的一道"四物汤"即由金针菜、木耳、黄豆芽和豆腐四味烹制而成。他曾说:"金针菜、木耳、黄豆芽和豆腐等食品,实素食之良者。"综合上述文献说明,萱草花既有较高的药用价值,又有较高的营养食品价值,它具有药、食双重功能。

用法:取萱草花30g,用清水清洗一遍,再用温水漂洗后放入已经同煮的黄豆30g和肉骨头(若干)汤中直至煮烂,主治急慢性肝炎黄疸伴有失眠者,也可用于预防肝炎。

3.蒲公英 蒲公英,另名蒲公草、黄花地丁、婆婆丁。《医林纂要》曰:"蒲公英,补脾和胃,泻火,通乳汁,治噎膈。"其性寒、味甘苦,有清热解毒、消肿散结、利湿退黄之功效,现代药理研究证明,蒲公英有抗幽门螺杆菌和抗炎、保护胃黏膜之功效。因此它是良好的消炎杀菌药和治胃病药。

用法:取蒲公英30g水煎服,每日2次,早晚顿服。主治慢性胃炎,伴幽门螺杆菌阳性。

4.江剪刀草 江剪刀草,又名蔊菜。《本草纲目》记载:"利胸膈,豁冷痰,心腹痛。"味辛微苦,性凉,入肺经,具有止咳化痰、清热解毒的作用。现临床用于治疗慢性支气管炎、支气管扩张、肺气肿、肺癌、肺间质炎等疾病的痰多、咳嗽、气喘,以其祛痰的效果较好。

用法:取江剪刀草30g水煎服,每日2次,早晚顿服。主治感冒后余邪未清,肺失清肃,咳嗽不止。

5.羊蹄根 羊蹄根为植物的根,俗称土大黄、野菠菜、牛舌大黄、牛西西。《滇南本草》记载:"羊蹄根治诸热毒,泻六腑实火,泻六经客热,退虚劳发热,利小便,搽癣疮、癫疮。"味苦酸、性寒,有小毒,归心、肝、大肠经,具有清热、凉血止血、解毒杀虫、泻下通便的作用。现代研究表明,其含有大黄酚、大黄素甲醚等,药理实验证明其对多种致病真菌有一定的抑制作用。

用法:取羊蹄根 12～30 g 水煎内服。外用取羊蹄根 30 g 放入玻璃瓶中,加入米醋或高粱酒,塞紧瓶盖,浸泡 1 周。使用前先摇匀药汁,再用棉签蘸涂患处,于每日洗脚后涂 2～3 次,坚持用药 3 个月,可获良效。主治便血、肌肤出血、月经过多、目赤肿痛、大便干燥。外用可治疗脚癣、秃疾、疮痈。

6. 莱菔子　莱菔子又称萝卜子。《本草纲目》曰:"莱菔子……生能升,熟能降,升者吐风痰,散风寒,降能定痰喘咳嗽。"味辛甘,性平和,入肺、胃经,能下气定喘、消食化痰。用炒莱菔子,有痰则断其源;无痰则调节脾胃之气机,升降有度,邪自难存。《日华子本草》曰:"莱菔子治痰,有推墙倒壁之功。"临床可用于慢性支气管炎,咳嗽痰喘,食积气滞,胸闷腹胀,下痢后重。药理研究证明,莱菔子不仅有降气化痰平喘功效,还因其含有莱菔子素,有强烈的抗菌活性,能抑制常见致病性皮肤真菌的生长。

用法:取炒莱菔子,捣碎,每次吞服 10 g,儿童酌减。主治慢性支气管炎,咳嗽咯吐白黏痰者颇佳。

7. 白芷　白芷又名祁白芷、走马芹、香大活。《神农本草经百种录》谓:"凡祛风之药,未有不枯耗精液者,白芷极香,能祛风燥湿,其质又极滑润,能和利血脉而不枯耗,用之则有利无害者也。"味辛、性温,辛香行窜,善走头面,具有良好的芳香开窍作用,如李东垣所言:白芷能通九窍。现代药理研究证明,小量白芷素对延髓血管运动中枢、呼吸中枢、迷走神经及脊髓都有兴奋作用。

用法:内服取白芷 10 g,水煎服,每日 2 次,早晚顿服。主治低血压、嗜睡症。

8. 白鲜皮　白鲜皮别名北鲜皮。《雷公炮制药性解》曰:"主头风黄胆咳逆、淋沥湿痹死肌、一切疥癞恶风疥癣杨梅诸疮热毒。"性味苦寒,无毒,治一切热毒风、恶风、风疮疥癣赤烂等,具有清热燥湿、祛风解毒、止痒之效。现代药理试验证实:本品对常见致病性皮肤真菌均有不同程度的抑制作用。对皮肤瘙痒、荨麻疹、湿疹、黄水疮、疥癣等有效。王翘楚常在临床上用于荨麻疹复方中,颇能见效。

用法:内服取白鲜皮 5～10 g,煎水服,每日 2 次,早晚顿服;外用时取适量,煎汤外洗或研粉敷于患处。

9. 宣木瓜　宣木瓜别名铁脚梨、贴梗木瓜。性味酸温,无毒。《名医别录》曰:"主湿痹邪气,霍乱大吐下,转筋不止。"治疗湿痹拘挛,腰膝关节酸重疼痛,暑湿吐泻,转筋挛痛,脚气水肿。王翘楚于 1945 年霍乱大流行时,常见老师治霍乱患者小腿抽筋,就加用此药,此后王翘楚在临床上常见患者诉夜间小腿腓肠肌痉挛、四肢抽搐、腰腿酸痛、麻木者,都加用宣木瓜,常多见效。

用法:内服取宣木瓜 6~9 g,煎水服,每日 2 次,早晚顿服。

10. **密蒙花**　密蒙花,味甘,性微寒。具有清热泻火、养肝明目、退翳等功效。《本草备要》曰:"治目中赤脉,青芒肤翳,赤肿眵泪。"可改善目赤肿痛,多泪羞明,目暗不明,视物昏花,目赤翳障,目生翳膜,为眼科常用药。王翘楚常用于失眠症患者肝阳上亢、目糊视物不清者。20 世纪 40 年代王翘楚曾用于脚气病、夜盲症,常有良效,故现在常用于失眠干眼症、视物模糊者。

用法:内服取密蒙花 6~10 g,水煎服,每日 2 次,早晚顿服。

第四章

医案医话篇

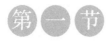

不寐医案

一、肝病不寐

 案例1

于某,女,63岁。

【初诊】2010年2月5日。

【主诉】夜寐不安数十年,加重1月余。

【现病史】患者长期寐差,夜寐不耐干扰。此次因长期服侍母亲,过度操劳而加重,现服枣仁胶囊,夜睡1～2个小时,多梦、早醒。

【刻诊】入睡困难,需2～3个小时,夜睡1～2个小时,多梦、早醒,头胀,精神不振,记忆力下降,心烦,纳可,大便1～2日一行,不干。舌质微红、苔薄、脉细弦。血压118/75 mmHg。

【中医诊断】不寐。

【西医诊断】失眠症。

【辨证分型】肝阳上亢,瘀热交阻。

【治疗原则】平肝解郁,清热活血安神。

【处方用药】

淮小麦 30 g	甘草 10 g	苦参 15 g	蝉蜕 6 g
僵蚕 10 g	天麻 10 g	钩藤^{后入} 15 g	葛根 30 g
川芎 15 g	蔓荆子 20 g	柴胡 10 g	煅龙骨 30 g
广郁金 15 g	石菖蒲 10 g	焦栀子 15 g	黄芩 15 g
赤芍 15 g	白芍 15 g	丹参 30 g	合欢皮 30 g
远志 10 g			

水煎服,日1剂,连服14剂。落花安神口服液(每盒10支,每支10 mL)30支,每晚睡前半小时口服2支。

【二诊】2010年2月26日。药后夜寐稍好转,多梦,大便日行,易心烦,尿频。舌质微红、苔薄、脉细弦。2月5日方加百合30 g,续服14剂,落花安神口服液 30 支,每晚睡前半小时口服 2 支。

【三诊】2010 年 3 月 19 日。夜睡 6～7 个小时,多梦,中醒 1 次,心情平静,头晕,夜间口干,舌质微红、苔薄微黄,脉细弦。血压 118/82 mmHg。2 月 5 日方去黄芩,加白蒺藜 30 g、芦根 30 g、百合 30 g,续服 14 剂,落花安神口服液 30 支,每晚睡前半小时服 2 支。

【按语】

患者长期寐差,因时间较长,亦追溯不到诱因,此次因服侍母亲较劳累而加重,可见患者精神较敏感。一般来说,精神较敏感的人特点是细心、谨慎,做事追求完美,这是他们的优点,也是他们的缺点,正因为敏感,常常不耐干扰,生活中一旦有什么起起落落,很容易影响他们的心情,睡前多思,进而影响睡眠。

此次患者因长期服侍母亲过度操劳而失眠加重,既有体力上的劳累,又有精神上的疲惫。治疗上重在调畅情志安神。方中淮小麦、甘草、苦参除烦安神,开胸散结;蝉蜕、僵蚕熄风止痉;天麻、钩藤平肝熄风止痉,平抑肝阳;葛根、川芎、蔓荆子活血解肌,祛风止痛;柴胡、煅龙骨平肝潜阳;郁金、石菖蒲解郁开窍安神;焦栀子、黄芩清肝经湿热,泻火除烦;赤芍、白芍、丹参活血柔肝;合欢皮、远志解郁宁心安神。全方共奏平肝解郁、清热活血安神之效。患者服用中药 28 剂后,夜寐 6～7 个小时,基本恢复正常。

案例 2

刘某,女,47 岁。

【初诊】2007 年 5 月 29 日。

【主诉】夜寐不安半年加重 3 周。

【现病史】患者因情志不悦诱发失眠,近一周未服安眠药:似睡非睡,白天头晕头胀痛、颈项板滞、头皮麻,手抖,心慌心烦,胃中时有反酸,月经紊乱,本月经行 2 次。有高血压史 3 年,现服苯磺酸氨氯地平片,有子宫肌瘤史。

【刻诊】似睡非睡,白天头晕头胀痛,颈项板滞,头皮麻,手抖,心慌心烦,胃中反酸,胃纳一般,二便调,苔薄根微黄腻,舌质红,脉细微弦。血压 110/75 mmHg。

【中医诊断】不寐。

【西医诊断】失眠症。

【辨证分型】肝亢化风。

【治疗原则】平肝熄风安神。

【处方用药】

蝉蜕 6 g	僵蚕 10 g	淮小麦 30 g	甘草 10 g
苦参 15 g	桑叶 15 g	天麻 10 g	钩藤^{后入} 15 g
柴胡 10 g	煅龙骨 30 g	煅牡蛎 30 g	葛根 30 g
川芎 15 g	蔓荆子 20 g	广郁金 15 g	石菖蒲 10 g
焦栀子 15 g	赤芍 15 g	白芍 15 g	丹参 30 g
合欢皮 30 g	远志 10 g		

水煎服,日 1 剂,连服 14 剂。落花安神口服液 30 支,每晚睡前半小时口服 2 支。

【二诊】2007 年 7 月 3 日。服上药时夜寐改善,诸症减轻,但停药后失眠反复。现临睡前偶服地西泮 2.5 mg,夜睡 4～5 个小时,头晕头胀,头部右半边发热,头皮麻,手抖,紧张时易出汗,胃纳一般,二便调,苔薄根微黄腻,舌质红,脉细微弦。原方去丹参,加白蒺藜 30 g,续服,连诊 2 次,共进 28 剂。

【三诊】2007 年 7 月 31 日。患者停服地西泮,夜睡 6～7 个小时,无头晕头胀等症,头皮麻明显减轻,手抖不明显,血压稳定 115/70 mmHg,守上方以巩固疗效。

【按语】

肝为刚脏,具有刚强急躁的生理特性。肝在五行属木,木性曲直,肝气具有木的冲和条达、伸展舒畅之能,肝有主疏泄的生理特性,是调畅全身气机运行的一个重要环节。本例患者属于升发太过,失眠伴有头晕头胀痛,有高血压史,属于肝阳上亢,肝之阳气过于亢奋,产生头皮麻、手抖等风动症状,故属肝亢化风型失眠。又患者失眠因情志不悦引起,伴有肝郁的表现,采用从肝论治基本方平肝熄风安神。方中蝉蜕、僵蚕是主药,蝉蜕疏散肝经风热,熄风止痉,僵蚕熄内风,祛外风,两药相配,有平肝熄风止痉作用;天麻、钩藤熄风止痉,平抑肝阳;柴胡、煅龙骨、煅牡蛎平肝潜阳;焦栀子清肝经湿热,泻火除烦;葛根、川芎活血解肌,祛风止痛;赤芍、白芍、丹参活血柔肝;合欢皮有昼开夜合之特性,能安五脏,和心志,令人欢乐无忧;远志宁心安神;另加淮小麦、甘草、苦参除烦安神,开胸散结。全方共奏平肝熄风、活血安神之效。患者经治疗后,夜寐逐渐改善,能睡 6～7 个小时,基本恢复正常,且头晕头胀痛消失,头皮麻、手抖等明显减轻。由此可见采用平肝熄风、解郁安神法治疗阳亢化风型失眠症确有较好的疗效。

案例 3

朗某,女,24 岁。

【初诊】2005 年 12 月 17 日。

【主诉】入睡困难半年,加重 2 周。

【现病史】始于工作压力大,加生活不规律,习惯于凌晨一两点就寝。曾服褪黑素半年,入睡困难,夜睡 4～5 个小时,且多梦易醒(一夜醒 2～3 次),差时通宵难眠,白天精神疲乏,心烦易怒,颈板不适,月经尚调,面色少华。

【刻诊】现入睡困难,夜睡 4～5 个小时,多梦易醒,精神疲乏,心烦易怒,颈板不适,纳少,大便日行。苔薄微黄,舌质红,脉细微弦。血压 110/85 mmHg。

【中医诊断】不寐。

【西医诊断】失眠症。

【辨证分型】肝木偏旺,瘀热交阻。

【治疗原则】平肝抑木,清热化瘀。

【处方用药】

桑叶 15 g	天麻 10 g	钩藤^{后入} 15 g	葛根 30 g
川芎 15 g	蔓荆子 20 g	柴胡 10 g	煅龙骨 30 g
煅牡蛎 30 g	广郁金 15 g	石菖蒲 10 g	焦栀子 15 g
黄芩 15 g	赤芍 15 g	白芍 15 g	丹参 30 g
合欢皮 30 g	远志 10 g	蝉蜕 6 g	朱灯心 3 g

水煎服,日 1 剂,连服 14 剂。落花安神口服液 30 支,每晚睡前半小时口服 2 支。

医嘱:注意尊重自然界阴阳消长规律,坚持早睡早起。

【二诊】2005 年 1 月 14 日。自诉一边服药,一边注意改变生活习惯,提早于晚 10～11 点就寝,但难以入睡,仍夜睡 4～5 个小时,多梦减少,颈板减轻,心情较平静,紧张时有手抖。苔薄微黄,舌质红,脉细微弦。前方去桑叶、黄芩、丹参,加淮小麦 30 g、甘草 10 g、苦参 15 g、僵蚕 10 g,水煎服,日 1 剂,连服 14 剂。

【三诊】2005 年 1 月 28 日。上药服 14 剂,睡眠明显改善,现一夜睡 7～8 个小时,间醒后亦能再入睡,少梦,白天心情平静,无头晕、头胀,精神较振,纳可,便调。面部有热疮,苔薄微黄,舌质红,脉细微弦。上方加紫花地丁 30 g,再续进 14 剂,以巩固疗效。

【按语】

此例患者主要由于工作压力大,生活不规律,形成晚睡晚起的不良习惯,患者于服药同时,颇能遵从医嘱,改变不良生活习惯,提早于晚 10～11 点就寝,开始尚难入睡,但能坚持不懈,再加服药,整体调治,果然起效较快,故三诊时睡眠即恢复正常。说明当今不少失眠症主要由于长期生活不规律引起,如果能够以中医"天人相应"理论指导,嘱患者要尊重"自然界阴阳消长规律",坚持于晚10~11点以前睡觉,逐步形成良性生活习惯,对失眠症的康复和预防再复发是十分重要的。

 案例4

李某,女,3岁。

【初诊】2009年1月20日。

【主诉】夜睡时哭啼不安半年。

【现病史】2008年7月患眼病,母亲给其滴眼药水,患儿恐惧而拒绝,母亲只好在其睡着时偷偷滴药水,患儿惊醒后哭闹。此后因担心母亲在其睡时滴药水而不肯上床睡觉,睡前紧张,入睡困难,睡时磨牙,手攥紧,身体板紧,多梦,易惊醒、醒后哭闹。脑电图检查无异常。

【刻诊】现晚8点半至10点上床,入睡困难,需2个小时,夜间多醒多闹,晨6点醒,醒后不寐,累计5~6个小时,白天精神不振,无午睡,面色偏黄,胆怯、怕见生人,胃纳一般,时有嗳气,大便干结,小便偏黄。苔白腻微黄,舌质偏红,脉细。

【中医诊断】不寐;小儿夜啼。

【西医诊断】失眠症。

【辨证分型】肝木偏旺,脾运不足。

【治疗原则】平抑肝木,健脾安神。

【处方用药】

淮小麦 10 g	甘草 3 g	苦参 5 g	蝉蜕 3 g
僵蚕 6 g	柴胡 6 g	煅龙骨 10 g	煅牡蛎 10 g
广郁金 6 g	石菖蒲 5 g	赤芍 6 g	白芍 6 g
丹参 9 g	焦栀子 6 g	党参 10 g	太子参 15 g
生麦芽 15 g	生地黄 6 g		

水煎服,日1剂,连服14剂。落花安神口服液30支,每晚睡前半小时口服1支。

【二诊】2009年2月10日。共服药8剂(2日服1剂中药),家长让患儿睡前服落花安神口服液2支,夜寐有所好转,晚8~9点上床,11点睡着,早上7点醒,夜睡8个小时,质量好,夜间无哭闹,睡时磨牙、手攥紧、身体板紧等症状明显减轻。白天精神可,玩耍时活泼一点。现入睡难,睡前多动。胃纳可,大便转软,小便黄好转。原方续进 14 剂,落花安神口服液 60 支,每晚睡前半小时口服 1 支以巩固疗效。

【按语】

小儿夜啼指婴幼儿白天能安静入睡,入夜则啼哭不安,或每夜定时啼哭,甚则通宵达旦,本病主要因脾寒、心热、惊恐所致,应当辨证论治。此小儿因恐惧滴眼药水,其母亲又乘其睡觉时偷滴眼药水,小儿惊醒,更加恐惧担忧而夜寐不安。此因小儿神气怯弱,元气未充,神经系统发育不够完善,受惊吓后,惊则气乱,"肝主疏泄,调气机",气机不畅,升发太过,阳不入阴,偏旺之肝木乘脾土,脾运不足,故见入睡困难、睡时磨牙、手攥紧、身体板紧、多梦、易惊醒、醒后哭闹、面色偏黄、大便干结等肝旺脾虚的症状。诊其为小儿夜啼,证属肝木偏旺,脾运不足。方中淮小麦、甘草、苦参除烦安神,开胸散结,可解除小儿担忧恐惧之感;蝉蜕、僵蚕疏散肝经风热,平肝熄风止痉;柴胡、煅龙骨、煅牡蛎平肝潜阳;郁金、石菖蒲解郁开窍安神;赤芍、白芍、丹参活血柔肝;焦栀子清肝经湿热,泻火除烦;党参、太子参、生麦芽益气健脾;生地黄滋阴润肠;再配合昼开夜合的落花生枝叶制剂,与天地相应,共奏平抑肝木、健脾安神之效。

案例 5

唐某,女,55 岁。

【初诊】 2012 年 7 月 6 日。

【主诉】 夜寐不安 1 年余。

【现病史】 1 年前因情志不悦导致失眠,现每晚临睡前口服氯硝西泮 2 mg,夜寐 2～3 个小时,不服镇静药物则通宵不眠,现已停经 5 年,有高血压史十几年,自服酒石酸美托洛尔。

【刻诊】 白天头晕头胀,心悸不安,烦躁易怒,颈项板硬时有疼痛,活动后疼痛得以缓解,手指麻木,夜间尤重,记忆力明显下降,纳可,二便调畅。舌质红,苔薄微黄,脉弦紧。血压 160/95 mmHg。

【中医诊断】 不寐;眩晕。

【西医诊断】 失眠症;高血压。

【辨证分型】 肝阳上亢,瘀热交阻。

【治疗原则】 平肝潜阳,清热化瘀安神。

【处方用药】

淮小麦 30 g	甘草 10 g	苦参 15 g	蝉蜕 6 g

僵蚕 10 g	桑白皮 30 g	白蒺藜 30 g	怀牛膝 30 g
石决明^{先煎} 30 g	天麻 10 g	钩藤^{后入} 15 g	葛根 30 g
川芎 15 g	蔓荆子 20 g	柴胡 10 g	煅龙骨 30 g
郁金 15 g	石菖蒲 10 g	焦栀子 15 g	赤芍 15 g
白芍 15 g	丹参 30 g	合欢皮 30 g	夜交藤 30 g

水煎服,日 1 剂,连服 14 剂。落花安神口服液 30 支,每晚睡前半小时口服 2 支。

【二诊】2012 年 7 月 20 日。药后仍服每晚临睡前口服氯硝西泮 2 mg,夜寐 5～6 个小时,心情稍许平静,头晕头胀症状减轻,颈项板硬有所缓解,口干欲饮,咽红时有疼痛,舌质偏红苔薄微黄,脉弦细。血压 150/90 mmHg。原方去丹参,加连翘 15 g,芦根 30 g,水煎服,日 1 剂,连服 14 剂。落花安神口服液 30 支,每晚睡前半小时口服 2 支。

【三诊】2012 年 8 月 17 日。氯硝西泮用量减半,每晚 1 mg,夜寐 4～5 个小时,心情平静,颈项已舒。近两日外感、咳嗽、咽喉肿痛、口干苦、时有头晕,舌红苔微黄腻,脉浮数。血压 160/90 mmHg。

【处方用药】

江剪刀草 30 g	牛蒡子 15 g	焦栀子 15 g	连翘 15 g
黄芩 15 g	柴胡 10 g	煅龙骨 30 g	海螵蛸 30 g
蒲公英 30 g	桑白皮 30 g	白蒺藜 30 g	怀牛膝 30 g
石决明^{先煎} 30 g	郁金 15 g	石菖蒲 10 g	赤芍 15 g
白芍 15 g	合欢皮 30 g	夜交藤 30 g	蝉蜕 6 g
僵蚕 10 g	芦根 30 g		

水煎服,日 1 剂,连服 14 剂。落花安神口服液 30 支,每晚睡前半小时口服 2 支。

【按语】

眩晕即头晕眼花或头旋眼黑,轻者闭目即止,重者如坐舟车、旋转不定。《素问·至真要大论》载"诸风掉眩,皆属于肝"。该患者原有高血压史十几年,一年前因情志不悦导致失眠,见头晕头胀、心悸心烦、颈板手麻等动脉硬化、颈椎增生症状,证属肝阳上亢,瘀热交阻。治当平肝潜阳,清热化瘀。方中淮小麦、甘草、苦参解郁除烦、宁心安神;柴胡、煅龙骨、天麻、钩藤疏肝潜阳;焦栀子、赤芍、白芍、丹参清热化瘀;葛根、川芎、蔓荆子通络止痛;郁金、石菖蒲清心开窍解郁;蝉蜕、僵蚕、合欢皮、夜交藤熄风安神;桑白皮、白蒺藜、怀牛膝、石决明疏肝清热、滋阴潜阳,熄风止痉。二诊夜寐好转,头晕减轻,有咽痛口干,加连翘、芦根清热散结,生津止渴。三诊氯硝西泮剂量减半,夜寐尚可,因外感致咳嗽、咽痛、头晕,方中去淮小麦、甘草、苦参、天麻、钩藤、葛根、川芎,加黄芩、牛蒡子、江剪刀草、海螵蛸、蒲公英散热消痈,化痰止咳,清肺和胃。此案患者原有高血压病史,症见头晕、不寐,王翘楚从肝论治,以肝郁阳亢化风解之,施以解郁清热、潜阳熄风之品,不但减轻头晕、心悸等症,还可缓解动脉硬化,预防心脑血管等重大疾病的发生,可谓"未病先防"。三诊时患者外感兼有表证,"急则治其标",故用药重在清热肃肺。

案例 6

刘某,男,28 岁。

【初诊】2012 年 8 月 14 日。

【主诉】夜寐不安 2～3 个月。

【现病史】患者入睡困难,一夜入睡 3～4 个小时,多梦,耳鸣,颈板,手抖,心烦心慌,胸闷,口干,大便溏,胃胀,梦遗。有慢性乙型肝炎"大三阳"病史。

【刻诊】夜寐不安,心烦,心慌,紧张,口干,胃胀。舌暗,苔薄,脉滑。

【中医诊断】不寐;胁痛。

【西医诊断】失眠症;慢性乙型肝炎。

【辨证分型】肝阳上亢,瘀热交阻。

【治疗原则】平肝潜阳,清热活血安神。

【处方用药】

淮小麦 30 g	甘草 10 g	苦参 15 g	蝉蜕 6 g
僵蚕 10 g	天麻 10 g	钩藤^{后入} 15 g	葛根 30 g
川芎 15 g	蔓荆子 20 g	郁金 15 g	石菖蒲 10 g
焦栀子 15 g	芦根 30 g	赤芍 15 g	白芍 15 g
丹参 30 g	麦冬 15 g	淫羊藿 15 g	瓜蒌皮 15 g
薤白 10 g	合欢皮 30 g	夜交藤 30 g	

水煎服,日 1 剂,连服 14 剂。落花安神口服液 30 支,每晚睡前半小时口服 2 支。

【二诊】2012 年 8 月 28 日。患者胸闷减轻,心慌心烦,服用盐酸舍曲林每日 1 次,每次 50 mg 口服,每晚临睡前口服酒石酸唑吡坦 10 mg,可入睡 3～4 个小时,颈板,胃胀,大便溏。舌淡苔黄脉弦。上方加黄芪 30 g,水煎服,日 1 剂,连服

14 剂。落花安神口服液 30 支,每晚睡前半小时口服 2 支。

【三诊】2012 年 9 月 11 日。患者夜寐好转,入睡 3～4 个小时,怕冷,易紧张,思虑多,梦多,头晕。舌暗苔薄,脉滑。8 月 14 日方加黄芪 30 g,去麦冬。水煎服,日 1 剂,连服 14 剂。落花安神口服液 30 支,每晚睡前半小时口服 2 支。

【按语】

患者有慢性乙型肝炎"大三阳"病史,肝病与不寐密切相关。《临证指南医案·胁痛》曰"久病在络,气血皆窒",肝病日久,肝郁化火,肝郁阳亢,瘀热交阻,扰乱神明,则卧不安。治以平肝潜阳,清热活血安神。方中淮小麦、甘草、苦参解郁除烦,宁心安神;天麻、钩藤平肝潜阳;焦栀子、芦根、麦冬清热生津养心;赤芍、白芍、丹参柔肝活血;葛根、川芎、蔓荆子活血通络止痛;郁金、石菖蒲清心开窍解郁;蝉蜕、僵蚕、合欢皮、夜交藤熄风安神;瓜蒌皮、薤白通阳开痹;淫羊藿补肾壮阳,强筋健骨。二诊胸闷减轻。三诊夜寐好转。诸药合用,起效迅速。

 案例 7

汤某,女,73 岁。

【初诊】2012 年 8 月 28 日。

【主诉】夜寐不安 1 个月。

【现病史】患者彻夜不眠,手抖,耳鸣,夜里醒来不识人,记忆力减退,口干口苦,大便干,便秘。有高血压病史 10 余年,有脑梗死病史。

【刻诊】夜寐不安,耳鸣,苦干口苦,便秘。血压 140/90 mmHg。舌淡,苔薄黄,脉滑。

【中医诊断】不寐;眩晕。

【西医诊断】失眠症;高血压。

【辨证分型】肝亢化风,瘀热交阻。

【治疗原则】平肝熄风解郁,活血安神。

【处方用药】

淮小麦 30 g	甘草 10 g	苦参 15 g	蝉蜕 6 g
僵蚕 10 g	天麻 10 g	钩藤[后入] 15 g	葛根 30 g
川芎 15 g	焦栀子 15 g	芦根 30 g	赤芍 15 g
白芍 15 g	丹参 30 g	郁金 15 g	石菖蒲 10 g
煅龙骨 30 g	煅牡蛎 30 g	大腹皮 15 g	生地黄 30 g
知母 15 g	合欢皮 30 g	夜交藤 30 g	

水煎服,日1剂,连服14剂。落花安神口服液30支,每晚睡前半小时口服2支。

【二诊】2012年9月11日。睡眠好转,可入睡2~3个小时,焦虑,紧张,手抖,心烦,易生气,口干口苦,纳差,胃胀,便秘。舌淡苔白脉濡。上方加桑椹30g,蒲公英30g,去夜交藤,连服14剂。落花安神口服液30支,每晚睡前半小时口服2支。

【三诊】2012年9月25日。患者夜寐好转,可入睡3~4个小时,易紧张,胃胀,思虑多,大便畅,口干。舌暗苔薄,脉滑。原方加八月札30g,连服14剂。落花安神口服液30支,每晚睡前半小时口服2支。

【按语】

本案患者有长期高血压病史,脑动脉硬化、脑梗死病史,手抖,肝气主升、主动,若阴不制阳,肝阳上亢,肝郁化风,瘀热交阻,治以平肝熄风解郁、活血安神。方中淮小麦、甘草、苦参解郁除烦,宁心安神;蝉蜕、僵蚕熄风安神;天麻、钩藤平肝潜阳;葛根、川芎活血通络;焦栀子、芦根清热除烦生津;赤芍、白芍、丹参柔肝活血化瘀;郁金、石菖蒲清心开窍解郁;煅龙骨、煅牡蛎平肝熄风安神;生地黄、知母、大腹皮清热生津,润肠通便,行气宽中;合欢皮、夜交藤宁心解郁,养心安神;二诊睡眠好转,加桑椹滋阴补血,生津润肠。三诊夜寐好转,胃胀加预知子疏肝理气。王翘楚认为躯体疾病也可引发精神疾患,高血压、脑梗死疾病引起失眠、抑郁等疾病发生。

案例8

张某,女,33岁。

【初诊】2012年8月21日。

【主诉】反复入睡困难8年,加重2周。

【现病史】8年来患者因为家事不顺而情绪不悦,入睡困难,近2周因体检提示丙氨酸转氨酶高于正常,故担心,入睡困难加重,未服用安眠类药物,每夜只能入睡1~2个小时,伴心烦、易怒、乏力、胸闷、头晕。患者感觉记忆力明显下降,情绪易激动,敏感。有乙型肝炎病史。

【刻诊】入睡困难,伴心烦、易怒、乏力、胸闷、头晕,记忆力明显下降,颈部时有酸胀感,有手指麻木,情绪易激动,敏感,腰酸腿软。咽痛暗哑,胃纳可,无胃脘胀痛,无反酸嘈杂。大便正常,小便调。月经量少色暗,无痛经。舌质红,苔白薄腻,脉弦细。血压100/70 mmHg。

【中医诊断】不寐;胁痛。

【西医诊断】失眠症;慢性乙型肝炎。

【辨证分型】肝郁阳亢,瘀热交阻。

【治疗原则】平肝解郁,清热活血。

【处方用药】

淮小麦 30 g	甘草 10 g	苦参 15 g	蝉蜕 6 g
僵蚕 10 g	垂盆草 30 g	白花蛇舌草 30 g	蒲公英 30 g
天麻 10 g	钩藤后入 15 g	葛根 30 g	川芎 15 g
柴胡 15 g	煅龙骨 30 g	广郁金 15 g	石菖蒲 15 g
焦栀子 15 g	黄芩 15 g	玉蝴蝶 10 g	芦根 15 g
赤芍 15 g	白芍 15 g	延胡索 15 g	合欢皮 30 g

水煎服,日 1 剂,连服 14 剂。落花安神口服液 30 支,每晚睡前半小时口服 2 支。

【二诊】2012 年 9 月 11 日。入睡困难好转,可入睡 3～4 个小时,仍然多思多虑,梦多。面部痤疮反复发作,音哑依旧。舌质红,苔白,脉弦细。原方加紫花地丁 30 g、生薏苡仁 30 g,水煎服,日 1 剂,连服 14 剂。落花安神口服液 30 支,每晚睡前半小时口服 2 支。

【按语】

此患者因家事不顺及担忧慢性肝病而致情志不悦,导致失眠。中医辨证为肝郁阳亢、瘀热交阻。治拟平肝解郁、活血清热。解郁熄风汤解郁安神,《本草经百种录》中记载有苦参:"专治心经之火,与黄连功用相似。但黄连似去心脏之火为多,苦参似去心腑小肠之火为多。"故以苦参代替大枣更能清热安神。蝉蜕、僵蚕平肝熄风;天麻、钩藤、柴胡、煅龙骨平肝潜阳;郁金、石菖蒲解郁开窍;焦栀子、黄芩清热除烦;赤芍、白芍、丹参和营活血;合欢皮、夜交藤安神定志。更佐以垂盆草、白花蛇舌草、蒲公英清热解毒治疗肝病;玉蝴蝶、芦根清咽止渴。二诊中的紫花地丁、生薏苡仁清热利湿散结治疗痤疮。配合落花安神口服液调整阴阳,宁心安神。诸药合用,共奏平肝解郁、活血清热、安神定志之功。

案例 9

蔡某,女,21 岁。

【初诊】2012 年 8 月 21 日。

【主诉】睡眠不安 1 个月,伴易醒多梦。

【现病史】1个月来患者因为心情不悦出现睡眠不安、每夜可入睡8个小时,但易醒、多梦,伴胸闷、无头晕耳鸣,未服用安眠类药物。患者感觉记忆力明显下降、心烦、易怒、紧张、口干咽干、脱发明显、腰酸腿软、情绪易激动,敏感。

【刻诊】睡眠不安、易醒、多梦,伴胸闷、记忆力明显下降、心烦、易怒、紧张、口干咽干、脱发明显、乏力、情绪易激动,敏感,胃纳可,无剑突下胀痛,无反酸嘈杂。大便正常。月经周期紊乱,量少色暗,无痛经。舌质红,苔黄,脉弦。血压130/80 mmHg。

【中医诊断】不寐。

【西医诊断】失眠症。

【辨证分型】肝郁阳亢,瘀热交阻。

【治疗原则】平肝解郁,清热活血。

【处方用药】

淮小麦30 g	甘草10 g	苦参10 g	蝉蜕6 g
僵蚕10 g	柴胡15 g	煅龙骨30 g	天麻10 g
钩藤^{后入}15 g	葛根30 g	川芎10 g	广郁金15 g
石菖蒲15 g	焦栀子15 g	芦根15 g	赤芍15 g
白芍15 g	菟丝子30 g	当归15 g	合欢皮30 g
夜交藤15 g			

水煎服,日1剂,连服14剂。落花安神口服液30支,每晚睡前半小时口服2支。

【二诊】2012年9月4日。睡眠不安好转,多思多虑好转,多梦好转,月经已行,仍然有痛经,腰酸好转,仍然脱发。舌质红,苔黄,脉弦。8月21日方加延胡索15 g,水煎服,日1剂,连服14剂。落花安神口服液30支,每晚睡前半小时口服2支。

【三诊】2012年9月18日。睡眠明显好转,时有多思多虑,脱发明显减少,大便不成形,一日一行。舌质红,苔微黄,脉弦。9月4日方加焦山楂10 g,焦神曲10 g,荷叶30 g,连服14剂。落花安神口服液30支,每晚睡前半小时口服2支。

【按语】

人之情志皆以五脏精气为物质基础,有情志之伤则影响五脏之精气,使人寤寐不安。患者郁怒伤肝,肝气郁结,郁而发热,则有急躁易怒、心烦紧张;肝不藏血,血虚则心无所主,令心神不宁,多梦易醒。取甘麦大枣汤之意解郁安神,以苦参代替大枣更能清热除烦;柴胡、煅龙骨平肝;天麻、钩藤潜肝阳;郁金、石菖蒲开窍醒神;蝉蜕、僵蚕平肝风;焦栀子清热除烦;葛根、川芎行气活血解肌;芦根清热止渴;合欢皮、夜交藤安神定志;赤芍、白芍和营活血;菟丝子、当归补肾养血调经;延胡索理气止痛治疗痛经;荷叶清香升散,健脾升阳,配合焦山楂、焦神曲健脾消食,共同改善大便不成形的情况。诸药合用,则肝气舒、瘀热解、心神安。

 案例 10

徐某,女,57 岁。

【初诊】2012 年 8 月 21 日。

【主诉】入睡困难 1 年余,伴头晕耳鸣。

【现病史】近 1 年来患者因为家事烦心出现入睡困难,伴头晕、耳鸣、心烦、口干、急躁、胸闷,就医后每晚临睡前口服阿普唑仑片 0.2 mg,可入睡 4 个小时左右。患者感觉记忆力明显下降,乏力,兴趣减退,情绪易激动,敏感,紧张,多思多虑。4 年前行全子宫切除手术。有高血压、糖尿病、高脂血症史。

【刻诊】入睡困难,伴头晕、耳鸣、心烦、口干、急躁、胸闷,记忆力明显下降,乏力,兴趣减退,情绪易激动,敏感,紧张,多思多虑。颈部时有酸胀感,无手指麻木,胃纳可,剑突下时有胀痛,无反酸嘈杂。大便正常,夜尿每夜 3～4 次。舌质红,苔黄腻,脉弦。血压 135/90 mmHg。

【中医诊断】不寐;眩晕;消渴。

【西医诊断】失眠症;高血压;2 型糖尿病。

【辨证分型】肝郁阳亢,肾气不足。

【治疗原则】平肝解郁,补肾填精,活血安神。

【处方用药】

柴胡 15 g	煅龙骨 30 g	灵磁石^{先煎} 30 g	天麻 10 g
钩藤^{后入} 15 g	葛根 30 g	川芎 15 g	蔓荆子 20 g
广郁金 15 g	石菖蒲 15 g	焦栀子 15 g	地骨皮 20 g
淫羊藿 15 g	菟丝子 15 g	赤芍 15 g	白芍 15 g
丹参 15 g	合欢皮 30 g	僵蚕 10 g	蝉蜕 6 g

水煎服,日 1 剂,连服 14 剂。落花安神口服液 30 支,每晚睡前半小时口服 2 支。

【二诊】2012 年 9 月 4 日。每晚临睡前口服阿普唑仑片 0.2 mg,睡眠好转,可入睡 5 个小时左右,紧张、心烦好转,头晕耳鸣减轻,口干明显好转,自觉乏力。舌质红,苔微黄腻,脉弦。8 月 21 日方加生黄芪 30 g,水煎服,日 1 剂,连服 14 剂。落花安神口服液 30 支,每晚睡前半小时口服 2 支。

【三诊】 2012 年 9 月 18 日。每晚临睡前口服阿普唑仑片 0.2 mg,保持睡眠 5 个小时左右,情绪明显好转,无头晕耳鸣,乏力好转,自觉下腹部下坠感。舌质红,苔微黄,脉弦。血压 110/70 mmHg。9 月 4 日方继续服用,效不更方。落花安神口服液 30 支,每晚睡前半小时口服 2 支。

【按语】

此案患者有高血压、糖尿病、高脂血症病史,又因情志不悦加精神劳累引起失眠、头晕、耳鸣、心烦、急躁。证属肝郁阳亢、肾气不足。治拟平肝解郁、益肾填精、活血安神。药用天麻、钩藤平肝清热;柴胡、煅龙骨潜肝阳;灵磁石平肝潜阳主治耳鸣;葛根、川芎、蔓荆子活血解肌;郁金、石菖蒲开窍解郁;焦栀子清心除烦;更加地骨皮、淫羊藿、菟丝子补肾填精;赤芍、白芍、丹参和营活血;合欢皮安神定志;蝉蜕、僵蚕平肝熄风。配合落花安神口服液以调和阴阳、平肝安神。药证相符,取效显著。

案例 11

龚某,女,32 岁。

【初诊】 2012 年 9 月 4 日。

【主诉】 反复入睡困难 2 年,伴头晕心悸。

【现病史】 2 年来患者因为情绪不悦出现入睡困难,严重时彻夜难眠,情况好时可入睡 1～2 个小时,伴头晕、耳鸣、心悸、心烦、易怒、乏力、多汗,未服用安眠类药物。患者感觉记忆力明显下降,颈部时有酸胀感,有手指麻木,情绪易激动。

【刻诊】 入睡困难,严重时彻夜难眠,伴头晕、耳鸣、心悸、心烦、易怒、乏力、多汗、口干,记忆力明显下降,颈部时有酸胀感,有手指麻木,情绪易激动。腰酸腿软。胃纳可,大便正常,小便调。月经正常,无痛经。舌质红,苔黄根腻,脉弦。血压 110/70 mmHg。

【中医诊断】 不寐。

【西医诊断】 失眠症。

【辨证分型】 肝郁阳亢,瘀热交阻。

【治疗原则】 平肝解郁,清热活血。

【处方用药】

淮小麦 30 g	甘草 10 g	苦参 15 g	蝉蜕 6 g
僵蚕 10 g	柴胡 10 g	煅龙骨 30 g	天麻 10 g
钩藤^{后入} 15 g	葛根 30 g	川芎 15 g	蔓荆子 20 g
广郁金 15 g	石菖蒲 10 g	焦栀子 15 g	黄芩 15 g
赤芍 15 g	白芍 15 g	丹参 30 g	合欢皮 30 g
夜交藤 30 g			

水煎服,日 1 剂,连服 14 剂。落花安神口服液 30 支,每晚睡前半小时口服 2 支。

【二诊】 2012 年 9 月 18 日。入睡困难好转,可入睡 3~4 个小时,心烦心悸好转,头晕减轻,仍然汗多,耳鸣,脱发明显。舌质红,苔薄白,脉弦。原方加山茱萸 10 g、墨旱莲 30 g,水煎服,日 1 剂,连服 14 剂。落花安神口服液 30 支,每晚睡前半小时口服 2 支。

【按语】

不寐之证,主要由于脏腑阴阳失调、气血失和所致。此患者因情志不悦导致失眠。王翘楚辨证为肝郁阳亢、瘀热交阻。治拟平肝解郁、活血清热。取甘麦大枣汤之意解郁安神,苦参能专治心经之火,与黄连功用相似。但黄连似去心脏之火为多,苦参似去心腑小肠之火为多。现代药理学证明苦参能抗心律失常,故以苦参代替大枣更能养心安神;蝉蜕、僵蚕平肝熄风;天麻、钩藤、柴胡、煅龙骨平肝潜阳;葛根、川芎活血解肌;蔓荆子轻扬升浮、芳香开窍,可以清利头目治疗头痛;郁金、石菖蒲解郁开窍;焦栀子、黄芩清热除烦;赤芍、白芍、丹参和营活血;合欢皮、夜交藤安神定志。二诊中加山茱萸、墨旱莲滋补肾阴,改善因肝肾不足引起的眩晕耳鸣、虚汗脱发等症。配合落花安神口服液调整阴阳,宁心安神。诸药合用,共奏平肝解郁、活血清热、安神定志之功。

案例 12

张某,女,43 岁。

【初诊】 2012 年 1 月 11 日。

【主诉】 反复夜寐差 4 年伴头痛。

【现病史】 患者既往有慢性肝病病史 20 余年。4 年前因与人争吵情绪激动后出现失眠,当地医院诊断为焦虑症,予氟哌噻吨美利曲辛片每日 1 次,每次 2 粒(每粒含氟哌噻吨 0.5 mg 和美利曲辛 10 mg),口服,睡眠可改善。服药 1 个月后出现肝功能异常,当时考虑药物性肝损,停用氟哌噻吨美利曲辛片,并保肝降酶治疗。患者开始出现失眠加重,每次加重与情绪波动、疲劳、月经来潮有关,每次表现为头胀痛,头重感,巅顶刺痛,入睡困难,经常通宵难眠,次日头痛加重,发作剧烈时常伴有恶心感。伴有头颈板滞感,心烦意乱,右胁部隐痛,口苦。

【刻诊】入夜难寐,头痛,颈板,心烦,右胁部隐痛,口苦,舌淡暗,苔薄微黄,脉弦细涩。

辅助检查:血压 150/80 mmHg。头颅 MRI 正常。TCD 示右侧颈内动脉痉挛。

【中医诊断】不寐;胁痛。

【西医诊断】失眠症;慢性肝病。

【辨证分型】肝亢瘀阻。

【治疗原则】平肝潜阳,清热活血通络。

【处方用药】

桑白皮 30 g	白蒺藜 30 g	怀牛膝 30 g	石决明^{先煎} 30 g

石决明^{先煎} 30 g

桑白皮 30 g	白蒺藜 30 g	怀牛膝 30 g	石决明[先煎] 30 g
天麻 10 g	钩藤[后入] 15 g	葛根 30 g	川芎 15 g
延胡索 15 g	蔓荆子 20 g	地鳖虫 10 g	茵陈 30 g
丹参 30 g	焦栀子 15 g	黄芩 15 g	广郁金 15 g
赤芍 15 g	白芍 15 g	合欢皮 30 g	石菖蒲 10 g

水煎服,日 1 剂,连服 14 剂。

【二诊】2012 年 2 月 8 日。服药后头痛减轻,头胀痛好转,头痛表现为局限为巅顶刺痛,睡眠时间增加,入睡时间缩短,血压 130/80 mmHg。舌淡暗,苔薄白,脉弦细涩。上方去桑白皮、怀牛膝、石决明,加桑叶 20 g、白芷 15 g、蝉蜕 6 g、僵蚕 10 g。水煎服,日 1 剂,连服 14 剂。

【三诊】2012 年 2 月 22 日。患者每日睡眠 6~8 个小时,头痛缓解,血压 130/70 mmHg。舌淡暗,苔薄白,脉弦细。原方 14 剂,水煎服,日 1 剂。

【按语】

本例患者为中年女性,为大怒后起病,而且头胀痛与情绪波动、月经等有关,故考虑从肝论治。患者病史较长,王翘楚认为"久病入络",而且头痛有刺痛表现,结合其舌脉,考虑存在血瘀,其头胀痛考虑为肝阳上亢、清窍失利的表现,头刺痛则为瘀血阻络的表现,心烦意乱、口苦、苔黄为肝热阳亢之象,综合四诊,辨证为肝亢瘀阻,其舌脉也为此证表现。王翘楚治疗上运用桑白皮、白蒺藜、怀牛膝、石决明清肝除热;蔓荆子、延胡索止头痛;天麻、钩藤、葛根平肝;焦栀子、黄芩泻热;赤芍、丹参、川芎活血化瘀。王翘楚善用地鳖虫通经络以治疗顽固性头痛。患者有慢性肝病病史,容易出现肝损,加用郁金、茵陈保肝。取"治风先止血、血行风自灭"之意,运用白芍和血,蝉蜕、僵蚕疏风。在疾病的诊治中,王翘楚始终注重清肝与活血、疏肝与泻热的关系。并教育患者保持心情平静,减少情绪波动。

二、脾虚不寐

 案例1

葛某,男,51岁。

【初诊】2012年7月13日。

【主诉】夜寐不安2年余。

【现病史】2年前无明显诱因出现失眠,未曾服用镇静药物,夜寐5~6个小时,睡眠浅,多醒多梦。5年前始出现大便溏泻、便前腹痛、一日数行,曾做肠镜诊断为慢性结肠炎。

【刻诊】白天头晕头胀、心悸心烦,时有胃脘胀满、嘈杂,大便溏泻,日行3~4次,夜间尿频,每晚3~4次,小便排出不畅。舌质偏红,苔薄微黄,脉濡数。血压100/70 mmHg。

【中医诊断】不寐;泄泻。

【西医诊断】失眠症;慢性结肠炎。

【辨证分型】肝郁阳亢,脾失健运,湿热下注。

【治疗原则】疏肝潜阳,理气健脾,清热除湿。

【处方用药】

黄连6 g	木香6 g	白豆蔻[后入]6 g	柴胡10 g
煅龙骨30 g	海螵蛸30 g	八月札30 g	蒲公英30 g
郁金15 g	石菖蒲10 g	焦栀子15 g	芦根30 g
赤芍15 g	白芍15 g	葛根30 g	川芎15 g
天麻10 g	钩藤[后入]15 g	合欢皮30 g	蝉蜕6 g
僵蚕10 g	菟丝子15 g	石韦30 g	

水煎服,日1剂,连服14剂。落花安神口服液30支,每晚睡前半小时口服2支。

【二诊】2012年8月3日。药后夜寐5~6个小时,多醒多梦、夜尿频多症状明显改善,胃胀嘈杂减轻,大便便质稀薄,便前腹痛,日行 2 次,小便欠畅,舌质淡红苔薄微黄,脉濡数。7 月 13 日方加红藤 30 g,紫花地丁 30 g,水煎服,日 1 剂,连服 14 剂。落花安神口服液 30 支,每晚睡前半小时口服 2 支。

【三诊】2012 年 8 月 24 日。药后夜寐 7~8 个小时,诸证皆减轻,大便便质稀薄,日行 2 次,已无便前腹痛,喜食热饮,遇冷腹泻加重,小便顺畅,小腿时有抽搐,舌质淡红苔薄微黄,脉细。7 月 13 日方去黄连、木香、白豆蔻,加荷叶 30 g,宣木瓜 15 g,焦山楂 15 g,焦神曲 15 g,山药 30 g,水煎服,日 1 剂,连服 14 剂。落花安神口服液 30 支,每晚睡前半小时口服 2 支。

【四诊】2012 年 9 月 14 日。药后寐佳纳可,大便成形,便质偏软日行 1 次,小便顺畅,腿无抽搐,舌质淡红苔薄,脉细。上方去菟丝子、石韦、宣木瓜,水煎服,日 1 剂,连服 14 剂。落花安神口服液 30 支,每晚睡前半小时口服 2 支。

【按语】

该患者 2 年前无明显诱因出现失眠,夜寐差多醒多梦,白天头晕头胀、心悸心烦,为肝郁阳亢、瘀热交阻,伴有脘胀嘈杂、腹泻,乃肝亢乘脾、脾失健运,又见大便溏泻一日数行且便前腹痛,小便排出不畅,此属下焦湿热,故该患者证候复杂,为肝郁阳亢,脾失健运,湿热下注之虚实夹杂、寒热互结之证。初诊时予以疏肝潜阳、理气和胃、清热除湿之法,方中柴胡、煅龙骨、天麻、钩藤疏肝潜阳,焦栀子、芦根、葛根、川芎、赤芍、白芍清热化瘀,郁金、石菖蒲清心开窍,蝉蜕、僵蚕、合欢皮熄风安神,海螵蛸、八月札、蒲公英理气消胀、制酸止痛,川黄连、木香、白豆蔻清热除湿、宽肠止泻,菟丝子、石韦补益肾气、利尿通淋。二诊时夜寐改善,脘胀嘈杂减轻,仍有大便溏泻、便前腹痛,方中加红藤、紫花地丁,为王翘楚的经验方复方红藤地丁汤中的主药,有清热燥湿解毒、增强清除大肠湿热之效。三诊时夜寐安好,诸症皆减轻,大便溏泻亦减轻且无腹痛,喜食热饮,遇寒腹泻,故此症腹泻已不是大肠湿热,而是肝旺乘脾、脾失健运之虚寒性腹泻,去川黄连、木香、白豆蔻,加荷叶、焦山楂、焦神曲、山药以健脾消食、和胃止泻;患者小腿时有抽搐,方中加入宣木瓜,嘱以磁石摩擦腓肠肌之法。四诊时夜寐安好,小便顺畅,已无脘胀嘈杂,大便成形,故去菟丝子、石韦、宣木瓜。同是大便溏泻之症,但病机不同,王翘楚先后用以清除湿热、健脾止泻之法,药证相应,立见良效。

案例 2

戴某,女,35 岁。

【初诊】2011 年 9 月 14 日。

【主诉】反复入睡困难、多梦10余年。

【现病史】发病时有大学生活中生活不规律、学习及就业压力大的诱因。疾病初期为入睡困难,间断性服用阿普唑仑,每晚临睡前口服0.4~0.8 mg,能够维持睡眠3~4个小时,但多梦多醒,睡眠质量差。近1年来由于工作紧张,精神过劳,失眠加重。每晚临睡前服用阿普唑仑1.2~1.6 mg,睡眠2~4个小时,仍有入睡难,时有通宵不眠,多梦,早醒,醒后难以再入睡。头晕,头胀,耳鸣,口干,纳差,腹胀。肠鸣腹痛,泻后痛减,大便不成形,神疲乏力,经常感冒,日间汗多,月经量少,行经3~5日。

【刻诊】头晕,头胀,耳鸣,口干,纳差,腹胀,大便每日2~3次,不成形,舌淡胖,舌边有齿痕,苔薄,脉弦细。血压100/60 mmHg。

【中医诊断】不寐,泄泻。

【西医诊断】失眠症;腹泻待查。

【辨证分型】肝亢脾虚。

【治疗原则】平肝健脾,益气和胃。

【处方用药】

桑叶20 g	白芷15 g	天麻10 g	钩藤后入15 g
葛根30 g	川芎15 g	蔓荆子20 g	柴胡10 g
煅龙骨30 g	淮山药30 g	八月札30 g	焦山楂15 g
焦神曲15 g	茯神30 g	当归10 g	黄芪30 g
广郁金15 g	石菖蒲10 g	焦栀子15 g	赤芍15 g
白芍15 g	合欢皮30 g	蝉蜕6 g	

水煎服,日1剂,连服14剂。

【二诊】2011年9月28日。服药后睡眠时间同前,睡眠质量好转,间醒次数减少,仍多梦,腹胀减轻,仍有肠鸣腹痛,大便每日1~3次,大便较前成形,饮食量增加,舌淡胖,苔薄,脉弦细。9月14日方加延胡索15 g、百合30 g。水煎服,日1剂,连服14剂。

【三诊】2011年10月26日。患者睡眠时间增加为5~6个小时,多梦多醒减少,阿普唑仑减少至每晚临睡前服用0.8 mg,头晕、头胀好转,纳可,腹胀,大便成形,每日1~2次。舌淡,苔薄白,脉细。9月14日方去焦山楂、焦神曲、茯神,加用木香6 g,水煎服,日1剂,连服14剂。

【四诊】2011年12月15日。停用阿普唑仑,一夜睡眠5~6个小时,仍有梦,饮食量可,大便成形,每日1~2次,舌质淡,苔薄,脉细。9月14日方去蔓荆子、焦山楂、焦神曲、茯神，加百合 30 g，水煎服，日 1 剂，连服 14 剂。

【按语】

本例患者为青年女性，学习工作非常优秀，是一位不可多得的好同志。然而其禀赋肝气偏旺，精神敏感，在外因的影响下，肝气条达失畅，肝阳上亢，阴阳平衡失调，故出现失眠。疾病初起入睡困难为肝阳亢盛、阳不能入于阴的表现。由于肝失疏泄，脾胃运化受阻，气血运化失源，故有神疲、乏力、月经量少等脾胃虚弱的表现。肝气旺盛，克伐脾胃，所以肠鸣、腹泻、腹痛。其舌苔为气虚表现，脉象为肝脾同病之象。王翘楚治疗运用天麻、钩藤、柴胡、焦栀子等疏肝清热之品，辅以淮山药、焦山楂、八月札等健脾开胃之品。此为肝脾同治之意。患者头痛，运用蔓荆子清利头目；煅龙骨安神定志；月经量少、乏力，加用黄芪、党参、当归等益气生血；患者容易多思多虑，予郁金、石菖蒲解郁除烦。二诊加用延胡索止腹痛，百合养心安神。三诊患者脾胃功能恢复，去焦山楂、神曲、茯神等健脾开胃之品，加用木香理气，帮助脾胃运化，四诊患者病情稳定，睡眠明显改善。综观治疗全程中，王翘楚始终在疏肝解郁的过程中不忘顾护脾胃。

案例 3

虞某，女，64 岁。

【初诊】 2007 年 4 月 21 日。

【主诉】 夜寐不安加重 1 年。

【现病史】 原有失眠症史，经调治后病情稳定。近 1 年来无明显诱因病情反复，不服安眠药，夜寐 3～5 个小时。

【刻诊】 入睡难，早醒多梦，耳鸣，手麻，胃胀，胸闷，心慌，口干苦，大便稀，日行 1～2 次。舌质偏黯，苔薄白，脉弦。血压 100/65 mmHg。

【中医诊断】 不寐；泄泻。

【西医诊断】 失眠症；腹泻待查。

【辨证分型】 肝阳偏亢，脾失健运，胃失和降。

【治疗原则】 平肝解郁化瘀，健脾和胃。

【处方用药】

桑叶 15 g	天麻 10 g	钩藤^{后下} 15 g	葛根 30 g
川芎 15 g	蔓荆子 15 g	威灵仙 15 g	柴胡 10 g
煅龙骨 30 g	煅牡蛎 30 g	焦白术 15 g	八月札 30 g
党参 15 g	蒲公英 30 g	郁金 15 g	石菖蒲 10 g

| 赤芍 15 g | 白芍 15 g | 合欢皮 30 g | 远志 10 g |
| 蝉蜕 6 g | 僵蚕 10 g | | |

水煎服,日 1 剂,连服 14 剂。

【二诊】2007 年 5 月 29 日。药后夜寐增加,约 5 个小时,入睡较前易,梦少,头晕胀消失,手麻减轻,胃脘仍不适,大便偏稀,舌质红苔薄微黄,脉细弦。上方去桑叶、蔓荆子、威灵仙、八月札,加延胡索 15 g、乌梅 6 g。水煎服,日 1 剂,连服 14 剂。

随访:药后睡眠稳定于 5 个小时左右,大便成形,随访 3 个月未有反复。

【按语】

患者属于肝郁脾虚的类型,肝木克土故而出现胃脘不适、大便稀,治疗上同时平肝解郁化瘀、健脾和胃才能收到良好的疗效。方用桑叶平肝凉血;天麻、钩藤平肝熄风;葛根、川芎、威灵仙理气行血,祛风湿,通经络;郁金、石菖蒲开窍醒神;柴胡和解表里、疏肝;煅龙骨、煅牡蛎镇惊安神;赤芍、白芍活血柔肝;合欢皮、远志解郁和血定志;蝉蜕、僵蚕止痉熄风;党参、焦白术健脾益气;八月札疏肝理气,开窍宁心;延胡索活血行气止痛;乌梅归脾经,涩肠,能止久泻久利。全方使肝之气机得舒,脾胃运化如常故而诸症自愈。

案例 4

于某,男,33 岁。

【初诊】2009 年 7 月 21 日。

【主诉】夜寐不安 7～8 年。

【现病史】因情志不悦诱发失眠。不服安眠药,夜寐多梦,入睡难。精神不振,记忆力减退。

【刻诊】夜寐差,皮肤瘙痒,偶有耳鸣,颈项板滞,胸闷,心慌,晨起咽中生痰,色白,胃胀,畏寒,受凉后大便稀。舌质偏黯,苔薄白,脉弦。

【中医诊断】不寐,泄泻。

【西医诊断】失眠症;腹泻待查。

【辨证分型】肝郁瘀阻,脾阳不足。

【治疗原则】疏肝解郁,补益脾阳。

【处方用药】

| 淮小麦 30 g | 甘草 10 g | 苦参 15 g | 蝉蜕 6 g |
| 僵蚕 10 g | 白鲜皮 20 g | 桂枝 6 g | 赤芍 15 g |

白芍 15 g	天麻 10 g	钩藤^{后入} 15 g	葛根 30 g
川芎 15 g	蔓荆子 20 g	郁金 15 g	麦冬 15 g
焦栀子 15 g	黄芩 15 g	合欢皮 30 g	远志 10 g
瓜蒌皮 15 g	黄芪 30 g	天浆壳 30 g	

水煎服,日 1 剂,连服 14 剂。

【二诊】2009 年 8 月 11 日。服上药后夜寐改善,可睡 6～8 个小时,皮肤瘙痒基本消失,仍有畏寒,牙龈出血,初服药时大便稀,后好转,心慌胸闷减轻,精力较充沛。舌质偏红苔薄白,脉细弦。7 月 21 日方去蔓荆子、黄芪、天浆壳,加淡附片 9 g,补骨脂 10 g,生蒲黄^{包煎} 10 g,水煎服,日 1 剂,连服 14 剂。

【三诊】2009 年 8 月 18 日。上方服后牙龈出血减少,夜寐 7 个小时,但较浅,仍有胸闷气短,背部畏寒,口干,二便调。舌质偏红,苔薄白,脉细弦。7 月 21 日方去麦冬,加芦根 30 g,薤白 10 g,淡附片 9 g,补骨脂 10 g。水煎服,日 1 剂,连服 14 剂。

随访:上方服后夜寐较好,牙龈出血少作,畏寒减轻。随访 1 月未见反复。

【按语】

患者情志不悦后不寐,伴畏寒,受凉则大便稀。情志致病往往伤及脏腑,此所谓内伤七情。郁郁寡欢则肝气郁滞不舒,肝之阴阳失调,故而虚阳亢于上,郁气积于中,故而胸闷,"气行则血行",气机不畅则生瘀。此外素体阳虚,脾胃阳气不足,肝郁则肝气不得畅发而横逆犯脾,故而易于腹泻,受凉后尤甚。脾失健运则水湿不化,郁于肌表故而作痒,积郁咽喉故而生痰。治以淮小麦、甘草解郁安神;苦参清热宁神;蝉蜕、僵蚕熄风止痉;天麻、钩藤平肝熄风;葛根、川芎行气活血;郁金、麦冬、瓜蒌皮解郁养心,宽胸理气;焦栀子、黄芩肝经湿热,泻火除烦;黄芪益气生津;赤芍、白芍柔肝活血;合欢皮、远志安神定志;天浆壳利咽化痰;白鲜皮清热燥湿,祛风解毒;桂枝温通经脉,助阳化气。复诊之时加强温阳之力,采用附片、薤白之属以温通,遇有龈血则加用生蒲黄止血之品。上药辨证应用,则郁结散而阳气复,故而诸症自愈。

案例 5

范某,女,28 岁。

【初诊】2009 年 3 月 18 日。

【主诉】大便较稀,易腹泻,解前腹痛 1 年。

【现病史】自幼大便易稀。1 年前因饮食不节,腹泻加重。经西医治疗后效果不显。

【刻诊】肠鸣频繁，每日大便 2～3 行，解前腹痛，解后痛减。纳食尚好，胃脘嘈杂，嗳气较多，夜寐多梦多醒，口干，倦怠乏力，颈项板滞，月经尚调，久行久坐则腰酸，夜尿 1 次。舌质淡红，苔根微黄，脉细。

【中医诊断】不寐；泄泻。

【西医诊断】失眠症；腹泻待查。

【辨证分型】肝胃不和，脾失健运。

【治疗原则】平肝和胃，健脾助运。

【处方用药】

桑叶 20 g	天麻 10 g	钩藤^{后入} 15 g	葛根 30 g
川芎 15 g	蔓荆子 20 g	柴胡 10 g	煅龙骨 30 g
煅牡蛎 30 g	煅瓦楞子 30 g	海螵蛸 30 g	八月札 30 g
蒲公英 30 g	黄连 6 g	木香 6 g	白豆蔻^{后入} 6 g
延胡索 15 g	赤芍 15 g	白芍 15 g	桂枝 6 g

水煎服，日 1 剂，连服 14 剂。

【二诊】2009 年 4 月 1 日。服上药后夜寐尚好，但有梦，胃脘嘈杂，大便日 1～2 行，解前仍有腹痛。舌质淡红苔根部微黄，脉细。3 月 18 日方去煅牡蛎、煅瓦楞子，加百合 30 g、合欢皮 30 g、远志 10 g、蝉蜕 6 g。水煎服，日 1 剂，连服 14 剂。

【三诊】2009 年 4 月 15 日。夜寐 7 个小时，睡眠质量较好，梦减少，颈项板滞减少，大便改善，每日 1～2 行，解前腹痛减轻，口干，胃脘偶隐痛。舌质淡红苔根部微黄，脉细。3 月 18 日方去桂枝，加百合 30 g、合欢皮 30 g、远志 10 g、蝉蜕 6 g，水煎服，日 1 剂，连服 14 剂。

【四诊】2009 年 4 月 29 日。上药服后夜寐较好，大便每日 1 行，偏稀，解前基本无腹痛。舌质淡红苔根部微黄，脉细。3 月 18 日方去煅牡蛎、八月札、延胡索、桂枝，加百合 30 g、合欢皮 30 g、远志 10 g、蝉蜕 6 g。水煎服，日 1 剂，连服 14 剂。

随访：上药服后病情改善，随访 2 月无明显异常。

【按语】

此患者自幼敏感多思，长期腹泻与情志失调有密切关系。七情失调可导致脏腑功能紊乱，尤其对肝脾功能影响较大。《素问·举痛论》中说："思则心有所存，神有所归，正气留而不行，故气结。"肝气郁结，横犯脾胃，造成脾之运化功能失常,水谷不能运化,则"水反为湿,谷反为滞,精华之气不能输化,及致合污下降而泻利作矣"。用桑叶平肝凉血;天麻、钩藤平肝熄风;葛根、川芎理气行血;柴胡和解表里、疏肝;煅龙骨、煅牡蛎镇惊安神;赤芍、白芍和营化瘀;合欢皮、远志解郁和血定志;蝉蜕熄风止痉;香连丸加用白豆蔻清热化湿,涩肠止泻;八月札、蒲公英、海螵蛸行气理气,抑酸和胃;桂枝温通经脉,助阳化气。全方共用则肝气平而诸症自愈。

案例6

杨某,女,24 岁。

【初诊】2008 年 10 月 29 日。

【主诉】夜寐不安复发 4 日。

【现病史】患者 16 岁时曾因失眠、精神分裂症前来就诊,经中药调治后明显改善。近 10 年来每于情志不舒或精神不振之时则求治于此,往往应诊而愈。4 日前拔牙后复发夜寐不安。

【刻诊】夜寐多醒,醒后多思,心慌心烦,口干舌燥,情绪低落,食欲不振,大便偏稀。舌质偏红,苔薄微黄,脉弦。血压 135/80 mmHg。

【中医诊断】不寐;泄泻。

【西医诊断】失眠症;腹泻待查。

【辨证分型】肝郁阳亢,脾失健运。

【治疗原则】疏肝解郁,健脾和胃。

【处方用药】

淮小麦 30 g	甘草 10 g	苦参 15 g	蝉蜕 6 g
僵蚕 10 g	黄连 6 g	木香 6 g	白豆蔻[后入] 6 g
荷叶 30 g	柴胡 10 g	煅龙骨 30 g	天麻 10 g
钩藤[后入] 15 g	葛根 30 g	川芎 15 g	郁金 15 g
石菖蒲 10 g	焦栀子 15 g	赤芍 15 g	白芍 15 g
合欢皮 30 g	远志 10 g		

水煎服,日 1 剂,连服 14 剂。

【二诊】2008 年 11 月 12 日。服上药后心情平静,寐醒减少,心慌心烦减少,口干舌燥减轻,大便不稀,思虑减少。舌质偏红苔薄白,脉弦。原方 14 剂,水煎服,日 1 剂。

【三诊】2008 年 11 月 26 日。上药服后夜寐较好,偶醒后入睡亦快,无心慌心烦,纳便自调。舌质偏红苔薄,脉细。原方 7 剂,水煎服,日 1 剂。

随访 2 个月病情平稳。

【按语】

精神分裂症患者每遇精神刺激或环境干扰则病情容易复发。患者自 16 岁以来,病情反复多次,但每次均尽早请王翘楚诊治,略经调理后病情即缓解。处方以淮小麦、甘草解郁安神,用柴胡、天麻、钩藤之属平肝解郁,辅以郁金、赤芍、白芍等活血清热安神之品,又以黄连、木香、白豆蔻、荷叶清利肠道湿热以止泻,合欢皮安神利眠。患者家属在此类患者的发病以及预后中起着非常重要的作用,需帮助患者尽早就医、安排合理的作息以及饮食,至关重要。而此类患者的治疗大法多应从肝论治,并根据具体病情辨证加减,此患者纳呆便稀,故兼以健脾和胃,则标本同治,收效迅速。

三、胃病不寐

 案例 1

谢某,男,25 岁。

【初诊】2006 年 2 月 11 日。

【主诉】夜寐不安 2 年。

【现病史】患者自幼有慢性胃炎,时好时发,2004 年参加工作以后,因工作紧张,每晚 12 点后方能就寝,且入睡困难。

【刻诊】入睡困难,一夜睡 5～6 个小时,但多梦易醒,白天头晕、头胀,遇事紧张,手抖,时嗳气频作,胃脘不适,甚则恶心,纳差,大便日行。苔薄根微黄腻,舌质红,脉细微弦。血压 110/85 mmHg。

【中医诊断】不寐;胃痞。

【西医诊断】失眠症。

【辨证分型】肝郁犯胃,胃气上逆,化风。

【治疗原则】平肝解郁,和胃降逆,兼熄风。

【处方用药】

淮小麦 30 g	甘草 10 g	苦参 15 g	蝉蜕 6 g
僵蚕 10 g	旋覆花^{包煎} 10 g	代赭石^{先煎} 10 g	制半夏 10 g
姜竹茹 15 g	紫苏梗 15 g	佛手 10 g	柴胡 10 g
煅龙骨 30 g	煅牡蛎 30 g	广郁金 15 g	石菖蒲 10 g

合欢皮 30 g　　　远志 10 g　　　朱灯心 3 g

水煎服,日 1 剂,连服 14 剂。落花安神口服液 30 支,每晚睡前半小时口服 2 支。医嘱:注意改变不良生活作息习惯,坚持早睡早起。

【二诊】2006 年 2 月 18 日。药后头晕头胀、紧张、心慌诸症减轻,嗳气减少,仍有恶心,夜眠 5～6 个小时,质量提高,梦减少。上方改姜竹茹 30 g,加赤芍 15 g、白芍 15 g,再进 14 剂。并嘱患者坚持早睡早起。

【三诊】2006 年 3 月 4 日。药后睡眠明显改善,夜睡 7～8 个小时,半小时内入睡,嗳气平,恶心偶有,心情平静,纳增,便调,苔薄根微黄腻,咽红,考虑有慢性咽炎。上方加黄芩 15 g,再进 14 剂,以巩固疗效。

【按语】

此例素患胃病,因工作过劳,晚睡难寐,眠则又多梦易醒,属肝郁犯胃,胃气上逆,旧恙复发,胃不和则寐更不安。且伴手抖,有化风之象。故立法以平肝解郁、和胃降逆,兼熄风安神治之;旋覆花、代赭石下气降逆;苏梗、佛手疏肝理气宽中;半夏、竹茹降逆止呕;又以柴胡、煅龙骨、煅牡蛎疏肝解郁安神;淮小麦、甘草、苦参解郁安神;用蝉蜕、僵蚕之属熄风止痉;辅以郁金、石菖蒲解郁开窍;合欢皮、远志、朱灯心安神定志,清心安神。再嘱患者要注意生活规律,克服晚睡晚起不良习惯,坚持早睡早起,以与自然界阴阳消长规律同步和谐。患者颇能理解和接受。故服药二诊后,睡眠即恢复正常,胃气上逆明显缓解,其他诸多症状亦相应消失。

案例 2

金某,男,60 岁。

【初诊】2008 年 10 月 29 日。

【主诉】夜寐不安伴嗳气时作 10 年。

【现病史】10 年前误饮农药,插管洗胃,此后出现夜寐不安伴嗳气。有萎缩性胃炎病史,经西医多次治疗后,效果不佳。

【刻诊】夜寐浅,似睡非睡,多梦,嗳气时作,多思虑,时有头晕。咽中异物感,吐之不出、咽之不下,喜于冷饮。颈项板紧,时有手麻,腰膝酸痛,舌质偏黯,苔薄白,脉细。血压 160/90 mmHg。

辅助检查:萎缩性胃炎史。

【中医诊断】不寐;嗳气。

【西医诊断】失眠症;萎缩性胃炎。

【辨证分型】肝胃不和,胃气上逆,肾气不足。

【治疗原则】平肝和胃降逆,补益肾气安神。

【处方用药】

旋覆花^{包煎}10 g	代赭石^{先煎}10 g	苏梗 15 g	蒲公英 30 g
柴胡 10 g	煅龙骨 30 g	海螵蛸 30 g	佛手 10 g
淫羊藿 15 g	菟丝子 15 g	桑寄生 15 g	石韦 30 g
芡实 30 g	天麻 10 g	钩藤^{后下}15 g	葛根 30 g
川芎 15 g	蔓荆子 20 g	合欢皮 30 g	

水煎服,日 1 剂,连服 14 日。

【二诊】2008 年 11 月 12 日。上药服后嗳气明显减少,咽中异物感松动,颈项板紧减轻,腰膝酸软改善。舌质偏红苔薄白,脉细。血压 140/85 mmHg。再续前方 14 剂,以巩固疗效。

【按语】

嗳气每因胃气上逆所致。患者素有萎缩性胃炎病史,加之洗胃后损伤食管、咽喉、胃脘,致使嗳气时作,咽中异物感,吐之不出、咽之不下。因嗳气反复不愈,多思多虑,肝失疏泄,肝阳上亢;正值花甲,肾气虚衰,腰膝酸痛;另足少阴肾经从肺而上循喉咙挟舌本,肾气不足,亦可引发咽中异物感,吐之不出、咽之不下。故以平肝和胃降逆治其标,补益肾气以治其本,拟旋覆代赭汤加味。方中旋覆花、代赭石下气降逆;苏梗、佛手疏肝理气宽中;柴胡、煅龙骨疏肝解郁;海螵蛸、蒲公英清热解毒,制酸和胃;淫羊藿补肾壮阳;菟丝子、桑寄生、石韦、芡实滋补肝肾,强壮筋骨,固精缩尿;天麻、钩藤清热平抑肝阳;葛根、川芎、蔓荆子活血解肌;合欢皮解郁宁心。全方共奏平肝和胃降逆、补益肾气安神之效。于疏肝之中兼以补肾,则咽部气机调畅而阻滞之感渐除。诸药同用,则久滞之气得舒、气机升降如常,故而诸症自减。

 案例 3

赵某,女,31 岁。

【初诊】2009 年 1 月 6 日。

【主诉】夜寐不安 10 年,加重 3 个月。

【现病史】近 10 年因工作压力大引发失眠。3 个月前突发夜寐早醒,醒后浅寐。现不服安眠药,夜寐 3～4 个小时(23:00～2:00),此后似睡非睡。曾经多种镇静催眠药治疗,疗效不佳。有胃溃疡、甲肝病史。

【刻诊】夜寐差,口干,记忆力减退,听力下降,胃嘈杂,面部热疮,伴瘙痒。舌质淡黯,苔薄微黄,脉微弦。血压 120/70 mmHg。

【中医诊断】不寐;嘈杂。

【西医诊断】失眠症;胃溃疡。

【辨证分型】肝阳上亢,胃失和降。

【治疗原则】平肝潜阳,和胃安神。

【处方用药】

桑叶 20 g	天麻 10 g	钩藤[后下] 15 g	葛根 30 g
川芎 15 g	柴胡 10 g	煅龙骨 30 g	煅牡蛎 30 g
煅瓦楞子 30 g	海螵蛸 30 g	蒲公英 30 g	郁金 15 g
石菖蒲 10 g	焦栀子 15 g	黄芩 15 g	白鲜皮 20 g
赤芍 15 g	白芍 15 g	合欢皮 30 g	远志 10 g
蝉蜕 6 g	僵蚕 10 g		

水煎服,日 1 剂,连服 14 日。

【二诊】2009 年 1 月 20 日。入睡难,间断多醒,夜寐 5 个小时左右,醒后腰腿酸软,口干稍作,胃脘舒,面部热疮仍作,胃纳可,大便日行 1 次。舌质淡黯,苔薄微黄,脉微弦。1 月 6 日方去煅瓦楞子,加紫花地丁 30 g。水煎服,日 1 剂,连服 14 日。

【三诊】2009 年 2 月 3 日。夜寐 6 个小时左右,间醒 1 次。口干,胃部无不适,面部热疮仍作,伴瘙痒。腰腿酸软,大便稀,日行 2 次。舌质淡黯,苔薄腻根微黄,脉微弦。1 月 20 日方去煅牡蛎,加生薏苡仁 30 g。水煎服,日 1 剂,连服 14 日。

【按语】

《素问·逆调论》曰:"胃不和则卧不安。""胃者,六府之海,其气亦下行,阳明逆,不得从其道,故不得卧也。"患者肝木偏旺,因精神过劳,全身气机紊乱,阳不能入于阴,阴不能潜阳,故久不能寐。不寐之人,脑府失养,故记忆力下降,听力下降;气机紊乱,津液不能上承则口干;肝气横逆犯胃,胃失和降,脾失健运则胃脘嘈杂。湿热蕴蒸面部发为热疮。故治拟平肝潜阳,和胃安神。拟疏肝和胃方合加味柴胡龙牡汤加减。方中桑叶、天麻、钩藤清热平抑肝阳;葛根、川芎活血解肌;柴胡、煅龙骨、煅牡蛎疏肝解郁;郁金、石菖蒲解郁安神开窍;焦栀子、黄芩清热利湿除烦;赤芍、白芍活血化瘀柔肝;合欢皮、远志、蝉蜕、僵蚕解郁开窍,养心安神;煅瓦楞子、海螵蛸、蒲公英清热解毒,疏肝和胃,制酸止痛;白鲜皮清热燥湿,祛风止痒。二诊时胃脘舒,热疮仍作,故减煅瓦楞子,加紫花地丁,以增强清热解毒之效。三诊热疮如前,兼见舌苔薄腻根微黄,加生薏苡仁,以清利湿热。全方共奏平肝潜阳、和胃降逆安神之效。

 ## 案例4

葛某,女,43岁。

【初诊】2012年7月13日。

【主诉】夜寐不安10余年,加重2个月。

【现病史】10余年前因患胃炎导致寐差,入睡难、睡眠浅易醒、多梦,近两月加重,夜寐1～2个小时,醒后觉胃部不适,反酸,未服镇静类药物,慢性糜烂性胃炎10年。

【刻诊】夜寐差,白天头晕胀痛、心悸不安、心烦易怒,脘胀嘈杂、反酸、恶心,咳嗽有痰。舌质偏红,苔薄中根黄腻,脉弦滑数。血压130/85 mmHg。

辅助检查:胃镜示慢性糜烂性胃炎。

【中医诊断】不寐;胃痞。

【西医诊断】失眠症;慢性糜烂性胃炎。

【辨证分型】肝胃不和,瘀热交阻。

【治疗原则】疏肝解郁,和胃降逆,清热化瘀。

【处方用药】

柴胡10 g	煅龙骨30 g	海螵蛸30 g	煅瓦楞子30 g
八月札30 g	蒲公英30 g	江剪刀草30 g	天麻10 g
钩藤^{后入}15 g	葛根30 g	川芎15 g	姜竹茹15 g
枇杷叶^{包煎}9 g	郁金15 g	石菖蒲10 g	焦栀子15 g
芦根30 g	黄芩15 g	赤芍15 g	白芍15 g
合欢皮30 g	蝉蜕6 g	僵蚕10 g	

水煎服,日1剂,连服14剂。落花安神口服液30支,每晚睡前半小时口服2支。

【二诊】2012年8月3日。药后夜寐4～5个小时,心悸心烦,头晕头胀症状减轻,已无恶心、咳嗽、咳痰症状,脘胀嘈杂已减轻,仍有反酸、嗳气,舌质偏红,苔薄微黄,脉弦细。7月13日方去姜竹茹、枇杷叶、江剪刀草,加旋覆花^{包煎}10 g、代赭石^{先煎}10 g,苏梗15 g,水煎服,日1剂,连服14剂。落花安神口服液30支,每晚睡前半小时口服 2 支。

【三诊】2012 年 8 月 27 日。夜寐 6～7 个小时，已无嗝气、反酸，脘胀嘈杂，有饥饿感，舌质偏红苔薄微黄，脉弦细。8 月 3 日方去旋覆花、代赭石、苏梗，加黄精 15 g。水煎服，日 1 剂，连服 14 剂。落花安神口服液 30 支，每晚睡前半小时口服 2 支。

【按语】

该患者 10 余年前因患胃炎导致寐差。诱发因素明显，同时伴有胃脘胀满、嘈杂、反酸，时有恶心等症状，证属肝胃不和、瘀热交阻，治当疏肝解郁，和胃降逆，清热化瘀。方中柴胡、煅龙骨、天麻、钩藤疏肝潜阳，焦栀子、芦根、葛根、川芎、赤芍、白芍清热化瘀，郁金、石菖蒲清心开窍；蝉蜕、僵蚕、合欢皮、夜交藤解郁宁心安神；海螵蛸、煅瓦楞子、八月札、蒲公英理气消胀、制酸止痛，姜竹茹、枇杷叶、江剪刀草降逆止呕、清热解毒、镇咳。二诊时夜寐改善，肝郁阳亢之头晕胀痛、心悸心烦诸症亦均减轻，已无恶心，仍有反酸、呃逆，方中去姜竹茹、枇杷叶、江剪刀草，加旋覆花、代赭石、苏梗和胃降逆。三诊时夜寐明显好转，反酸、呃逆症状已除，胃脘嘈杂有饥饿感，去旋覆花、代赭石、苏梗，加黄精益气健脾，滋养胃阴。此案王翘楚从"胃不和则卧不安""卧不安则胃不和"之理，治疗中重在疏肝和胃，将失眠与胃炎结合考虑，共同调治，对多年反复发作之胃病和不寐均收到较好效果。

案例 5

张某，女，58 岁。

【初诊】2012 年 7 月 31 日。

【主诉】夜寐不安 30 年，加重 1 年。

【现病史】夜寐差 30 年，近 1 年因情志不悦引起夜寐不安加重，服用酒石酸唑吡坦，每晚睡前口服 5 mg，好时入睡 5～6 个小时，差时 2～3 个小时，白天仍感精神不振。

【刻诊】夜寐不安，多梦，乏力，头晕头胀，耳鸣，胸闷气短，心烦心慌，胃胀，大便通畅。舌淡，苔薄，脉细。血压 130/90 mmHg。

辅助检查：胃镜示慢性浅表性胃炎。

【中医诊断】不寐；胃痞。

【西医诊断】失眠；慢性胃炎。

【辨证分型】肝郁阳亢，胃失和降。

【治疗原则】疏肝解郁,和胃降逆。

【处方用药】

淮小麦 30 g	甘草 10 g	苦参 15 g	蝉蜕 6 g
僵蚕 10 g	蔓荆子 20 g	八月札 30 g	蒲公英 30 g
天麻 10 g	钩藤^{后下} 15 g	葛根 30 g	川芎 15 g
柴胡 10 g	煅龙骨 30 g	煅牡蛎 30 g	郁金 15 g
石菖蒲 10 g	焦栀子 15 g	丹参 30 g	赤芍 15 g
白芍 15 g	夜交藤 30 g	合欢皮 30 g	

水煎服,日 1 剂,连服 14 剂。落花安神口服液 30 支,每晚睡前半小时口服 2 支。

【二诊】2012 年 8 月 14 日。每晚睡前口服酒石酸唑吡坦 5 mg,一夜入睡 4~5 个小时,头晕,心慌,大便干,胃胀,舌淡苔薄,脉细。原方 14 剂,水煎服,日 1 剂。落花安神口服液 30 支,每晚睡前半小时口服 2 支。

【三诊】2012 年 8 月 28 日。患者睡眠好转,仍每晚睡前口服酒石酸唑吡坦 5 mg,一夜入睡 5~6 个小时,头晕减轻,心慌,右胁胀痛,舌淡苔薄,脉细。上方去八月札、蒲公英,加青皮 15 g、陈皮 15 g、延胡索 15 g。水煎服,日 1 剂,连服 14 剂。落花安神口服液 30 支,每晚睡前半小时口服 2 支。

【四诊】2012 年 9 月 11 日。患者停服酒石酸唑吡坦,睡眠尚安,一夜入睡 5~6 个小时,胁痛减轻,头晕好转,大便畅,舌淡苔薄,脉细。上方去延胡索,水煎服,日 1 剂,连服 14 剂。落花安神口服液 30 支,每晚睡前半小时口服 2 支。

【按语】

本案当属不寐兼胃痞证,王翘楚以疏肝解郁、和胃降逆为治则,方用淮小麦、甘草、苦参除烦安神,开胸散结;蝉蜕、僵蚕熄风止痉;天麻、钩藤平肝熄风止痉,平抑肝阳;葛根、川芎、蔓荆子活血解肌,祛风止痛;柴胡、煅龙骨平肝潜阳;郁金、石菖蒲解郁开窍安神;焦栀子清肝经湿热,泻火除烦;赤芍、白芍、丹参活血柔肝;合欢皮、夜交藤解郁宁心安神;八月札疏肝理气,蒲公英清热解毒。三诊患者右胁胀痛,加强理气止痛力度,予青皮、陈皮理气,延胡索活血利气止痛,待四诊睡眠尚安,胁痛减轻,去延胡索。四诊下来,患者睡眠改善,满意至极。

 案例 6

陈某,男,47 岁。

【初诊】2012 年 8 月 14 日。

【主诉】夜寐不安 2 年。

【现病史】患者常因气候变化影响睡眠,入睡困难,一夜入睡 4～5 个小时,差时通宵难眠,心慌,紧张,担心,焦虑,怕吵,汗出多,口干,胃胀。

【刻诊】夜不能寐,心烦,心慌,紧张,口干,胃胀,嗳气、反酸。舌暗,苔薄,脉滑。

【中医诊断】不寐;胃痞。

【西医诊断】失眠症。

【辨证分型】肝胃不和,瘀热交阻。

【治疗原则】疏肝和胃,活血安神。

【处方用药】

淮小麦 30 g	甘草 10 g	苦参 15 g	蝉蜕 6 g
僵蚕 10 g	天麻 10 g	钩藤^{后入} 15 g	葛根 30 g
川芎 15 g	柴胡 10 g	煅龙骨 30 g	蒲公英 30 g
八月札 30 g	海螵蛸 30 g	郁金 15 g	石菖蒲 10 g
焦栀子 15 g	芦根 30 g	赤芍 15 g	白芍 15 g
丹参 30 g	合欢皮 30 g	夜交藤 30 g	

水煎服,日 1 剂,连服 14 剂。落花安神口服液 30 支,每晚睡前半小时口服 2 支。

【二诊】2012 年 9 月 4 日。心慌心烦,出汗,好时入睡 4～5 个小时,差时通宵不眠,怕吵,紧张,口干,颈板,胃胀,大便不爽。舌红苔黄脉弦。上方加蔓荆子 20 g,水煎服,日 1 剂,连服 14 剂。落花安神口服液 30 支,每晚睡前半小时口服 2 支。

【三诊】2012 年 9 月 11 日。患者睡眠有好转,一夜入睡 4～5 个小时,梦多,仍心慌心烦,胆小,易受惊吓,胃胀,大便成形。舌暗苔薄,脉滑。8 月 14 日方加百合 30 g,水煎服,日 1 剂,连服 14 剂。落花安神口服液 30 支,每晚睡前半小时口服 2 支。

【按语】

患者素有精神紧张,比较敏感,怕吵,每于气候变化不能适应而影响睡眠。同时伴有胃胀、嗳气、反酸等诸多不适。王翘楚辨证分型为肝胃不和,瘀热交阻。淮小麦、甘草、苦参、蝉蜕、僵蚕平肝熄风;天麻、钩藤、葛根、川芎、柴胡、煅龙骨平肝潜阳;蒲公英、海螵蛸、八月札清热理气和胃;郁金、石菖蒲、焦栀子、芦根、丹参、赤芍、白芍清热活血安神;合欢皮、夜交藤养血安神。二诊头晕,加蔓荆子疏散风热,祛风止痛。三诊梦多,加百合宁心安神。一部分失眠患者自身机体对外界环境适应能力较差,一点"风吹草动"就能影响整晚的睡眠质量,因此如何调整机体,尽快适应环境的变化,对失眠患者来说亦十分重要。

案例7

徐某,男,27岁。

【初诊】2012年8月28日。

【主诉】夜不能寐3年。

【现病史】患者可入睡5～6个小时,醒来后感疲乏,精神不振,无梦。白天头晕头胀,记忆力减退,颈板,手麻,遇事易紧张,胆怯,害怕。

【刻诊】夜寐不安,精神不振,耳鸣,口干口苦,心烦紧张,胃胀、嗳气、便秘。舌淡,苔薄黄,脉滑。

【中医诊断】不寐;胃痞。

【西医诊断】失眠症。

【辨证分型】肝郁阳亢,胃失和降。

【治疗原则】疏肝解郁,降逆和胃安神。

【处方用药】

淮小麦 30 g	甘草 10 g	苦参 15 g	蝉蜕 6 g
僵蚕 10 g	天麻 10 g	钩藤^{后入} 15 g	葛根 30 g
川芎 15 g	蔓荆子 20 g	柴胡 10 g	煅龙骨 30 g
郁金 15 g	石菖蒲 10 g	焦栀子 15 g	芦根 30 g
黄芩 15 g	桑叶 15 g	白蒺藜 30 g	海螵蛸 30 g
八月札 30 g	蒲公英 30 g	合欢皮 30 g	

水煎服,日1剂,连服14剂。落花安神口服液30支,每晚睡前半小时口服2支。

【二诊】2012年9月11日。睡眠好转,胃胀稍减仍作,心情平静,出汗多,腰酸。舌淡苔薄脉濡。上方续进14剂,水煎服,日1剂。落花安神口服液30支,每晚睡前半小时口服2支。

【三诊】2012年9月25日。患者睡眠安,可入睡7～8个小时,早醒,易出汗,大便时溏。舌暗苔薄,脉弦滑。以8月28日方改蒲公英15 g。连服14剂。落花安神口服液30支,每晚睡前半小时口服2支。

【按语】

患者入睡醒来后感疲乏,精神不振,遇事易紧张、胆怯、害怕,伴有胃胀、嗳气、便秘。王翘楚从肝论治,兼顾胃腑,辨证为肝胃不和,瘀热交阻。治以平肝和胃,活血安神。淮小麦、甘草、苦参除烦解郁;蝉蜕、僵蚕熄风止痉作用;天麻、钩藤平肝熄风止痉,平抑肝阳;葛根、川芎、蔓荆子活血解肌,祛风止痛;柴胡、煅龙骨平肝潜阳;郁金、石菖蒲解郁开窍安神;焦栀子、黄芩、芦根清肝经湿热,泻火生津除烦;合欢皮解郁宁心安神;桑叶、白蒺藜平抑肝阳;蒲公英、海螵蛸、八月札清热理气和胃。诸药合用,取效显著。

案例8

吴某,女,30岁。

【初诊】2012年7月14日。

【主诉】夜不能寐3年余。

【现病史】起病于精神过劳,入睡困难,多思多虑,精神科予以口服盐酸曲唑酮每日1次,1次50 mg,总睡眠时间为3～4个小时,多梦多醒,醒后难以再入睡。

【刻诊】夜寐差,精神不振,头晕胀痛,食后腹胀,胃嘈杂,反酸,口干,大便干,舌红,苔薄黄,脉弦。血压110/70 mmHg。

【中医诊断】不寐。

【西医诊断】失眠症。

【辨证分型】肝亢犯胃。

【治疗原则】疏肝降逆,和胃安神。

【处方用药】

柴胡10 g	煅龙骨30 g	煅牡蛎30 g	天麻10 g
钩藤后下15 g	葛根30 g	川芎15 g	蔓荆子20 g
桑叶20 g	白蒺藜30 g	海螵蛸30 g	蒲公英30 g
广郁金15 g	石菖蒲10 g	焦栀子15 g	芦根30 g
赤芍15 g	白芍15 g	丹参30 g	合欢皮30 g

水煎服,日1剂,连服14剂。

【二诊】2012年7月28日。服药后睡眠时间增加为5～6个小时,睡眠质量改善,多梦,大便干结,3～4日1次,胃嘈杂减轻,舌红,苔薄黄,脉弦。上方加生地黄30 g、百合30 g,水煎服,日1剂,连服14剂。

【三诊】2011 年 8 月 26 日。睡眠时间为 5～6 个小时,多梦多醒减少,健忘,停用盐酸曲唑酮,胃嘈杂、饱胀消失,头晕、头胀好转,纳可,大便日行。舌淡,苔薄白,脉弦。上方去海螵蛸、蒲公英,加益智仁 10 g,水煎服,日 1 剂,连服 14 剂。

【按语】

本例患者平素内向,喜多思多虑,常常患得患失。因工作压力大,精神过劳发病。肝气郁滞不舒引起肝阳偏亢,上扰清窍而引起失眠。肝主疏泄之功失职,引起胃失和降,胃气不降反逆,引起胃嘈杂、饱胀的不适。这种典型的肝胃不和病机正是"卧不安则胃不和"的表现。治疗选用柴胡疏肝、郁金、石菖蒲等解郁除烦;煅龙骨、煅牡蛎潜阳降逆;天麻、钩藤、葛根、川芎共起平肝熄风之用;蔓荆子上达头目止头痛;桑叶、白蒺藜清利头目;焦栀子、芦根除烦止渴;丹参、赤芍活血;海螵蛸制酸和胃;蒲公英清热;合欢皮助眠。二诊加用生地黄润肠通便,百合养心安神。三诊患者脾胃功能恢复,去海螵蛸、蒲公英等和胃之品,加用益智仁补肾健脑,改善记忆力减退。综观治疗全程中,王翘楚肝胃同治,调节阴阳气机的平衡为一贯指导思想,临床常获良效。

 案例 9

陈某,女,55 岁。

【初诊】2009 年 3 月 6 日。

【主诉】夜不能寐近 2 个月。

【现病史】因情志不悦后引起,出现彻夜不寐,伴有情绪低落,伤感易哭。口服氟哌噻吨美利曲辛片,服用 5 日后出现腰酸,故停服。绝经 7 年,有慢性萎缩性胃炎、反流性食管炎、乙型肝炎病史。

【刻诊】不服安眠药,夜寐好时 7 小时,差时 2 小时,甚则彻夜不寐。时有入睡困难。颈部板滞,时有手麻,易紧张,心慌,心烦,胁部胀痛。情志不悦时,自觉头部、后颈部有气鼓出,不固定走动。潮热汗出偶作,胃痛,反酸,胃纳可,大便日行。舌质微红,苔薄微黄,脉微弦。

【中医诊断】不寐,胃痞。

【西医诊断】失眠症,慢性萎缩性胃炎。

【辨证分型】肝郁化风,胃失和降。

【治疗原则】平肝解郁熄风,和胃降逆安神。

【处方用药】

| 淮小麦 30 g | 甘草 10 g | 苦参 15 g | 蝉蜕 6 g |

僵蚕 10 g　　旋覆花[包煎] 10 g　　代赭石[先煎] 10 g　　紫苏梗 15 g
柴胡 10 g　　煅龙骨 30 g　　煅牡蛎 30 g　　煅瓦楞子 30 g
海螵蛸 30 g　　延胡索 15 g　　制半夏 10 g　　焦栀子 15 g
黄芩 15 g　　赤芍 15 g　　白芍 15 g　　合欢皮 30 g
远志 10 g

水煎服，日 1 剂，连服 14 剂。落花安神口服液 30 支，每晚睡前半小时口服 2 支。

【二诊】2009 年 3 月 20 日。夜寐好转，好时 10 个小时，差时 4～5 个小时。遇见不顺心的事情时，头皮和后颈部仍会有气体鼓出，但减轻。心情尚平静，无胁部胀痛，胃痛、反酸均好转。胃纳可，大便日行。舌质微红，苔薄微黄，脉微弦。原方 14 剂，水煎服，日 1 剂，落花安神口服液 30 支，每晚睡前半小时口服 2 支。

【三诊】2009 年 4 月 3 日。夜寐好转，一般 7～8 个小时。心情平静，时有胸闷，头皮和后颈部有气体鼓出偶有出现，胃痛、反酸基本消失。胃纳可，大便日行。舌质微红，苔薄微黄，脉微弦。原方 14 剂，水煎服，日 1 剂，落花安神口服液 30 支，每晚睡前半小时口服 2 支。

【按语】

患者因情志不悦，肝气郁结化风，风性主动。且善行而数变，故自觉头部、后颈部有气鼓出，不固定走动。患者素有慢性胃病，近因情志不悦诱发失眠症，又引起旧恙复发，胃痛、反酸，乃“卧不安则胃不和”。证属肝郁化风，胃失和降。投以平肝解郁熄风、和胃降逆安神之剂，见效颇快。淮小麦、甘草、苦参除烦安神，开胸散结；蝉蜕、僵蚕熄风止痉；柴胡、煅龙骨平肝潜阳；焦栀子、黄芩清肝经湿热，泻火除烦；赤芍、白芍活血柔肝；合欢皮解郁宁心安神；海螵蛸、煅瓦楞子、延胡索制酸止痛；旋覆花、代赭石下气降逆；紫苏梗疏肝理气宽中，半夏降逆止呕。全方使患者胃气和，则神自安。

案例 10

臧某，男，61 岁。

【初诊】2004 年 5 月 7 日。

【主诉】胃痛反复发作伴睡眠时好时差 10 余年。

【现病史】近 10 年来因工作劳累时有胃脘疼痛，每因睡眠不足、精神紧张、劳累，或饮食不调反复发作，虽经多方治疗，症情依然时轻时重，且逐年呈加重趋势。夜寐时好时差。近来服用西咪替丁后胃顶胀疼痛、嗳气稍有减轻，但仍有反酸嘈杂。胃镜检查：胃、十二指肠球部溃疡及慢性浅表性胃炎。

【刻诊】夜寐好时睡 6～7 个小时,差则睡 1～2 个小时,常服艾司唑仑,每晚临睡前口服 1～2 mg。胃顶胀疼痛、反酸嘈杂、恶心,口干苦,纳食减少,大便日行,舌质偏红苔薄黄腻,脉细微弦。

【中医诊断】不寐;胃脘痛。

【西医诊断】胃溃疡;浅表性胃炎。

【辨证分型】肝胃不和,瘀热交阻。

【治疗原则】平肝和胃,清热安神。

【处方用药】

柴胡 10 g	煅龙骨 30 g	煅牡蛎 30 g	煅瓦楞子 30 g
蒲公英 30 g	八月札 30 g	郁金 15 g	延胡索 15 g
白花蛇舌草 30 g	姜竹茹 15 g	苏梗 15 g	天麻 10 g
钩藤后入 15 g	赤芍 15 g	白芍 15 g	焦栀子 15 g
黄芩 15 g	生麦芽 30 g	合欢皮 30 g	甘草 6 g

水煎服,日 1 剂,连服 7 日。

【二诊】2004 年 5 月 14 日。服 7 剂后胃痛明显减轻,仍有嗳气反酸,睡眠仍时好时差,服艾司唑仑频率减少,本周 5 次。纳可,大便日行,苔薄黄腻,脉细微弦。初见效果,再以原方续治。日 1 剂,连服 1 个月。

【三诊】2004 年 7 月 2 日。近因饮食不当,胃脘疼痛又作,外院予消旋山莨菪碱和法莫替丁等药,胃脘仍隐痛,嗳气频作,口腻,睡眠较前略差,每日服用艾司唑仑,大便偏干。舌质偏红苔薄黄腻,脉细微弦。5 月 7 日方去苏梗、生麦芽、姜竹茹、郁金,加旋覆花包煎 10 g、代赭石先煎 15 g、台乌药 15 g、苍术 15 g、白术 15 g、蝉蜕 6 g、远志 10 g,水煎服,日 1 剂,连服 14 剂。

【四诊】2004 年 7 月 16 日。胃脘隐痛程度减轻,嗳气频作时作时止,口腻感基本消失,大便转软。睡眠有所改善,服艾司唑仑次数减少,每周 1～2 次。患者睡眠及胃脘不适症状明显改善。舌质偏红苔薄黄腻,脉细微弦。7 月 2 日方去延胡索、苍术、白术,加木香 6 g、黄芪 30 g,水煎服,日 1 剂,连服 6 周。

【五诊】2004 年 8 月 27 日。胃胀隐痛嗳气反酸基本缓解,未服艾司唑仑,睡眠基本正常,寐 7 小时左右,精神较前振作。纳可,二便正常,舌质偏红苔薄,脉细微弦。再以上方巩固治疗 1 个月,并嘱其饮食节制,调情志。

【按语】

患者长期慢性胃病伴失眠,虽经中西医多方治疗,其效果均不理想。卧不安则加重胃不和,反复发作。根据患者的症状、体征和胃镜检查,西医诊断为胃、十二指肠球部溃疡及慢性浅表性胃炎,用常规的西医治疗未能见效,可能是胃部炎症尚未彻底消除的原因,中医诊断归属于"胃脘痛"范畴。前人论述胃脘痛的病因多倾向于寒,如张景岳曾指出"因寒者常居八九、因热者十惟一二"。然而当今大多数慢性胃炎患者的临床特点,多为热证。因情志内伤,嗜烟酒,嗜食膏粱厚味,导致胃黏膜损伤而成。胃与脾相为表里,脾胃又与肝关系密切。肝为刚脏,功在疏泄,若肝失疏泄,则肝气郁滞,气机不利,或肝胃郁热,继而克伐脾胃,引起肝胃不和或气滞血瘀。若病情经久不愈,脾胃功能进一步失调,则出现脾胃虚弱。依据本例患者的临床特点,肝胃不和是初诊时的主要矛盾,若只治脾胃而不治肝显然欠于周全,故应平肝和胃、清热安神为治。处方仿"柴胡疏肝散"之意合"金铃子散"加减。方中柴胡轻举疏达,疏肝解郁;天麻、钩藤、合欢皮平肝安神;芍药归经入肝,敛阴柔肝以平木亢,与甘草合用,酸甘化阴,缓急止痛,调畅气机,二者相配是治疗木旺侮土、肝胃不和之胃脘痛的重要药物;黄芩、焦栀子苦寒以清解肝胃之热;八月札疏泄肝胆;煅瓦楞子入肝胃经,可制酸止痛;蒲公英苦寒清热散滞气;白花蛇舌草清热解毒;苏梗宽中理气;延胡索辛散温通、行血中之气、气中之血,以理气止痛;生麦芽健胃和中,增进食欲。上述方药针对肝胃不和病因病机,故获得良好疗效。在治疗期间由于患者饮食不当,致使胃脘疼痛、嗳气反酸发作,遂加旋覆花、代赭石降逆和中,乌药顺气降逆,行气止痛,苍术、白术健脾燥湿,从而使胃脘痛缓解,嗳气反酸减轻,胃热证候消失,脾虚肝郁成为主要矛盾,此时予健脾补中、疏肝、理气为治,加木香、黄芪等药。经过数月治疗后,症情明显缓解,睡眠亦恢复正常。

《素问·逆调论》云:"胃不和则卧不安。"如今,临床常发现不少失眠症患者伴有慢性胃病,反复发作,表现为"卧不安则胃不和",治疗必须从整体出发,统筹兼顾,标本兼治,方能奏效。

四、肾虚不寐

案例 1

苏某,女,37 岁。

【初诊】2009 年 11 月 27 日。

【主诉】夜不能寐加重 6 个月。

【现病史】自幼体弱,体型偏瘦。半年前因工作繁忙,精神过劳,出现失眠加重。不服安眠药,彻夜不寐病或似睡非睡,白天精神不振。

【刻诊】夜寐差,头晕胀痛,潮热出汗,腰酸、尿频难控,脱发,手足寒冷,月经量少,胃纳尚可,大便日行。舌质微红,苔薄,脉细弦。

【中医诊断】不寐。

【西医诊断】失眠症。

【辨证分型】肝亢肾虚。

【治疗原则】平肝益肾安神。

【处方用药】

淫羊藿 15 g	地骨皮 15 g	菟丝子 15 g	补骨脂 10 g
制首乌 30 g	山茱萸 10 g	墨旱莲 30 g	黑大豆 30 g
淡附片 10 g	桂枝 9 g	当归 10 g	熟地黄 10 g
明天麻 10 g	钩藤^{后入} 15 g	葛根 15 g	川芎 10 g
赤芍 15 g	白芍 15 g	丹参 30 g	合欢皮 30 g
远志 10 g	蝉蜕 6 g	僵蚕 10 g	

水煎服,日 1 剂,连服 14 剂。落花安神口服液 30 支,每晚睡前半小时口服 2 支。

【二诊】2009 年 12 月 11 日。夜睡 4～6 个小时,无潮热汗出,无头痛,腰酸好转,经行欠畅,畏寒,足底麻,尿频难控,舌质微红、苔薄,脉细弦。上方去当归、熟地黄,加郁金 15 g、石菖蒲 10 g,水煎服,日 1 剂,连服 14 剂。落花安神口服液 30 支,每晚睡前半小时口服 2 支。

【三诊】2010 年 1 月 8 日。停中药 1 周,夜睡 6 个小时左右。入睡困难,咽中有痰,尿频难控,月经量少,舌质微红、苔薄,脉细弦。11 月 27 日方去丹参,加生黄芪 30 g,天浆壳 30 g。水煎服,日 1 剂,连服 14 剂。落花安神口服液 30 支,每晚睡前半小时口服 2 支。

【四诊】2010 年 1 月 22 日。夜寐 6 个小时左右,咽中有痰好转,腰酸尿频,舌质微红、苔薄,脉细弦。11 月 27 日方去丹参,加天浆壳 30 g,水煎服,日 1 剂,连服 14 剂。落花安神口服液 30 支,每晚睡前半小时口服 2 支。

【五诊】2010 年 2 月 5 日。夜睡 8～9 个小时,小便难控好转,腰酸时有,无咽痰,舌质微红、苔薄,脉细弦。11 月 27 日方加生黄芪 30 g,续进 14 剂。落花安神口服液 30 支,每晚睡前半小时口服 2 支。

【六诊】2010 年 2 月 26 日。入睡可,夜睡 6～7 个小时,腰酸时有,大便稀,舌质淡红、苔薄,脉细弦。11 月 27 日方去制首乌,加生黄芪 30 g,续进 14 剂。落花安神口服液 30 支,每晚睡前半小时口服 2 支。

【按语】

肾虚不寐病,主要由于肾气亏虚不足,三焦气化失司,膀胱通调水道不利,而致尿频、尿急或失控,尿常规正常,腰酸乏力,或并脚跟痛,睡不安寐,中间间断多醒等。多见于 40 岁以上围绝经期妇女。西医诊断为女性尿道综合征。该患者虽不足 40 岁,自幼体弱,出现潮热汗出、腰酸、尿频难控、脱发、月经量少等症状,肾虚现象明显,又加精神过劳,彻夜不寐或似睡非睡,肝阳上亢,阳气外浮不入营阴,故而中医诊断为不寐。治疗上主要采用平肝益肾安神。方中淫羊藿辛、甘、温,归肝、肾经,具有补肾阳、强筋骨之效;地骨皮甘、淡、寒,归肺、肝、肾经,有凉血退蒸功效,用于阴虚发热、盗汗骨蒸;菟丝子、补骨脂、制首乌、山茱萸、熟地黄滋阴补肾;墨旱莲、黑大豆补肾乌发;淡附片、桂枝补肾温阳通络,当归养血;天麻、钩藤平肝熄风;葛根解肌,配合川芎能扩张冠脉血管和脑血管,增加冠脉血流量和脑血流量;赤芍、白芍、丹参活血柔肝;合欢皮有昼开夜合之特性,能促进睡眠;远志宁心安神;蝉蜕、僵蚕镇静熄风安神,全方共奏益肾平肝安神之功。患者连续服药 3 个月后,肾虚现象明显改善,夜睡基本正常。

案例 2

袁某,女,55 岁。

【初诊】 2006 年 9 月 30 日。

【主诉】 夜不能寐 2 年余。

【现病史】 始于精神过劳,不服安眠药,夜寐好时 5～6 个小时,差时通宵不眠。白天精神不振,神疲乏力,绝经 5 年。

【刻诊】 夜寐差,头晕头胀,耳鸣,心慌心烦,胃胀、胃嘈,轰热汗出,尿频,夜尿 3～4 次。胃纳一般,大便日行。舌质暗,苔薄根微黄腻,脉细微弦。血压 120/90 mmHg。

【中医诊断】 不寐;经断前后诸证。

【西医诊断】 失眠症;围绝经期综合征。

【辨证分型】 肝亢肾虚,胃失和降。

【治疗原则】 平肝补肾,和胃安神。

【处方用药】

淫羊藿 15 g	地骨皮 15 g	菟丝子 15 g	生黄芪 30 g
芡实 30 g	桑叶 15 g	天麻 10 g	钩藤^{后入} 15 g

葛根 30 g	川芎 15 g	蔓荆子 20 g	柴胡 10 g
煅龙骨 30 g	煅牡蛎 30 g	煅瓦楞子 30 g	八月札 30 g
郁金 15 g	石菖蒲 10 g	赤芍 15 g	白芍 15 g
合欢皮 30 g	蝉蜕 6 g		

水煎服,日 1 剂,连服 14 剂。

【二诊】2006 年 10 月 14 日。药后夜寐改善,一夜能睡 7~8 个小时,胃胀、胃嘈消失,口腔溃疡发作,尿频仍有。上方去蔓荆子、八月札,加黄连 6 g,焦栀子 15 g,远志 10 g。

【三诊、四诊】2006 年 10 月 28 日、2006 年 11 月 11 日。口腔溃疡消失,尿频仍有,一夜尿 3~4 次,尿液检查无异常,仍以上方淫羊藿 15 g、地骨皮 15 g、菟丝子 15 g、芡实 30 g 益肾固精,或黄芪 30 g 益气固摄,或加金樱子 5 g 固精缩尿,并建议患者检查血糖。

【五诊、六诊】2006 年 11 月 18 日、2006 年 11 月 25 日。患者遵医嘱测血糖,空腹血糖为 7.48 μmol/L,餐后血糖亦高,西医诊断为糖尿病,患者服西药降糖药后不适,失眠反复,似睡非睡,头晕头胀,尿频仍作,血压 130/100 mmHg,遂至王翘楚处单服中药治疗。王翘楚仍以上平肝补肾、固精缩尿方加减,血压偏高加白蒺藜平肝疏肝,怀牛膝引肝火下行,夏枯草清肝火。

【七诊至二十诊】2006 年 12 月 2 日至 2007 年 6 月 12 日。患者夜寐稳定为 7~8 个小时,血糖逐步下降,空腹血糖由五诊时 7.48 μmol/L,九诊 2006 年 12 月 30 日降为 6.3 μmol/L,十二诊 2007 年 2 月 10 日时 5.8 μmol/L,十七诊 2007 年 4 月 28 日时 5.2 μmol/L,十八诊 2007 年 6 月 12 日时 4.8 μmol/L,血压稳定,余症基本消失。

【按语】

王翘楚在诊治失眠症时,强调用整体观的方法进行辨证论治,从整体角度分析病证及其变化。对任何一个局部的症状,不但要考虑到局部与内脏的直接联系,更要注意到它与其他脏腑的关系,从整体活动中去分析和研究局部症状。本案根据患者失眠伴头晕头胀、耳鸣、轰热汗出、尿频、胃胀、胃嘈,辨为肝亢肾虚、胃失和降,治拟平肝补肾、理气和胃安神。经治疗后,患者夜寐明显改善,而诸症也基本减轻,唯其口干、尿频现象仍改善不显,遂建议其测血糖,发现空腹血糖及餐后血糖都偏高,诊断患有糖尿病。患者服用西医所开降糖药后浑身不适,失眠反复,遂停服降糖药,单服王翘楚中药治疗。根据患者口干、尿频,上消、下消症状明显,仍以平肝补肾、固精缩尿为宗旨,患者连续服用数月后,肝平,肾精得以调养,口干、尿频减轻,血糖逐步下降,血压也趋于平稳,其余诸症消失。

案例3

沈某,女,50 岁。

【初诊】2007 年 2 月 15 日。

【主诉】夜不能寐 4 年。

【现病史】4 年前因情志不悦诱发失眠,2 年前绝经后失眠加重。入睡困难,多梦,早醒,一夜睡 2～3 个小时,时有通宵不眠,白天精神不振。现偶尔于晚上临睡前口服艾司唑仑 1 mg,效果不佳。

【刻诊】夜寐差,头晕头胀,颈项板滞,手麻,胸闷心慌,心烦易躁,多思多虑,易紧张、胆怯,轰热汗出,口干,腰酸痛,脚跟痛,尿频难控,胃纳一般,大便偏干。苔薄根微黄腻,舌质偏红,脉细微弦。血压 100/70 mmHg。

【中医诊断】不寐;经断前后诸证。

【西医诊断】失眠症;围绝经期综合征。

【辨证分型】肝亢肾虚。

【治疗原则】益肾平肝,解郁安神。

【处方用药】

淫羊藿 15 g	地骨皮 15 g	菟丝子 15 g	补骨脂 10 g
软柴胡 15 g	煅牡蛎 30 g	煅龙骨 30 g	天麻 10 g
钩藤_{后入} 15 g	葛根 15 g	川芎 10 g	蔓荆子 20 g
郁金 15 g	石菖蒲 15 g	焦栀子 15 g	赤芍 15 g
白芍 15 g	丹参 30 g	合欢皮 30 g	远志 10 g
蝉蜕 6 g	生地黄 15 g		

水煎服,日 1 剂,连服 14 剂。落花安神口服液 30 支,每晚睡前半小时口服 2 支。

【二诊】2007 年 3 月 12 日。上药服后又抄方 14 剂,共服 28 剂。自诉服药第三周后夜寐逐渐改善,一夜睡 7～8 个小时,基本停服艾司唑仑,心情平静,轰热汗出、腰酸痛、脚跟痛、尿频等症状均明显缓解,纳可,大便仍偏干。舌质偏红,苔薄微黄,血压 110/70 mmHg。原方改地骨皮 20 g,生地黄 30 g,再进 14 剂,以巩固疗效。

【按语】

近十几年来,由于社会经济的发展和自然环境的变化,以及人类疾病谱的改变,失眠症的发病率急剧上升,其中妇女由于身受家庭和工作的双重压力,失眠发病率也呈不断上升趋势,特别是围绝经期妇女由于处于特殊的年龄段,在肝肾精血亏虚、天癸已竭、功能低下的内在生理基础上出现的不适体征或症状更容易诱发失眠,出现入睡困难、多梦、易醒、早醒,白天头晕头胀、轰热汗出、胸闷心慌、心烦易躁、口干、尿频、腰酸痛等症状。王翘楚采用益肾平肝、解郁安神法治疗以失眠为主症的围绝经期综合征,主要以淫羊藿、地骨皮合从肝论治基本方加减治疗,另每晚睡前半小时加服落花安神口服液 2 支。方中淫羊藿辛、甘、温,归肝、肾经,具有补肾阳、强筋骨之效果;地骨皮甘、淡、寒,归肺、肝、肾经,有凉血退蒸功效,用于阴虚发热,盗汗骨蒸;柴胡、牡蛎、龙骨平肝潜阳,兼有疏肝之意;天麻、钩藤平肝熄风;葛根解肌,配合川芎能扩张冠脉血管和脑血管,增加冠脉血流量和脑血流量;郁金、石菖蒲解郁开窍安神;赤芍、白芍、丹参活血柔肝;远志宁心安神;合欢皮有昼开夜合之特性,能促进睡眠;再加落花生枝叶"昼开夜合",同气相求,引阳入阴,解郁忘忧,则神自安。全方共奏益肾平肝、解郁安神之功,从而达到标本兼治的目的。

 案例 4

王某,女,30 岁。

【初诊】2005 年 9 月 3 日。

【主诉】夜不能寐 9 年。

【现病史】始于情志不悦,现口服盐酸文法拉辛每日 3 次,每次 75 mg,马来酸咪达唑仑片每晚睡前口服 15 mg,夜寐差,效果不显。

【刻诊】夜寐 2～4 个小时,白天精神不振,头晕,心烦易躁,情绪低落,时觉口、眼、鼻、咽干不适,易口腔溃疡,手足心热,腰背痛,月经量少,阴道干燥不适,时肛裂有血,胃纳一般,苔薄少,舌质红,脉细微弦。血压 100/70 mmHg。

【中医诊断】不寐。

【西医诊断】失眠症。

【辨证分型】肝亢肾虚,阴虚内热。

【治疗原则】平肝补肾,滋阴清热。

【处方用药】

桑叶 15 g	天麻 10 g	钩藤^{后入} 15 g	葛根 30 g
川芎 15 g	蔓荆子 20 g	柴胡 10 g	煅龙骨 30 g
广郁金 20 g	麦冬 15 g	生地黄 10 g	知母 10 g

| 天花粉 15 g | 赤芍 20 g | 白芍 20 g | 生蒲黄^{包煎} 10 g |

天花粉 15 g　　　赤芍 20 g　　　白芍 20 g　　　生蒲黄^{包煎} 10 g

合欢皮 30 g　　　远志 10 g　　　蝉蜕 6 g

水煎服,日 1 剂,连服 14 剂。落花安神口服液 30 支,每晚睡前半小时口服 2 支。

随访:患者每半月复诊 1 次,处方用药随症加减,至 2006 年 1 月 21 日复诊时,患者停服全部西药,单服中药,夜寐 7~8 个小时,且基本无阴道干燥或带下量多、小腹不适等症状。一夜睡 8~9 个小时。

【按语】

患者年仅 30 岁,寐差,伴有口腔溃疡,手足心热,腰背痛,月经量少,阴道干燥不适,时肛裂有血。一派阴精亏虚,阴虚内热之象。王翘楚治以平肝补肾、滋阴清热之法。方中桑叶平抑肝阳;天麻、钩藤平肝熄风止痉,平抑肝阳;葛根、川芎、蔓荆子活血解肌、祛风止痛;柴胡、煅龙骨平肝潜阳安神;郁金行气解郁,清心凉血;赤芍、白芍柔肝凉血,平抑肝阳;合欢皮、远志、蝉蜕解郁熄风,宁心安神;生地黄、知母、麦冬、天花粉清热凉血,养阴生津,清热泻火,滋阴润燥;生蒲黄止血消瘀,缓解肛裂出血。经过 4 个月的中药调治后,睡眠基本恢复正常,病情稳定,诸恙康复。

案例 5

褚某,女,31 岁。

【初诊】2009 年 1 月 6 日。

【主诉】夜寐不安 3 年。

【现病史】近三年来,因工作压力大,出现夜寐不安。现不服安眠药,夜寐 4 个小时左右,多梦。有女性尿道综合征、肾结石病史。

【刻诊】夜寐 4 个小时左右,多梦,夜尿 2~3 次,伴尿频尿急。白天精神不振,头胀痛,稍口干,颈部板滞,伴手麻,心烦、紧张。腰酸,腿麻,胃纳可,大便日行一次,月经后期,量少,舌质微红,苔薄微黄,脉细。

辅助检查:2009 年 1 月 6 日尿常规(一)。

【中医诊断】不寐;淋证。

【西医诊断】失眠症;女性尿道综合征。

【辨证分型】肝亢肾虚。

【治疗原则】平肝益肾安神。

【处方用药】

淫羊藿 15 g	地骨皮 20 g	菟丝子 15 g	金樱子 10 g
芡实 30 g	补骨脂 10 g	生黄芪 30 g	天麻 10 g
钩藤[后入] 15 g	葛根 30 g	川芎 15 g	蔓荆子 20 g
柴胡 10 g	煅龙骨 30 g	煅牡蛎 30 g	郁金 15 g
石菖蒲 10 g	焦栀子 15 g	赤芍 15 g	白芍 15 g
合欢皮 30 g			

水煎服，日 1 剂，连服 14 日。

【二诊】 2009 年 1 月 20 日。单服中药汤剂 2 周，夜寐 7～8 个小时，梦减少，夜尿 2 次，醒后能再入睡。白天精神转振，头胀痛减轻，颈部板滞减轻，无手麻，心情平静，腰酸和腿麻减轻，胃纳可，大便日行一次，月经量少，4 日净。舌质微红，苔薄，脉细。血压 100/70 mmHg。上方加升麻 15 g。水煎服，日 1 剂，连服 14 日。

【按语】

患者精神过劳，工作压力大，“肝主情志，司疏泄”，使周身气机逆乱，肾气虚衰，阳不能入于阴，阴不能潜阳，故久不能寐。肾气虚衰，则月经后期量少。肾阳蒸腾气化失司，则尿频尿急。阳气上越则头胀痛。气机阻滞，血行不畅则颈部板滞，伴手麻；气机郁结于胸则心烦、紧张。故治拟平肝益肾安神。拟方加味柴胡龙牡汤合仙地汤加减。方中淫羊藿、地骨皮补肾壮阳，凉血退蒸；菟丝子、金樱子、补骨脂、芡实补肾壮阳，固肾涩精；生黄芪补益肾气；天麻、钩藤清热平抑肝阳；葛根、川芎、蔓荆子活血解肌；柴胡、煅龙骨、煅牡蛎疏肝解郁，平肝潜阳；郁金、石菖蒲解郁安神开窍；焦栀子清热利湿除烦；赤芍、白芍活血化瘀柔肝；合欢皮解郁安神。全方共奏平肝益肾安神之效。二诊时夜尿 2 次，余症均减，故原方加升麻以提举阳气。辨证精准，药证相符，故收效颇快。

案例 6

金某，女，51 岁。

【初诊】 2008 年 10 月 31 日。

【主诉】 夜寐不安 10 余年。

【现病史】 10 年前因精神过劳，出现夜寐不安。现时服酒石酸唑吡坦，晚上睡前 2.5 mg，氟哌噻吨美利曲辛片每日上午服用 1 片，入睡难，间断多醒，累计夜寐 5 个小时，治疗效果仍不满意。平素有高血压病史，常服降压药物。2005 年行子宫切除手术。

【刻诊】夜寐不安,白天头晕胀痛,腰酸,潮热汗出时作,夜尿频,胃纳可,大便日行一次。舌质暗红,苔薄微黄,脉微弦。血压 110/70 mmHg。

【中医诊断】不寐;经断前后诸证。

【西医诊断】失眠症;围绝经期综合征。

【辨证分型】肝亢肾虚,瘀热交阻。

【治疗原则】平肝益肾,活血清热安神。

【处方用药】

桑叶 20 g	天麻 10 g	钩藤^{后入} 15 g	葛根 30 g
川芎 15 g	柴胡 10 g	煅龙骨 30 g	郁金 15 g
石菖蒲 10 g	白蒺藜 30 g	焦栀子 15 g	地骨皮 20 g
淫羊藿 15 g	菟丝子 15 g	赤芍 15 g	白芍 15 g
合欢皮 30 g	远志 10 g	蝉蜕 6 g	僵蚕 10 g

水煎服,日 1 剂,连服 14 剂。落花安神口服液 30 支,每晚睡前半小时口服 2 支。

【二诊】2008 年 11 月 14 日。停服氟哌噻吨美利曲辛片,偶服酒石酸唑吡坦,夜寐 6~7 个小时,多醒减少,头晕胀痛缓解,潮热汗出、腰酸均好转,夜尿减少。胃胀嘈,大便溏薄,日行 2 次,伴腹部隐痛。舌质暗红,苔薄白,脉微弦。血压 110/80 mmHg。上方去菟丝子,加白豆蔻^{后入} 6 g,水煎服,日 1 剂,连服 14 剂。落花安神口服液 30 支,每晚睡前半小时口服 2 支。

【三诊】2008 年 11 月 28 日。睡前基本不服酒石酸唑吡坦助眠,单服中药,夜寐 6~7 个小时,间醒 2 次,胃部转舒,时胆怯,紧张,口干欲饮,胃纳可,大便成形,日行 1~2 次,无腹痛,夜尿 1 次,潮热汗出缓解。舌质微暗,苔薄,脉微弦。血压 120/80 mmHg。原方连服 14 剂,水煎服,日 1 剂。落花安神口服液 30 支,每晚睡前半小时口服 2 支。

【按语】

"肝主情志,司疏泄"。患者 10 年前因精神过劳,压力大,肝气郁结,气机不畅,引发不寐病。《素问·上古天真论》云:"女子七岁,肾气盛,齿更发长……七七任脉虚,太冲脉衰少,天癸竭,地道不通,故形坏而无子也。"妇女在绝经前后,围绕月经紊乱或绝经出现一些与绝经有关的证候,如烘热汗出,烦躁易怒,潮热面红,眩晕耳鸣,心悸失眠,腰背酸楚,面浮肢肿,纳呆便溏,或月经紊乱,情志不宁等,称为绝经前后诸症。本例患者 2005 年行子宫切除手术,亦出现一系列绝经前后诸症的症状。王翘楚采用平肝益肾、活血清热安神的治疗原则,自拟加味柴胡龙牡汤合仙地汤加减。方中桑叶、白蒺藜、天麻、钩藤清热平抑肝阳；葛根、川芎活血解肌；柴胡、煅龙骨、煅牡蛎疏肝解郁，平肝潜阳；郁金、石菖蒲解郁安神开窍；焦栀子清热除烦；赤芍、白芍活血化瘀柔肝；合欢皮、远志、蝉蜕、僵蚕解郁开窍，养心安神；淫羊藿、地骨皮补肾壮阳，凉血退蒸；菟丝子补肾壮阳，固肾涩精。二诊时夜寐好转，夜尿减少，但胃胀嘈，大便溏薄，故减菟丝子，加白豆蔻有行气化湿之效。三诊时，诸症均减，效不更方。

 案例 7

卞某，女，29 岁。

【初诊】2012 年 7 月 6 日。

【主诉】夜不能寐 4 年余。

【现病史】4 年前产后致失眠，未服镇静类药物，夜寐 3～4 个小时，入睡难，多梦多醒。

【刻诊】夜寐差，头晕头胀、心悸不安、心烦易紧张，月经量少延期，每次行经 2～3 日，口干，皮肤干燥时有作痒，发质干枯易落。舌质淡，苔薄白，脉弦细。血压 90/60 mmHg。

【中医诊断】不寐；虚证。

【西医诊断】失眠症。

【辨证分型】肝亢肾虚，气血不足，冲任失调。

【治疗原则】平肝潜阳，补肾养血，调补冲任。

【处方用药】

淫羊藿 15 g	地骨皮 20 g	黄芪 30 g	当归 15 g
熟地黄 15 g	天麻 10 g	钩藤^{后入} 15 g	葛根 30 g
川芎 15 g	蔓荆子 20 g	柴胡 10 g	煅龙骨 30 g
郁金 15 g	石菖蒲 10 g	焦栀子 15 g	赤芍 15 g
白芍 15 g	丹参 30 g	合欢皮 30 g	蝉蜕 6 g
僵蚕 10 g	桃仁 9 g	红花 6 g	益母草 30 g

水煎服，日 1 剂，连服 14 剂。落花安神口服液 30 支，每晚睡前半小时口服 2 支。

【二诊】2012 年 7 月 27 日。药后夜寐 5～6 个小时，心悸心烦、紧张、头晕头胀症状均减轻，正值经期，月经量较前增加，舌质淡，苔薄白，脉弦细数。7 月 6 日方去桃仁、红花、益母草，水煎服，日 1 剂，连服 14 剂，落花安神口服液 30 支，每晚睡前半小时口服 2 支。

【三诊】2012 年 8 月 31 日。夜寐 6～7 个小时,心情愉悦,已无心悸不安、头晕头胀症状,上次月经经期准确未推迟,行经 4 日,经量较前增加,脱发,舌质淡红,苔薄白,脉细。血压 100/65 mmHg。7 月 6 日方加菟丝子 15 g、山茱萸 15 g、墨旱莲 30 g。水煎服,日 1 剂,连服 14 剂。落花安神口服液 30 支,每晚睡前半小时口服 2 支。

【按语】

此例当属产后病,实为不荣不通之不寐病。女子产后,气血大伤,阴血亏耗,肾精不足,水不涵木,阳亢犯心,故见夜寐不安、心悸烦躁、经血失充、发脱干枯诸症,证属肝亢肾虚、气血不足、冲任失调。治当平肝潜阳,补肾养血,调补冲任。方中淫羊藿、地骨皮平补肾气;黄芪、当归、熟地黄、丹参、白芍益气养血;赤芍、桃仁、红花、益母草、葛根、川芎、蔓荆子活血化瘀,调补冲任;天麻、钩藤、柴胡、煅龙骨、蝉蜕、僵蚕潜阳熄风;焦栀子、合欢皮、郁金、石菖蒲解郁清心,安神定志。二诊夜寐改善,头晕头胀、心悸烦躁诸症减轻,经量有所增加。因正值经期,故去桃仁、红花、益母草等活血通经之品,当归、熟地黄、丹参、赤芍等补血活血药亦减小剂量。三诊夜寐安好,心情愉悦,诸症皆除,经量充沛,血压正常。脱发予以菟丝子平补肾气,山茱萸填精养血,墨旱莲生发乌发。王翘楚以补肾填精、益气养血、调补冲任、潜阳化瘀之法,补其不足,泻其有余,治疗产后肾虚血亏之不寐病症,疗效甚佳。

案例 8

张某,女,50 岁。

【初诊】2012 年 7 月 13 日。

【主诉】夜不能寐 5 年余。

【现病史】5 年前因情志不悦导致失眠伴焦虑抑郁。已停经 2 年。现口服氟哌噻吨美利曲辛片每日 1 次,每次 1 粒,富马酸喹硫平片每日 1 次,每次 12.5 mg,夜寐 4～5 个小时,多梦多醒。

【刻诊】夜寐差,头晕头胀、心悸不安、烦躁易怒、潮热汗出,多思多虑易紧张,颈项板硬,手指麻木。舌质淡红,苔薄白腻,脉弦细数。血压 120/90 mmHg。

【中医诊断】不寐;脏躁。

【西医诊断】失眠症;围绝经期综合征。

【辨证分型】肝郁阳亢,瘀热交阻,肾气不足。

【治疗原则】疏肝潜阳,清热化瘀,调补肾气。

【处方用药】

淮小麦 30 g	甘草 10 g	苦参 15 g	蝉蜕 6 g
僵蚕 10 g	淫羊藿 15 g	地骨皮 20 g	知母 15 g
黄芩 15 g	天麻 10 g	钩藤^{后入} 15 g	葛根 30 g
川芎 15 g	蔓荆子 20 g	柴胡 10 g	煅龙骨 30 g
郁金 15 g	石菖蒲 10 g	焦栀子 15 g	赤芍 15 g
白芍 15 g	丹参 30 g	合欢皮 30	夜交藤 30 g

水煎服,日 1 剂,连服 14 剂。落花安神口服液 30 支,每晚睡前半小时口服 2 支。

【二诊】2012 年 7 月 27 日。药后夜寐 5～6 个小时,口服氟哌噻吨美利曲辛片每日 1 次,每次 1 粒,富马酸喹硫平片每日 1 次,每次 12.5 mg,心情稍许平静,烘热烦躁不安均有减轻,颈项板硬、手指麻木缓解,口干,汗出较多,舌质偏红苔薄微燥,脉弦细。上方加瘪桃干 30 g,糯稻根 30 g,水煎服,日 1 剂,连服 14 剂,落花安神口服液 30 支,每晚睡前半小时口服 2 支。

【三诊】2012 年 8 月 17 日。药后夜寐 6～7 个小时,多梦,停服氟哌噻吨美利曲辛片,仍服富马酸喹硫平片每日 1 次,每次 12.5 mg。心情平静,潮热出汗、颈项板硬均明显减轻,已无手指麻木,舌质淡红,苔薄根微黄,脉细。7 月 13 日方加百合 30 g。水煎服,日 1 剂,连服 14 剂。落花安神口服液 30 支,每晚睡前半小时口服 2 支。

【按语】

中医认为女性围绝经期综合征是肾气不足,天癸衰少,以至阴阳平衡失调造成。该患五六年前因情志不悦导致失眠伴焦虑忧郁,现正值围绝经期失眠加重,多思多虑、头晕心悸、烦躁易怒、潮热汗出,证属肝郁阳亢,瘀热交阻,肾气不足。治当疏肝潜阳,清热化瘀,调补肾气。方中淮小麦、甘草、苦参解郁除烦,宁心安神;柴胡、煅龙骨、天麻、钩藤疏肝潜阳;焦栀子、黄芩、赤芍、白芍、丹参清热化瘀;葛根、川芎、蔓荆子活血通络;郁金、石菖蒲清心开窍;蝉蜕、僵蚕、合欢皮、夜交藤熄风安神;淫羊藿、地骨皮、知母调补肾气,清热除烦。二诊夜寐改善,心情稍许平静,烘热烦躁减轻汗出较多,加入瘪桃干、糯稻根止汗、芦根清热除烦、生津止渴。三诊夜寐明显好转多梦,心情平静,已无大汗出,去瘪桃干、糯稻根,加百合解郁安神。围绝经期综合征古有记载,《金匮要略》曰:"妇人脏躁,喜悲伤欲哭,象如神灵所作,数欠伸,甘麦大枣汤主之。"王翘楚据现代临证特点,取其意而更其方,从肝论治改为解郁熄风汤疏肝解郁、清热除烦、化瘀安神,用于治疗围绝经期失眠症,疗效甚佳。

案例9

陆某,女,49岁。

【初诊】2012年7月3日。

【主诉】反复夜不能寐3年,加重1个月。

【现病史】2009年患者因情志不悦引起失眠,反复发作,未服安眠药治疗。近1个月症状逐渐加重,一夜入睡4～5个小时,易醒,多梦。近半年来月经两月一行,量少。有高血压史,服用福辛普利钠片、酒石酸美托洛尔降压。

【刻诊】夜寐不安,多梦,乏力,头晕,颈板,心烦,易紧张,手抖、潮热盗汗,月经量少,纳可,大便通畅。舌质淡红,苔薄腻,脉细。血压130/90 mmHg。

【中医诊断】不寐;经断前后诸证。

【西医诊断】失眠症;围绝经期综合征。

【辨证分型】肝郁阳亢,肾气不足。

【治疗原则】疏肝解郁,活血安神,补益肾气。

【处方用药】

淮小麦30 g	甘草10 g	苦参15 g	蝉蜕6 g
僵蚕10 g	桑叶20 g	白蒺藜30 g	怀牛膝30 g
石决明^{先煎}30 g	天麻10 g	钩藤^{后入}15 g	葛根30 g
川芎15 g	柴胡10 g	煅龙骨30 g	郁金15 g
石菖蒲10 g	焦栀子15 g	黄芩15 g	芦根30 g
淫羊藿15 g	地骨皮20 g	合欢皮30 g	

水煎服,日1剂,连服14剂。落花安神口服液30支,每晚睡前半小时口服2支。

【二诊】2012年7月17日。睡眠改善,一夜入睡5～6个小时,早醒(22:00～23:00入睡,1:00～2:00醒来),潮热盗汗好转,头晕,心慌,大便干,舌淡苔薄,脉细。血压140/90 mmHg。7月3日方去黄芩,加瓜蒌皮15 g,蔓荆子20 g。水煎服,日1剂,连服14剂。落花安神口服液30支,每晚睡前半小时口服2支。

【三诊】2012年7月31日。睡眠好转,一夜入睡5～6个小时,潮热,无盗汗,头晕,心烦心慌,大便干,舌淡苔薄,脉细。血压130/85 mmHg。上方加麦冬

15 g,水煎服,日 1 剂,连服 14 剂。落花安神口服液 30 支,每晚睡前半小时口服 2 支。

【四诊】2012 年 8 月 14 日。睡眠安好,时有心慌,心烦头晕,潮热等均有所缓解,纳可,便调,舌淡苔薄,脉细。上方加灯心草 3 g,水煎服,日 1 剂,连服 14 剂。落花安神口服液 30 支,每晚睡前半小时口服 2 支。

【按语】

患者 49 岁,正值七七之际,任脉虚,太冲脉衰少,天癸竭,地道不通,故而不寐,伴潮热、盗汗、头晕,属于肝郁阳亢,肾气不足,治以疏肝解郁,活血安神,补益肾气。故解郁熄风汤疏肝解郁;桑叶、白蒺藜、怀牛膝、石决明改善血管硬化状态;天麻、钩藤、葛根、川芎、柴胡、煅龙骨平肝。二诊失眠改善,心悸心慌,加瓜蒌皮利气宽胸。三诊仍潮热,口干,加麦冬益气养阴,淫羊藿、地骨皮补肾气,调冲任。四诊睡眠安好,心烦心慌,头晕,灯心草改善心悸状态。全方诸药合用,共奏良效。

 案例 10

张某,女,57 岁。

【初诊】2012 年 7 月 31 日。

【主诉】反复入睡困难 10 年,伴潮热汗出。

【现病史】10 年来患者因为家事烦心出现入睡困难,伴潮热汗出、心烦、急躁、胸闷、头晕、耳鸣,就医后酒石酸唑吡坦睡前口服 5 mg,情况好时可入睡 5～6 个小时,情况不好时只能入睡 1～2 个小时。绝经 10 年。

【刻诊】入睡困难,伴潮热汗出、心烦、急躁、胸闷、头晕、耳鸣,记忆力明显下降,腰酸乏力,潮热,多汗,情绪易激动,敏感。颈部时有酸胀感,无手指麻木,胃纳可,剑突下时有胀痛,无反酸嘈杂。大便干,2～3 日一行,夜尿每夜 3～4 次。舌质红,苔白薄腻,脉弦细。血压 120/70 mmHg。

【中医诊断】不寐;经断前后诸证。

【西医诊断】失眠症;围绝经期综合征。

【辨证分型】肝郁阳亢,肾气不足。

【治疗原则】疏肝解郁,补肾益气。

【处方用药】

淮小麦 30 g	甘草 10 g	苦参 15 g	蝉蜕 6 g
僵蚕 10 g	天麻 10 g	钩藤[后入] 15 g	葛根 15 g

川芎 15 g	蔓荆子 20 g	柴胡 15 g	煅龙骨 30 g
煅牡蛎 30 g	八月札 30 g	蒲公英 30 g	焦栀子 15 g
地骨皮 20 g	淫羊藿 30 g	广郁金 15 g	石菖蒲 10 g
赤芍 15 g	白芍 15 g	丹参 30 g	合欢皮 30 g
夜交藤 30 g			

水煎服,日 1 剂,连服 14 剂。落花安神口服液 30 支,每晚睡前半小时口服 2 支。

【二诊】2012 年 9 月 11 日。入睡困难好转,仍然酒石酸唑吡坦睡前口服 5 mg,最少可入睡 3～4 个小时,情况好时可入睡 6～7 个小时,潮热多汗明显好转,大便不干,一日一行。仍然感觉上腹部作胀,胃纳可。舌质红,苔白,脉弦细。原方去夜交藤,加青皮 10 g、陈皮 10 g。水煎服,日 1 剂,连服 14 剂。落花安神口服液 30 支,每晚睡前半小时口服 2 支。

【按语】

此案患者正值绝经后天癸竭,地道不通,出现失眠、潮热、心烦、急躁。证属肝郁阳亢、肾气不足。治拟疏肝解郁、益肾安神,以解郁熄风汤清虚热,解郁安神;蝉蜕、僵蚕平肝风;天麻、钩藤、柴胡、煅龙骨平肝潜阳;葛根、川芎、蔓荆子活血解肌;八月札、蒲公英理气清热,治疗胃病;焦栀子清心除烦;更佐以地骨皮、淫羊藿补肾清虚热;郁金、石菖蒲开窍解郁;赤芍、白芍、丹参和营活血;合欢皮、夜交藤安神定志;再诊时加青皮、陈皮理气消胀。配合落花安神口服液以调和阴阳、解郁安神。药证相符,取效显著。二诊后诸证均好转。

案例 11

石某,女,53 岁。

【初诊】2012 年 8 月 28 日。

【主诉】夜不能寐 2 年。

【现病史】起病于绝经后,不服安眠药,一夜总睡眠时间 2～5 个小时,精神不振,胃纳可,大便调。绝经 2 年。

【刻诊】夜寐差,头晕,颈项板滞,手麻,潮热、汗出,腰酸、腰痛,小便频数,舌红,苔薄少,脉弦细。血压 130/70 mmHg。

【中医诊断】不寐;经断前后诸证。

【西医诊断】失眠症;围绝经期综合征。

【辨证分型】肝亢肾虚。

【治疗原则】平肝潜阳,补肾安神。

【处方用药】

淫羊藿 15 g	地骨皮 20 g	芡实 30 g	金樱子 10 g
菟丝子 15 g	知母 10 g	瘪桃干 10 g	狗脊 10 g
桑叶 20 g	白蒺藜 30 g	天麻 10 g	钩藤[后下] 15 g
葛根 30 g	川芎 15 g	广郁金 15 g	石菖蒲 10 g
淮小麦 30 g	甘草 10 g	苦参 15 g	蝉蜕 6 g

水煎服,日 1 剂,连服 14 剂。

【二诊】2011 年 9 月 12 日。服药后睡眠时间增加为 3～6 个小时,潮热减轻,出汗减少,仍有腰酸痛,尿频明显减轻,夜尿 1～2 次,舌红,苔薄少,脉弦细。原方加杜仲 15 g,水煎服,日 1 剂,连服 14 剂。

【三诊】2011 年 9 月 26 日。服药后睡眠时间增加为 5～6 个小时,潮热、出汗明显减少,腰酸痛减轻,尿频好转,夜尿 1～2 次,口干,舌红,苔薄少,脉弦细。上方加芦根 30 g,水煎服,日 1 剂,连服 14 剂。

【按语】

本例患者为中老年女性,起病于绝经后肾虚,髓海失养,由此而致肝阳上亢出现失眠。所以失眠为标,肾虚为本。患者还有肾气不固的表现,如出现尿频、腰痛症状;潮热、汗出也为肾虚之象。所以治疗上以疏泄肝热、补肾固摄为主。淫羊藿与地骨皮这一对药为王翘楚创立治疗围绝经期肾虚综合征的专方。仙地汤的君药,淫羊藿补肾助阳,而地骨皮滋阴固肾,一阴一阳同时兼顾。同时运用菟丝子、金樱子、芡实补肾,加强肾气固摄能力;知母清虚热;瘪桃干止汗;桑叶、白蒺藜清肝;天麻、钩藤平肝潜阳;葛根柔肝;郁金、石菖蒲解郁除烦;蝉蜕熄风。二诊加用杜仲增强补肾之功。三诊加用芦根除烦生津。综观治疗全程中,王翘楚平补肾气,兼顾阴阳,在补肾的过程中同时加以疏肝泄热之品,标本兼治。

五、心病不寐

 案例 1

任某,女,40 岁。

【初诊】2012 年 7 月 13 日。

【主诉】夜不能寐 3 年余。

【现病史】3 年前因精神过劳导致失眠,现酒石酸唑吡坦每晚临睡前口服

5 mg,夜寐 3～4 个小时,早醒,醒后不易再入睡。

【刻诊】白天头晕头胀、心悸不安、胸闷气短,胸骨后时有疼痛,咽喉不适有异物感,口干欲饮。舌质红苔黄厚腻,脉弦数。血压 115/75 mmHg。

辅助检查:心电图示窦性心律。

【中医诊断】不寐;胸痹。

【西医诊断】失眠症;心脏神经症。

【辨证分型】肝郁阳亢,心脉瘀阻。

【治疗原则】疏肝潜阳,理气散结,通脉化瘀。

【处方用药】

淮小麦 30 g	甘草 10 g	苦参 15 g	蝉蜕 6 g
僵蚕 10 g	瓜蒌皮 15 g	薤白 10 g	延胡索 15 g
天麻 10 g	钩藤^{后入} 15 g	葛根 30 g	川芎 15 g
蔓荆子 20 g	柴胡 10 g	煅龙骨 30 g	焦栀子 15 g
黄芩 15 g	郁金 15 g	麦冬 15 g	赤芍 15 g
白芍 15 g	合欢皮 30 g	夜交藤 30 g	芦根 30 g

水煎服,日 1 剂,连服 14 剂。落花安神口服液 30 支,每晚睡前半小时口服 2 支。

【二诊】2012 年 7 月 27 日。药后仍服用酒石酸唑吡坦,每晚临睡前口服 5 mg,夜寐 5～6 个小时,心情稍许平静,头晕头胀、胸闷气短症状减轻,胸痛消失,额上出现少许痤疮,舌质偏红苔薄微黄,脉细。上方去延胡索,加蒲公英 30 g、生薏苡仁 30 g,水煎服,日 1 剂,连服 14 剂。落花安神口服液 30 支,每晚睡前半小时口服 2 支。

【三诊】2012 年 8 月 24 日。药后服用酒石酸唑吡坦逐步减量,现每晚睡前服 1.25 mg,夜寐 7～8 个小时,心情平静,胸闷气短症状已无,口咽干燥,大便偏稀,舌淡红苔薄微黄,脉细。血压 110/70 mmHg。上方去夜交藤、黄芩,水煎服,日 1 剂,连服 14 剂。落花安神口服液 30 支,每晚睡前半小时口服 2 支。

【按语】

胸痹以胸部闷痛为主要症状,《金匮要略》载:"胸痹不得卧,心痛彻背。"《灵枢·本神》曰:"愁忧者,气闭塞而不行。"该患者 3 年前因精神过劳导致失眠,情绪紧张,肝失疏泄,肝气郁结,闭塞不行,郁结于胸,发为胸痹。证属肝郁阳亢,心脉瘀阻。治当疏肝潜阳,理气散结,通脉化瘀。方中淮小麦、甘草、苦参、麦冬解郁除烦,宁心安神;柴胡、煅龙骨、天麻、钩藤疏肝潜阳;焦栀子、黄芩、芦根、葛根、川芎、蔓荆子、赤芍、白芍清热化瘀;郁金、石菖蒲清心开窍;蝉蜕、僵蚕、合欢皮、夜交藤熄风安神;瓜蒌皮、薤白、延胡索宽胸理气,化瘀止痛。二诊时患者夜寐改善,诸症减轻,胸痛消失,原方去延胡索,加蒲公英、生薏苡仁清热除湿。三诊时酒石酸唑吡坦减量至每晚服 1.25 mg,夜寐 7～8 个小时,心情平静,胸闷气短症状已除,大便偏稀,故去夜交藤、黄芩。此患心悸、胸闷气短、胸骨后刺痛非实质性心脏疾病,属自主神经调节紊乱致心脏神经症,王翘楚以治疗不寐为主,病症结合、药证相参,收效颇佳。

案例 2

王某,男,60 岁。

【初诊】2012 年 7 月 31 日。

【主诉】夜不能寐 10 年余,加重半年。

【现病史】总睡眠时间为 4～6 个小时,多梦,多醒,胸闷、胸痛,气短,头晕,行走不稳,神疲乏力,健忘,头颈板滞,脚麻,足跟软,背痛,多思多虑,口干,二便调畅。既往有冠心病、高血压病史多年,空腹血糖最高 6 μmol/L。

【刻诊】夜寐差,头晕、胸闷同气短,口干,舌红,苔薄黄,苔中有剥脱,脉弦细涩。血压 150/90 mmHg。

【中医诊断】不寐;胸痹。

【西医诊断】失眠症;冠心病;高血压。

【辨证分型】肝亢犯心。

【治疗原则】疏肝理气,活血通络。

【处方用药】

桑白皮 30 g	白蒺藜 30 g	怀牛膝 30 g	石决明^{先煎} 30 g
柴胡 10 g	煅龙骨 30 g	瓜蒌皮 15 g	薤白 10 g
延胡索 15 g	天麻 10 g	葛根 30 g	钩藤^{后入} 15 g
川芎 15 g	广郁金 15 g	石菖蒲 10 g	焦栀子 15 g
芦根 30 g	赤芍 10 g	白芍 10 g	丹参 15 g
合欢皮 30 g			

水煎服,日 1 剂,连服 14 剂。

【二诊】2011 年 9 月 12 日。服药后睡眠时间无改变,多梦多醒减少,胸闷、胸痛好转,头晕改善。耳鸣,舌红,苔薄黄,苔中有剥脱,脉弦细涩。血压 140/80 mmHg。7 月 31 日方加灵磁石^{先煎} 30 g,水煎服,日 1 剂,连服 14 剂。

【三诊】2011 年 9 月 26 日。服药后睡眠时间增加为 5～7 个小时,多梦多醒明显减少,胸闷减轻,无胸痛,耳鸣减,舌红,苔薄微黄,脉弦细。血压 130/70 mmHg。7 月 31 日方去延胡索,加黄芩 15 g,水煎服,日 1 剂,连服 14 剂。

【按语】

本例患者为中老年男性,存在高血压病、高脂血症等多种动脉硬化基础,有冠心病病史,反复胸闷、胸痛,劳累后加重。王翘楚在治疗上针对动脉硬化性疾病常常喜欢运用二白降压汤中的桑白皮、白蒺藜、怀牛膝、石决明平肝潜阳;天麻、钩藤平肝熄风;葛根、川芎柔肝活血;柴胡、煅龙骨疏肝安神;瓜蒌皮、薤白开胸散结;延胡索止痛;郁金、石菖蒲解郁;焦栀子、芦根清热除烦,止渴生津;丹参、赤芍活血通络;加用合欢皮安神助眠。二诊加用磁石重镇安神治疗耳鸣;三诊加用黄芩增强清热之功。患者舌苔剥脱为热盛津伤表现,经治疗后热去津生,故舌苔恢复。王翘楚从"肝亢"入手治疗冠心病合并失眠,清泻肝热和活血通络并重,开创了此类疾病的新治法,也屡获奇效。

案例 3

张某,女,45 岁。

【初诊】 2002 年 10 月 4 日。

【主诉】 心悸胸闷半年,加重 2 周。

【现病史】 感冒半年后,自觉乏力、胸闷,未及时休息及诊治,渐觉阵阵心悸、头晕,不能正常工作而就诊。曾在某医院查心电图示:① 阵发房性早搏;② 短阵房速。服普罗帕酮等,其症时轻时重。

【刻诊】 心烦懊恼,坐卧不安,夜寐多梦,盗汗,口苦咽痛,月经先期,量多色红,纳呆食少。面色苍白,苔薄白,舌尖红,脉细结代。心率:78 次/分,早搏 6 次/分。

【中医诊断】 心悸怔忡。

【西医诊断】 房性早搏。

【辨证分型】 心阴亏虚,气血不足,瘀阻心脉。

【治疗原则】 滋阴养血益气,宁心安神。

【处方用药】

百合 30 g	生地黄 15 g	沙参 15 g	麦冬 15 g
当归 10 g	丹参 30 g	黄芪 30 g	炙甘草 3 g
桂枝 6 g	夜交藤 30 g		

水煎服,日 1 剂,连服 14 日。

【二诊】2002年10月18日。心悸、烦躁、盗汗、口苦已大减,夜寐较前安定,脉细。心率76次/分,未及早搏。苔薄白,舌尖红,脉细。守上方随月经来潮略事加减出入,日1剂,连服28日。

【三诊】2002年11月15日。诸证基本平复,复查心电图:正常。嘱其劳逸结合,适度锻炼,预防感冒。

【按语】

早搏乃西医学病名,是由于异位起搏点提早发出冲动而引起心脏的收缩,为临床上常见的心律失常之一。中医学一般把它归属于"心悸""怔忡""惊悸"的范畴。古代关于心悸病因的记载很多,如《证治汇补·惊悸怔忡》曰:"人之所主者心,心之所养者血,心血一虚,神气失守,神去则舍空,舍空则郁而停痰,痰居心位,此惊悸之所肇端也。"其病因不外乎气血阴阳的虚弱、血瘀及痰湿。在治疗上多采用滋阴清火、培补心血、温通心阳、活血化瘀、重镇定惊、宁心安神等法。王翘楚在临床上主张辨证与辨病相结合,善于抓住主证,师古而不泥古,既求古人法度,又有独特见解。其采用百合地黄汤加减治疗心悸怔忡,疗效颇佳。百合地黄汤原是《金匮要略》为治百合病而立,今王翘楚用来治心阴虚之心悸怔忡是因其病机相似,而属异病同治。百合味甘性平微寒,入心、肺经,能养阴润肺,清心安神;生地黄甘寒,入心、肝、肺、肾四经,以滋阴清热、生津润燥辅助百合,而达清热除烦、养阴降火之用。现代药理亦证明生地有强心利尿作用。生脉散则是治疗心之气阴两虚的名方,因其益气生脉而被广泛用于各种心脏病的治疗。因本证以阴虚为重,故用沙参替代人参。沙参微寒,长于疏润,而无燥、腻之弊,以气分中兼理血为其特点,此药合麦冬、五味子之清、敛,更可酸甘化阴,保元气以滋化源。百合地黄汤与生脉散合之可滋水济火,镇静安神,静以止动而除心悸怔忡。当归辛甘而温,为血分之气药,合生地黄、丹参、炙甘草可养血行血滋阴,缓急宁心。丹参、黄芪乃气血之药,在此方中用为佐使,意在促进心脉气血流畅。用桂枝少佐于滋阴养血药中,取其补少火以生气,与炙甘草温经通阳、和营化阴。如此诸药合用,以燮理心之阴阳为旨而达宁心平悸调律之目的。

 案例 4

方某,男,57岁。

【初诊】2007年3月16日。

【主诉】心痛反复发作10年。

【现病史】胸闷、胸骨正中偏下疼痛反复发作10年,经西医诊断为冠状动脉粥样硬化性心脏病,经西药治疗后有所改善。近 2 个月来又发作,表现为针刺样痛,约 5 分钟后缓解。

【刻诊】胸针刺样痛,伴有头痛头晕,颈痛,夜寐差,多梦,多醒,血糖升高,口不干,纳可,便调。胆固醇升高,血糖偏高,具体指标未提供。舌质偏黯红,苔薄白,脉细微弦。血压 160/90 mmHg。辅助检查:心电图提示心肌缺血。

【中医诊断】胸痹。

【西医诊断】心绞痛。

【辨证分型】心脉瘀阻,肝阳偏旺。

【治疗原则】活血平肝,通痹安神。

【处方用药】

瓜蒌皮 15 g	薤白 10 g	苦参 15 g	赤芍 15 g
白芍 15 g	丹参 30 g	延胡索 15 g	桑叶 15 g
天麻 10 g	钩藤后下 15 g	葛根 30 g	川芎 15 g
蔓荆子 20 g	柴胡 10 g	煅龙骨 30 g	煅牡蛎 30 g
郁金 15 g	石菖蒲 10 g	麦冬 15 g	黄芪 30 g
蝉蜕 6 g	僵蚕 10 g		

水煎服,日 1 剂,连服 14 剂。

【二诊】2007 年 3 月 30 日。服药后胸部闷痛明显好转,心情平静,颈部滞痛减轻,纳可,二便调。舌质淡红苔薄白,脉细微弦。血压 135/70 mmHg。原方水煎服,日 1 剂,连服 14 剂。随访:上药服后症状基本缓解,随访 3 个月未见复发。

【按语】

老年患者,素喜肥甘厚味之品,缺少运动,日久生病。《灵枢·厥病》曰:"厥心痛,色苍苍如死状,终日不得太息,肝心痛也",肝脉布胸胁,经脉气滞而胀痛;肝藏血,主疏泄,肝气久滞,则心血瘀阻,故而心痛。本例处方以瓜蒌皮、薤白宽胸理气;赤芍、白芍、丹参、麦冬活血养阴;延胡索活血止痛;桑叶、天麻、钩藤平肝;柴胡疏肝;郁金、石菖蒲开窍醒神;黄芪益气;蝉蜕、僵蚕宣痹通络。胸痹症状很快缓解,且久高不下的高血压也得以平稳。此例患者的治疗并不是"见心治心",整个治疗过程贯穿了辨证论治、治病必求于本的原则。

案例 5

林某,男,66 岁。

【初诊】2008 年 11 月 18 日。

【主诉】夜不能寐 10 余年。

【现病史】10 年前因情志不悦诱发夜寐差。曾服用安眠药助眠,效果欠佳。后停用安眠药。

【刻诊】入睡困难,噩梦连连,夜寐多醒,头晕耳鸣,胸口闷堵,心悸气短,焦虑多思,舌头发热,纳食尚可,大便干结,小便深黄,遗精频作。舌质偏黯,苔薄根微黄,脉濡滑。血压 140/90 mmHg。

【中医诊断】不寐。

【西医诊断】失眠症。

【辨证分型】肝郁犯心,相火偏旺。

【治疗原则】平肝解郁养心,兼清相火。

【处方用药】

淮小麦 30 g	甘草 10 g	苦参 15 g	蝉蜕 6 g
僵蚕 10 g	全瓜蒌^打 15 g	薤白 10 g	柴胡 10 g
煅龙骨 30 g	天麻 10 g	钩藤^{后入} 15 g	葛根 30 g
川芎 15 g	郁金 15 g	石菖蒲 10 g	黄连 6 g
赤芍 5 g	白芍 5 g	合欢皮 30 g	远志 10 g

水煎服,日 1 剂,连服 14 剂。落花安神口服液 30 支,每晚睡前半小时口服 2 支。

【二诊】2008 年 12 月 2 日。上药服后心情较前开朗,夜寐 4～5 个小时,偶有噩梦,耳鸣减轻,胸口有豁然开朗之感,仍心悸气短,小便黄减轻,大便调顺。舌质偏黯,苔薄根微黄,脉濡滑。血压 130/90 mmHg。原方水煎服,日 1 剂,连服 14 剂。落花安神口服液 30 支,每晚睡前半小时口服 2 支。

【三诊】2008 年 12 月 16 日。夜寐好,5～6 个小时,无梦,心悸气短明显减轻,舌头不热,耳鸣减轻,遗精 2 周未作。舌质微暗红苔薄白,脉细。上方去黄连,加麦冬 15 g、五味子 10 g、丹参 30 g。水煎服,日 1 剂,连服 14 剂。落花安神口服液 30 支,每晚睡前半小时口服 2 支。

1 个月后前来告知,上药服后夜寐平安,诸症改善。自行停服后测试效果,未见反复。

【按语】

该老年男性患者,起病始于情志不悦,肝气郁滞,肝郁犯心,心失所养,故而胸闷心悸,噩梦连连。同时患者兼有耳鸣、尿黄、遗精之症,遗精之症未必皆由肾虚导致,不能看到年老遗精即认为肾虚,仍应结合整体辨证,此患者舌质黯红苔中后黄腻,又兼舌热,应属湿热瘀结下焦所致,故从清利下焦湿热着手治疗。气机通畅则胸闷豁然开朗,噩梦消失,湿热除则遗精之症亦愈。

案例6

王某,女,53 岁。

【初诊】2009 年 3 月 18 日。

【主诉】夜不能寐 10 年。

【现病史】始于工作压力过大。近日因乳房查出结节担忧不眠。偶睡前口服艾司唑仑助眠,但助眠效果差。绝经 3 年,10 年前有胆囊切除史。

【刻诊】夜寐 3 个小时,偶有梦,中醒 2～3 次,睡中流涎。头晕胀闷,精神倦怠,面部虚浮感,记忆力减退,颈滞无手麻,胸闷绞痛,胃嘈胀,乳房胀痛。夜尿 4 次,大便易稀。舌质偏黯,苔薄白,脉弦。血压 105/80 mmHg。

【中医诊断】不寐;胸痹;乳癖。

【西医诊断】失眠症;胸痛待查;乳腺增生。

【辨证分型】肝郁阳亢,心血瘀阻。

【治疗原则】疏肝解郁,活血清热安神。

【处方用药】

淮小麦 30 g	甘草 10 g	苦参 15 g	蝉蜕 6 g
僵蚕 10 g	全瓜蒌[打] 15 g	薤白 10 g	延胡索 15 g
柴胡 10 g	煅龙骨 30 g	八月札 30 g	郁金 15 g
石菖蒲 10 g	焦栀子 15 g	黄芩 15 g	荷叶 30 g
赤芍 15 g	白芍 15 g	合欢皮 30 g	远志 10 g

水煎服,日 1 剂,连服 14 剂。

【二诊】2009 年 4 月 1 日。上药服后诸症改善。夜寐 5～6 个小时,中间不醒,有时午睡 1 个小时。无夜尿,头晕胀不作,仍有睡中流涎,胃嘈胀减轻,胸闷胸痛不作,乳房胀痛明显减轻,大便偏稀日 1 行。舌偏红,苔薄黄,脉细弦。上方去全瓜蒌、薤白、黄芩,加小青皮 15 g、牛蒡子 15 g、紫花地丁 30 g、夏枯草 30 g,水煎服,日 1 剂,连服 14 剂。

随访 2 个月,偶工作繁忙时夜寐有反复,但心情较好,能够自行调整。

【按语】

患者年过五十,长期不寐,始于工作压力大。复有胆囊切除史 10 年,胃脘嘈胀、大便易稀。《庄子·让玉》篇中写道："不能自胜而强不从者,此之为重伤者也。"劳心太过,以至心血痹阻,不通则痛,故而胸闷心痛,日久子病犯母,肝气不舒,故而乳房痞块胀痛,而因担忧可能为肿瘤不寐更甚,来诊时神疲乏力、精神脆弱。王翘楚从疏肝解郁、行血除痹入手,肝气得舒而心血得畅行,故而诸症缓解。方中以淮小麦、甘草、苦参养心除烦,《神农本草经》谓:"小麦,除客热,止烦渴咽燥,利小便,养肝气。"《备急千金要方》谓:"养心气,心病宜食之。"取蝉蜕、僵蚕熄风之功,全瓜蒌、薤白宽胸理气,延胡索行气止痛,柴胡、煅龙骨疏肝潜阳,郁金、石菖蒲开窍醒神,焦栀子、黄芩、荷叶清心除烦,合欢皮、远志安神定志,赤芍、白芍活血兼以养阴,上药同用,共奏疏肝解郁、活血清热安神之功,初诊药服后诸症好转,二诊时加重行气解郁之品,以小青皮、牛蒡子、夏枯草、紫花地丁之理气散结之功消散乳房肿块,肝舒则乳癖渐消。然患者工作之繁忙非医生之力所能改变,因此患者自我的调整尤为重要。

六、肺病不寐

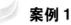 **案例 1**

孙某,女,28 岁。

【初诊】2008 年 12 月 5 日。

【主诉】夜不能寐 2 年。

【现病史】长期情志不悦和精神过劳。曾服用米氮平和酒石酸唑吡坦。现服中成药舒眠胶囊,夜寐仍差。

【刻诊】夜寐好时 5～6 个小时,差时入睡难。头晕仍作,时有耳鸣,口干,外感咽痛,呛咳无痰,颈部板滞,手麻,时有心烦,早搏,胃胀、胃嘈,纳呆。大便时不出现。舌质微红,苔薄,脉细。血压 90/55 mmHg。

【中医诊断】不寐;感冒。

【西医诊断】失眠症;上呼吸道感染。

【辨证分型】肝亢犯肺,肺失清肃,胃失和降。

【治疗原则】平肝宣肺,和胃降逆安神。

【处方用药】

江剪刀草 30 g	金银花 15 g	连翘 15 g	焦栀子 15 g
黄芩 15 g	北沙参 30 g	柴胡 10 g	煅龙骨 30 g
天麻 10 g	钩藤后入 15 g	葛根 30 g	川芎 15 g

蔓荆子 20 g	郁金 15 g	石菖蒲 10 g	赤芍 15 g
白芍 15 g	合欢皮 30 g	远志 10 g	蝉蜕 6 g
僵蚕 10 g	蒲公英 30 g	海螵蛸 30 g	

水煎服,日 1 剂,连服 14 剂。落花安神口服液 30 支,每晚睡前半小时口服 2 支。

【二诊】2008 年 12 月 19 日。夜寐 6～7 个小时,时有入睡难。颈背抽痛,咳嗽仍有,黄脓痰,咽痒,时有恶心。胃脘不适,大便尚调。舌质微红,苔薄微黄,脉细。血压 95/60 mmHg。上方去焦栀子、北沙参,加鱼腥草[后下] 30 g、姜竹茹 30 g、水煎服,日 1 剂,连服 14 剂。落花安神口服液 30 支,每晚睡前半小时口服 2 支。

【按语】

患者因精神心理因素,肝气郁结而发病。就诊时因外感风热、咳嗽、胃胀嘈,证属肝亢犯肺、肺失清肃、胃失和降。治拟平肝宣肺,和胃降逆安神。柴胡、煅龙骨平肝潜阳;天麻、钩藤平肝熄风止痉,平抑肝阳;葛根、川芎、蔓荆子活血解肌,祛风止痛;郁金、石菖蒲解郁开窍安神;赤芍、白芍活血凉血柔肝;合欢皮、远志解郁宁心安神;蝉蜕、僵蚕熄风止痉;焦栀子、黄芩清肝经湿热,泻火除烦;江剪刀草、金银花、连翘清热解毒、镇咳利咽;北沙参养阴清肺生津;蒲公英、海螵蛸制酸止痛、清热解毒。二诊时咳嗽仍有,黄脓痰,咽痒,时有恶心,故去焦栀子、北沙参;加鱼腥草、姜竹茹清肺化痰、消肿排脓。辨证精准,药证相符,故收效颇快。

案例 2

姚某,男,38 岁。

【初诊】2008 年 11 月 18 日。

【主诉】夜不能寐 1 年余。

【现病史】长期工作压力大及生活不规律。由于职业关系经常熬夜思考,逐渐出现入睡困难(约需 2～3 个小时),早醒于凌晨 2～3 点,醒后不能再眠。记忆力减退,心烦躁。有高血压史 3 年。

【刻诊】夜寐差,多梦纷纭,早醒,健忘,颈板手麻,时有头晕,心烦易惊,胆怯心慌,焦虑紧张,双眼酸涩,多于思虑,1 周来咽干咳嗽无痰,纳好大便调,尿频伴有泡沫,舌质绛红,苔薄微黄,脉弦滑。血压 135/90 mmHg。

【中医诊断】不寐;咳嗽。

【西医诊断】失眠症;咳嗽。

【辨证分型】肝郁阳亢,肺失清肃。

【治疗原则】急则治其标。平肝解郁清肺。

【处方用药】

淮小麦 30 g	甘草 10 g	苦参 15 g	蝉蜕 6 g
僵蚕 10 g	柴胡 10 g	煅龙骨 30 g	天麻 10 g
钩藤^{后入} 15 g	葛根 30 g	川芎 15 g	蔓荆子 20 g
郁金 15 g	石菖蒲 10 g	焦栀子 15 g	赤芍 15 g
白芍 15 g	合欢皮 30 g	远志 10 g	江剪刀草 30 g
金银花 15 g	连翘 15 g	黄连 6 g	

水煎服,日 1 剂,连服 14 剂。落花安神口服液 30 支,每晚睡前半小时口服 2 支。

【二诊】2008 年 12 月 2 日。上药后夜寐 4 个小时左右,约 1 个小时可入睡,多梦纷纭,早醒,上午急躁,下午减轻,仍咽痛,干咳减少,口腔溃疡,纳食尚可,大便调,尿频不爽,腰背酸楚。舌绛红,苔薄净,脉弦。血压 160/100 mmHg。上方去淮小麦、甘草、苦参、蝉蜕、僵蚕、石菖蒲。加麦冬 15 g、黄芩 15 g、鱼腥草^{后下} 30 g、桑白皮 30 g、白蒺藜 30 g、怀牛膝 30 g、夏枯草 30 g。水煎服,日 1 剂,连服 14 剂。落花安神口服液 30 支,每晚睡前半小时口服 2 支。

2 周后随访:夜寐入睡快,约半小时,共眠 6 个小时,无咳多痰,血压正常。

【按语】

近年来从事信息软件工作的年轻人失眠症发病率明显增高,详究其缘由,不外脑力活动过多,而睡眠时间和规律难以保证所致。该例患者自大学毕业加入 IT 行业,至今已升至主管,但长期用脑过度、工作压力大、生活不规律导致发病。了解该行业的工作作息特点则知此类患者必有肝郁,且由于长期端坐、眼盯电脑,必定因注意力高度集中而忽视尿意而憋尿时间过长,因此小便不爽、淋漓不尽,甚至产生结石病。此例患者来诊时兼有外邪,故而急则治标,以平肝清肺之剂,2 周之后再加入二白降压汤,此后血压逐渐回复,可谓层层递进,有主有次。此外,王翘楚在诊疗的过程中,严格建议患者不要持续工作,每到整点则站立活动并休息 5~10 分钟,所谓劳逸结合,患者部分执行了王翘楚的建议,感觉工作的精力较前旺盛,短暂的休息提高了工作的效率。这样的工作方式其实是从事多种行业的人们都值得借鉴的。

案例 3

丁某,女,53 岁。

【初诊】2007 年 6 月 19 日。

【主诉】夜不能寐 10 日。

【现病史】2 周前感冒后发热 3 日,咳嗽咽痒。热退后出现夜寐差。停经 3 年。

【刻诊】夜寐好时 3～4 个小时,差则通宵不眠,稍有呛咳无痰,口干,纳可,二便调。舌质黯红,苔黑腻;脉弦滑。血压 125/65 mmHg。

【中医诊断】不寐。

【西医诊断】失眠症。

【辨证分型】肝郁阳亢,余邪未清。

【治疗原则】平肝解郁,兼清余邪。

【处方用药】

桑叶 15 g	牛蒡子 15 g	江剪刀草 30 g	天麻 10 g
钩藤后入 15 g	葛根 30 g	川芎 15 g	蔓荆子 20 g
柴胡 10 g	煅龙骨 30 g	郁金 15 g	石菖蒲 10 g
焦栀子 15 g	金银花 15 g	连翘 15 g	赤芍 15 g
白芍 15 g	合欢皮 30 g	远志 10 g	蝉蜕 6 g

水煎服,日 1 剂,连服 14 剂。

【二诊】2007 年 7 月 3 日。药后夜寐增加,夜寐 4～5 个小时,入睡快,易醒,口干,易汗,潮热,咳嗽减少,纳可便调。舌质偏红苔根微黄腻,脉弦。血压 120/70 mmHg。上方去桑叶、牛蒡子、蔓荆子、金银花、连翘,加淫羊藿 15 g、地骨皮 20 g、黑大豆 30 g、黄芩 15 g。水煎服,日 1 剂,连服 14 剂。

随访:药后睡眠进一步好转,诸症减轻,随访 2 个月未有反复。

【按语】

由于感冒后余邪未清,表气不和,以至阴阳之气不相顺接,肝气受到抑郁,故而导致肝阳偏亢,进而瘀热交阻,阳不入于阴,故而不寐。此时需兼清余邪才能达到治疗的效果。有部分患者在感冒后相当长的时间里遗留有呛咳无痰,此时的治疗若从肝郁论治可以取得良好的效果。王翘楚以桑叶、牛蒡子清余邪、平肝阳,江剪刀草止咳化痰,与平肝解郁之品,以疏散余邪、调畅肝气,气机调顺则阴阳之气交接流畅,故而夜寐自安。此后予以淫羊藿、地骨皮、黑大豆补肾清虚热,以培本固元。

名中医王翘楚学术传承集

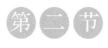

郁病医案

一、郁病(焦虑症)

 案例 1

孟某,女,42 岁。

【初诊】2008 年 11 月 7 日。

【主诉】夜寐不安伴心烦 4 年,加重 4 个月。

【现病史】4 年来,夜寐时好时差。4 个月前,因情志不悦而加重。现不服安眠药,入睡苦难,多梦。曾每晚临睡前口服艾司唑仑 1 mg,治疗效果不佳。

【刻诊】一夜睡 5～6 个小时,但入睡难,多梦。白天头晕、头胀伴头皮跳痛,时脑鸣,颈肩板滞,记忆力下降,口干欲饮,情志不畅,心慌不安,周身肌肉疼痛,胃脘稍胀,纳可,大便秘结,月经调。舌质微红,苔薄根微黄。脉细微弦。血压 130/90 mmHg。

【中医诊断】不寐;郁病。

【西医诊断】失眠症;焦虑症。

【辨证分型】肝郁阳亢,气血痹阻。

【治疗原则】解郁平肝,通络活血清热安神。

【处方用药】

淮小麦 30 g	甘草 10 g	苦参 15 g	蝉蜕 6 g
僵蚕 10 g	天麻 10 g	钩藤^{后入} 15 g	葛根 30 g
川芎 15 g	蔓荆子 20 g	威灵仙 30 g	鸡血藤 30 g
柴胡 10 g	煅龙骨 30 g	煅牡蛎 30 g	广郁金 15 g
石菖蒲 10 g	赤芍 15 g	白芍 15 g	焦栀子 15 g
地骨皮 20 g	八月札 30 g	合欢皮 30 g	远志 10 g

水煎服,日 1 剂,连服 7 日。

【二诊】2008 年 11 月 14 日。服上药 1 周,夜寐 7～8 个小时,入睡难减轻,多梦减少,头晕胀缓解,跳痛减轻,记忆力改善,心慌不安减轻,周身痛颈肩板滞

消失,胃脘不胀,纳增加,脑鸣仍作。大便日行转畅。再续前方 14 剂,以巩固
疗效。

【按语】

肝主情志,恶抑郁,喜条达。情志不悦最易引起气血不畅而致不寐。失眠症
因情志因素引起者颇多。对上海市中医医院 3 830 例失眠患者进行统计分析,
其中因情志不悦、精神过劳或受惊吓引起者占 70% 以上,故凡因情志不悦引起
者,当首选从肝论治法,则采用解郁熄风汤合加味柴胡龙牡汤以解郁平肝,再加
入威灵仙、鸡血藤、赤芍、白芍等活血柔肝、通络安神之剂。方中淮小麦、甘草、苦
参解郁除烦;天麻、钩藤清热平抑肝阳;葛根、川芎、蔓荆子活血解肌;柴胡、煅龙
骨、煅牡蛎疏肝解郁,平肝潜阳;郁金、石菖蒲解郁安神开窍;焦栀子清热利湿除
烦;威灵仙、鸡血藤、赤芍、白芍活血化瘀柔肝;合欢皮、远志、蝉蜕、僵蚕解郁开窍
养心安神。药证相符,果收良效。

案例 2

孙某,女,31 岁。

【初诊】 2012 年 7 月 6 日。

【主诉】 夜不能寐 10 余年。

【现病史】 10 余年前上大学期间,因功课紧张惧怕考试导致失眠,出现强迫
症状,现服用盐酸帕罗西汀,晨起每日口服 20 mg;阿普唑仑,每晚睡前口服
0.4 mg,夜寐 4～5 个小时。

【刻诊】 白天头晕头胀伴有恶心、心悸不安、烦躁易怒、紧张胆怯,胸闷气短,
偶有胸部刺痛,面颊部少许痤疮,口干。舌质红,苔薄微黄,脉弦紧。血压 115/
80 mmHg。

【中医诊断】 不寐;郁病。

【西医诊断】 失眠症;焦虑症。

【辨证分型】 肝郁阳亢,瘀热交阻,气结于胸,肝胃不和。

【治疗原则】 疏肝和胃,理气散结,清热化瘀。

【处方用药】

淮小麦 30 g	甘草 10 g	苦参 15 g	蝉蜕 6 g
僵蚕 10 g	瓜蒌皮 15 g	薤白 10 g	延胡索 15 g
天麻 10 g	钩藤^{后入} 15 g	柴胡 10 g	煅龙骨 30 g
郁金 15 g	石菖蒲 10 g	焦栀子 15 g	赤芍 15 g

| 白芍 15 g | 丹参 30 g | 合欢皮 30 g | 薏苡仁 30 g |
| 芦根 30 g | 紫花地丁 30 g | 姜竹茹 15 g | 制半夏 10 g |

水煎服,日1剂,连服14剂。落花安神口服液30支,每晚睡前半小时口服2支。解郁Ⅱ号14包,每日2次,每次半包,开水冲服。

【二诊】2012年7月20日。药后服用盐酸帕罗西汀,每日晨起口服20 mg,阿普唑仑每晚睡前口服0.2 mg,夜寐5~6个小时,头晕头胀、心悸心烦、紧张胆怯均有所减轻,胸闷气短,口干,已无恶心,胸部刺痛,面颊部痤疮数量减少、颜色变淡,经前乳房胀痛。B超示:两乳小叶增生Ⅱ级。舌质红,苔薄微黄,脉弦细。上方去姜竹茹、半夏,加小青皮15 g,牛蒡子15 g,水煎服,日1剂,连服14剂。落花安神口服液30支,每晚睡前半小时口服2支。解郁Ⅱ号14包,每日2次,每次半包,开水冲服。

【三诊】2012年8月17日。现服盐酸帕罗西汀晨起每日口服20 mg,停服阿普唑仑,夜寐5~6个小时,已无胸闷气短,口微干,面颊部痤疮明显减少,经前乳房胀痛,胃脘胀满,嘈杂不适,舌质淡红,苔薄微黄,脉濡细。上方去瓜蒌皮、薤白,加海螵蛸30 g,八月札30 g,水煎服,日1剂,连服14剂。落花安神口服液30支,每晚睡前半小时口服2支。解郁Ⅱ号14包,每日2次,每次半包,开水冲服。

【按语】

郁病是由于情志不舒、气机郁滞所致,以心情抑郁、情绪不宁、胸部满闷、胁肋胀痛,或易怒易哭为主要临床表现的一类病症。早在《黄帝内经》就有关于郁病病机和治则记载,《金匮要略·妇人杂病》提出了"脏躁"及"妇人咽中如有炙"等证,《丹溪心法·六郁》首创"六郁"之说,《临证指南医案·郁证》认为:"郁病全在病者能移情易性。"该患生性敏感,大学时因惧怕考试导致失眠并伴有焦虑症状,至刻诊10余年,见心悸头晕、胸闷气短、紧张胆怯,时有恶心,证属肝郁阳亢,瘀热交阻,气结于胸,肝胃不和。治当疏肝和胃、理气散结、清热化瘀。方中淮小麦、甘草、苦参解郁除烦,宁心安神;柴胡、煅龙骨、天麻、钩藤疏肝潜阳;焦栀子、芦根、赤芍、白芍、丹参清热化瘀;郁金、石菖蒲清心开窍;蝉蜕、僵蚕、合欢皮、夜交藤熄风安神;瓜蒌皮、薤白、延胡索宽胸理气、化瘀止痛;姜竹茹、半夏清热化痰、和胃降逆;生薏苡仁、紫花地丁清热除湿,透疹消疮。二诊夜寐好转,已无恶心胸痛,心情稍许平静,紧张胆怯得以缓解,经前乳房胀痛,方中去姜竹茹、半夏,加小青皮、牛蒡子理气消胀。三诊已停服镇静药物,夜寐尚可,已无胸闷气短胸痛,胃脘不适嘈杂,去瓜蒌皮、薤白,加海螵蛸、八月札理气消胀,制酸止痛。解郁

Ⅱ号的主要成分为萱草花,《本草纲目》载:"萱草花……令人好欢乐,无忧,轻身明目。"因其昼开夜合之特性与人睡眠相一致,自古就将其用于治疗夜寐不安和忧愁焦虑,与方药相配,共奏解郁安神、忘记忧愁之效。

案例3

梅某,女,24岁。

【初诊】2012年9月4日。

【主诉】入睡困难10年,伴心慌胆怯。

【现病史】近10年来患者因为思虑过度出现入睡困难,多梦,情绪紧张,心慌胆怯,伴多思多虑、头晕头痛,外院诊断为"双相情感障碍",口服奥氮平片每日5 mg,拉莫三嗪片每日25 mg,每日可睡眠7个小时,感觉记忆力明显下降,情绪易激动,敏感,月经3月未行。

【刻诊】入睡困难,多梦,情绪紧张,心慌胆怯,伴多思多虑、头晕头痛,记忆力明显下降,情绪易激动,敏感,口干,胃纳差,恶心,有反酸嘈杂。大便干结,小便调。舌质红,苔黄腻,脉弦。血压115/90 mmHg。

【中医诊断】郁病。

【西医诊断】焦虑症。

【辨证分型】肝郁阳亢,瘀热交阻。

【治疗原则】疏肝解郁,活血清热安神。

【处方用药】

淮小麦 30 g	甘草 10 g	苦参 15 g	蝉蜕 6 g
僵蚕 10 g	柴胡 15 g	煅龙骨 30 g	海螵蛸 30 g
煅瓦楞子 30 g	蒲公英 30 g	黄精 15 g	天麻 10 g
钩藤^{后入} 15 g	葛根 30 g	川芎 15 g	广郁金 15 g
石菖蒲 10 g	焦栀子 15 g	芦根 30 g	赤芍 15 g
白芍 15 g	合欢皮 30 g	夜交藤 30 g	

水煎服,日1剂,连服14剂。落花安神口服液30支,每晚睡前半小时口服2支。解郁Ⅱ号14包,每日2次,每次半包,开水冲服。

【二诊】2012年9月18日。睡眠好转,情绪紧张好转,心情平静,服用奥氮平片每日5 mg,停服拉莫三嗪,月经已经来过,口干及大便情况均好转,自觉右胁肋部胀痛明显。舌质红,苔黄,脉弦。9月4日方加延胡索15 g,水煎服,日1剂,连服14剂。落花安神口服液30支,每晚睡前半小时口服2支。解郁Ⅱ号14

包,每日 2 次,每次半包,开水冲服。

【按语】

本案患者因思虑过度,导致精神紧张,多思多虑,睡眠不安。此皆为肝气郁滞,虚阳上亢,瘀热交阻为因。处方取甘麦大枣汤之意解郁安神,以苦参代替大枣更能清热除烦;蝉蜕、僵蚕平肝熄风;柴胡、煅龙骨平肝;天麻、钩藤潜肝阳;葛根、川芎行气行血解肌;郁金、石菖蒲开窍醒神;焦栀子清热除烦;芦根清热止渴;赤芍、白芍和营活血;合欢皮、夜交藤安神定志;佐以海螵蛸、煅瓦楞子抑酸和胃;蒲公英理气清热和胃;黄精补诸虚,益脾养胃,治疗乏力食少口干;二诊中加用延胡索理气消胀止痛。诸药合用,则肝气舒、瘀热解、心神安。配合落花安神合剂以调和阴阳,宁心安神;解郁Ⅱ号中的萱草花解愁忘忧,使人神定情悦,病情好转。

案例 4

沈某,女,24 岁。

【初诊】 2012 年 8 月 21 日。

【主诉】 反复情绪紧张 3 周,伴多思多虑。

【现病史】 3 周来患者因为思虑过度出现情绪紧张,伴多思多虑、头晕头痛,睡眠不安,多梦易醒,感觉记忆力明显下降,心烦躁。未服用任何药物。有乳腺增生及子宫肌腺症史。

【刻诊】 情绪紧张,伴多思多虑、头晕头痛,睡眠不安,多梦易醒,记忆力明显下降,情绪易激动,敏感,胃纳差,伴反酸嘈杂。大便干结,小便调。月经量少,有痛经,经行时乳房胀痛不适。舌质红,苔黄,脉弦。血压 100/70 mmHg。

【中医诊断】 郁病;痛经;乳癖。

【西医诊断】 焦虑症;子宫腺肌病;乳腺增生。

【辨证分型】 肝郁阳亢,瘀热交阻。

【治疗原则】 疏肝解郁,活血清热。

【处方用药】

淮小麦 30 g	甘草 10 g	苦参 15 g	蝉蜕 6 g
僵蚕 10 g	红藤 30 g	紫花地丁 30 g	延胡索 15 g
小青皮 10 g	牛蒡子 15 g	天麻 10 g	钩藤后入 15 g
葛根 30 g	川芎 15 g	广郁金 15 g	石菖蒲 15 g
焦栀子 15 g	柴胡 15 g	煅龙骨 30 g	海螵蛸 30 g

八月札 30 g　　　蒲公英 30 g　　　生地黄 30 g

水煎服,日 1 剂,连服 14 剂。解郁Ⅱ号 14 包,每日 2 次,每次半包,开水冲服。

【二诊】2012 年 9 月 4 日。情绪紧张好转,仍然多思多虑,多梦易醒好转,心烦、胸闷、大便均好转,大便一日一行已正常。舌质红,苔黄,脉弦。8 月 21 日方去生地黄,水煎服,日 1 剂,连服 14 剂。解郁Ⅱ号 14 包,每日 2 次,每次半包,开水冲服。

【三诊】2012 年 9 月 18 日。情绪好转,精神转安,睡眠可,时有梦多。痛经及乳房胀痛均好转。服药期间感冒一次,有纳食不佳,乏力。舌质红,苔微黄,脉弦。9 月 4 日方加合欢皮 30 g、夜交藤 30 g。水煎服,日 1 剂,连服 14 剂。解郁Ⅱ号 14 包,每日 2 次,每次半包,开水冲服。

【按语】

本案患者因学业思虑过度,导致精神紧张,多思多虑,睡眠不安。此皆为肝气郁滞,虚阳上亢,瘀热交阻为因。处方取甘麦大枣汤之意解郁安神,以苦参代替大枣更能清热除烦,王翘楚名之曰“解郁熄风汤”;柴胡、煅龙骨平肝安神;天麻、钩藤平肝潜阳;郁金、石菖蒲开窍醒神;蝉蜕、僵蚕平肝熄风;焦栀子清热除烦。患者有子宫腺肌病,加用红藤、紫花地丁、延胡索清热解毒,理气活血;患者有乳腺增生症,加用小青皮、牛蒡子以疏肝理气止痛;佐以海螵蛸抑酸和胃;八月札、蒲公英理气清热和胃;葛根、川芎行气活血解肌;生地黄滋阴润肠通便;合欢皮、夜交藤安神定志,诸药合用,则肝气舒、瘀热解、心神安。配合解郁Ⅱ号中的萱草花解愁忘忧,使人神定情悦,病情好转。

案例 5

裴某,女,58 岁。

【初诊】2008 年 12 月 2 日。

【主诉】心烦伴夜寐不安 2 月余。

【现病史】2 个月前因情志不悦引发心烦意乱伴夜寐不安。曾服用多种镇静催眠药,但治疗效果不佳,现已停服安眠药。

【刻诊】入睡难,夜寐 2～3 个小时,多梦,噩梦。重复动作(反复洗手,要洗 3 次才认为洗干净)。头晕、头胀、颈部板滞,无手麻,胸闷心慌,焦虑、心烦、紧张、胆怯、易生气、多思多虑、易哭。胃胀嘈,胃纳呆,大便日行。舌质暗红,苔薄黄,脉细弦。血压 145/80 mmHg。

【中医诊断】郁病。

【西医诊断】焦虑症。

【辨证分型】肝郁阳亢，瘀热交阻。

【治疗原则】疏肝解郁，活血清热安神。

【处方用药】

淮小麦 30 g	甘草 10 g	苦参 15 g	蝉蜕 6 g
僵蚕 10 g	桑叶 15 g	白蒺藜 30 g	天麻 10 g
钩藤^{后入} 15 g	葛根 30 g	川芎 15 g	柴胡 10 g
煅龙骨 30 g	郁金 15 g	石菖蒲 10 g	焦栀子 15 g
黄芩 15 g	赤芍 15 g	白芍 15 g	丹参 30 g
合欢皮 30 g	远志 10 g		

水煎服，日 1 剂，连服 14 剂。

【二诊】2008 年 12 月 16 日。服用上药 14 剂后，心情转平静，夜寐改善，入睡 5～6 个小时，仍多梦，噩梦减少。胃胀、嗳气，口干欲饮。头晕胀减轻，颈部板滞减轻。仍重复洗手。胃纳如前，大便日行。舌质暗红，苔薄黄，脉细微弦。上方去桑叶、白蒺藜，加旋覆花^{包煎} 10 g、代赭石^{先煎} 10 g，水煎服，日 1 剂，连服 14 剂。

【三诊】2008 年 12 月 30 日。两周来夜寐 6 个小时，多梦，间醒 1～2 次，白天精神转振，无头晕头胀，颈部板滞，时手麻，不口干，嗳气减少，胃胀减轻。时心慌。重复洗手减少至 1 次，自觉已干净。胃纳正常，大便日行。舌质暗红，苔薄，脉细微弦。再续 2008 年 12 月 2 日方。水煎服，日 1 剂，连服 14 剂。

【按语】

《灵枢·本神》曰："愁忧者，气闭塞而不行。"肝主情志，司疏泄。患者因情志不悦，肝失疏泄，肝气郁结，引起人体气机失调，脏腑损伤，阴阳失调而致病。患者白天心慌，焦虑，心烦、紧张、胆怯、易生气、多思多虑、易哭，重复动作，此皆肝气郁滞、虚阳上亢、瘀热交阻所致。气机失调，气血运行不畅，故而颈肩酸楚。卧不安则胃不和，故而纳谷不馨、胃胀嘈。治拟疏肝解郁，活血清热安神。拟解郁熄风汤合加味柴胡龙牡汤加减。方中淮小麦、甘草、苦参解郁除烦，宁心安神；桑叶、白蒺藜、天麻、钩藤清热平抑肝阳；葛根、川芎活血解肌；柴胡、煅龙骨疏肝解郁，平肝潜阳；郁金、石菖蒲解郁安神开窍；焦栀子、黄芩清热利湿除烦；赤芍、白芍、丹参活血化瘀柔肝；合欢皮、远志、蝉蜕、僵蚕解郁开窍养心安神。全方共奏疏肝解郁、活血清热安神之效。二诊胃胀，嗳气频作。胃气上逆而卧不安，故方中去桑叶、白蒺藜加旋覆花、代赭石,和胃降逆。三诊时胃脘舒,故以前方续治,以巩固疗效。药证相符,故见效颇快。

案例6

胡某,男,41岁。

【初诊】2009年3月24日。

【主诉】反复胸闷5年。

【现病史】5年来因情志不悦出现反复胸闷不适。经多家医院求治,检查结果均提示:无器质性病变。

【刻诊】胸闷不适,有压迫感,伴有气短,颈肩板滞,心烦易紧张,多思多虑,夜寐6~7个小时,浅,多梦。腰酸。舌质微暗,苔薄微黄,脉细。

【中医诊断】郁病;胸痹。

【西医诊断】焦虑症;心脏神经症。

【辨证分型】肝郁气血痹阻。

【治疗原则】疏肝解郁,理气活血通痹。

【处方用药】

淮小麦30 g	甘草10 g	苦参15 g	蝉蜕6 g
僵蚕10 g	柴胡10 g	煅龙骨30 g	煅牡蛎30 g
天麻10 g	钩藤^{后入}15 g	葛根30 g	川芎15 g
郁金15 g	石菖蒲10 g	桑寄生15 g	赤芍15 g
白芍15 g	丹参30 g	瓜蒌皮15 g	合欢皮30 g

水煎服,日1剂。连服14日。

【二诊】2009年4月7日。2周来胸闷不适减轻,无气短,心情转平静,颈肩板滞仍有,夜寐6~7个小时,有梦,胃纳可,大便日行。舌质微红,苔薄微黄,脉细。上方加远志10 g。水煎服,日1剂,连服14日。

【三诊】2009年4月21日。偶有胸闷,气短缓解,心情平静,多思多虑减少,颈肩板滞减轻,夜寐6~7个小时,质量可,胃纳可,大便日行。舌质暗,苔薄少,脉细。原方水煎服,日1剂,连服14日。

【按语】

胸痹是指胸部闷痛,甚则胸痛彻背、短气、喘息不得卧为主症的一种疾病,轻者仅感胸闷如窒,呼吸欠畅,重者则有胸痛,严重者心痛彻背、背痛彻心。《灵枢·本神》曰:"愁忧者,气闭塞而不行。"患者情志不悦,郁怒伤肝,肝失疏泄,肝气郁结,闭塞不行,郁结于胸,发为胸痹。拟方解郁熄风汤加减。方中淮小麦、甘草、苦参解郁宁心安神;蝉蜕、僵蚕解郁除烦安神;天麻、钩藤清热平抑肝阳;葛根、川芎活血解肌;柴胡、煅龙骨、煅牡蛎疏肝解郁,平肝潜阳;郁金、石菖蒲解郁安神开窍;赤芍、白芍、丹参活血化瘀柔肝;合欢皮解郁安神;桑寄生补肝肾,强筋骨;全瓜蒌理气宽胸。全方共奏疏肝解郁、理气活血通痹之效。二诊时夜寐有梦,余症均减,故原方加远志以安神定志。三诊时胸闷、夜寐等均改善显著,效不更方。辨证精准,药证相符,故收效颇快。

 案例 7

沈某,女,31 岁。

【初诊】2008 年 12 月 16 日。

【主诉】心烦伴夜寐差 2 周。

【现病史】2 周前因情志不悦,多思多虑诱发。不服安眠药,夜寐差,精神不振,月经后期。

【刻诊】一夜睡 3～4 个小时,多醒,头晕,精神不振,心慌,心烦,紧张,胆怯,手抖,肌肉跳,身热,口干,胃纳可,大便尚调。苔薄微黄,舌质偏红,脉细微弦。血压 110/75 mmHg。

【中医诊断】郁病;不寐。

【西医诊断】焦虑症;失眠症。

【辨证分型】肝郁阳亢,瘀热交阻。

【治疗原则】疏肝解郁,清热活血安神。

【处方用药】

淮小麦 30 g	甘草 10 g	苦参 15 g	蝉蜕 6 g
僵蚕 10 g	柴胡 10 g	煅龙骨 30 g	煅牡蛎 30 g
天麻 10 g	钩藤[后入] 15 g	葛根 30 g	川芎 15 g
广郁金 15 g	石菖蒲 10 g	焦栀子 15 g	芦根 30 g
赤芍 15 g	白芍 15 g	丹参 30 g	合欢皮 30 g
远志 10 g			

水煎服,日 1 剂,连服 14 剂,另落花安神口服液 30 支,每晚睡前服 2 支。

【二诊】2008 年 12 月 30 日。患者服上药后,夜寐好转,夜睡 6 个小时左右,心情转平,精神转振,舌红苔薄脉细。原方续进 14 剂巩固疗效。

【按语】

焦虑是一种不愉快的、痛苦的情绪状态,同时伴有躯体方面的不舒服体验。而焦虑症就是一组以焦虑症状为主要临床相的情绪障碍,包含情绪和躯体两组症状。情绪症状表现为紧张不安、提心吊胆、恐惧、害怕、忧虑。躯体症状表现为自主神经功能亢进,如心慌、气短、口干、出汗、颤抖、面色潮红等,有时还会有濒死感。按照患者的临床表现,焦虑症可分为广泛性焦虑、急性焦虑发作(又称为惊恐发作)、恐怖症(包括社交恐怖、场所恐怖、特定的恐怖)。根据该患者心慌、心烦、紧张、胆怯、易哭、口干、手抖、肌肉跳等症状,可诊断为广泛性焦虑伴失眠。患者因情志不悦,肝失疏泄,肝气升发太过,形成肝阳上亢和肝风内动的表现,如头晕、烦躁、易怒、手抖、肌肉跳等症状;肝气郁结于胸,则胸闷不畅。治拟疏肝解郁、清热活血安神。方中淮小麦、甘草、苦参除烦安神,开胸散结;蝉蜕、僵蚕平肝熄风止痉作用;天麻、钩藤熄风止痉,平抑肝阳;葛根、川芎活血解肌,祛风止痛;柴胡、煅龙骨、煅牡蛎平肝潜阳;郁金、石菖蒲解郁开窍安神;焦栀子、黄芩清肝经湿热,泻火除烦;赤芍、白芍、丹参活血柔肝;合欢皮远志解郁宁心安神。全方共奏平肝解郁、清热活血安神之效。患者服用 14 剂后夜寐改善,心情转平,效果较明显。

案例 8

马某,女,27 岁。

【初诊】 2009 年 12 月 11 日。

【主诉】 心烦躁伴寐差 2 年。

【现病史】 始于感冒后引起肺炎,以及看病贵、精神压力大、男友不照顾、情志不悦等多因素,现每晚睡前服佐匹克隆 3.75 mg,时通宵不寐。

【刻诊】 夜睡 2～3 个小时,多醒,夜间烦热,白天头晕头胀,颈项板滞、胸闷、心烦易怒,易紧张,月经调,胃纳尚可,大便日行。舌质红、苔薄黄微腻、脉细弦。血压 135/75 mmHg。

【中医诊断】 郁病;不寐。

【西医诊断】 焦虑症;失眠症。

【辨证分型】 肝郁阳亢,瘀热交阻。

【治疗原则】 疏肝解郁,清热活血安神。

【处方用药】

淮小麦 30 g   甘草 10 g   苦参 15 g   蝉蜕 6 g

僵蚕 10 g	天麻 10 g	钩藤^{后入} 15 g	葛根 30 g
川芎 15 g	蔓荆子 20 g	柴胡 10 g	煅龙骨 30 g
广郁金 15 g	石菖蒲 10 g	焦栀子 15 g	黄芩 15 g
赤芍 15 g	白芍 15 g	合欢皮 30 g	远志 10 g

水煎服,日1剂,连服14剂。落花安神口服液30支,每晚睡前半小时口服2支。

【二诊】2010年12月25日。上次就诊后又到某医院诊治,改口服盐酸曲唑酮每晚50 mg、艾司唑仑每晚1 mg,同时服中药,夜睡7~8个小时,多梦,恶心不适。颈项板滞,胸闷,舌质微红、苔薄,脉细。上方去黄芩,加制半夏10 g、丹参30 g,水煎服,日1剂,连服14剂。落花安神口服液30支,每晚睡前半小时口服2支。嘱:安眠药尽量不要加量,可采取递减法减药。

【三诊】2010年1月15日。停盐酸曲唑酮和艾司唑仑,夜寐好时7~8个小时,差时2~3个小时,多梦,心情平静,此次月经不畅,小腹刺痛,胃嘈,大便时稀。舌质微红、苔薄,脉细。12月11日方去蔓荆子,加瓦楞子30 g、海螵蛸30 g、蒲公英30 g、当归10 g、延胡索15 g,水煎服,日1剂,连服14剂。落花安神口服液30支,每晚睡前半小时口服2支。

【四诊】2010年2月26日。停中药10日,夜睡6~7个小时,胃嘈、小腹胀,带下可,大便1~2日一行,偏干。舌质微红、苔薄,脉细。1月15日方去当归、延胡索,加红藤30 g、紫花地丁30 g。

水煎服,日1剂,连服14剂。落花安神口服液30支,每晚睡前半小时口服2支。

【按语】

患者因财务压力及情志不悦等因素致焦虑失眠,属情志病范畴,情志病与肝有密切的关系。中医理论认为肝为刚脏,五行归木,喜条达,恶抑郁。肝主疏泄为肝功能的概括,包括疏泄气机、调畅情志、调节血脉等。人体肝脏犹如春升之气,具有条顺、畅达、疏通的特性。肝的疏泄功能异常,气机疏通和畅达受阻,则以郁结为患,郁于本经则见胸胁胀痛、乳房胀痛、少腹胀痛,在精神方面表现为心烦易躁、焦虑不安、失眠多梦等。治疗上主张"木郁达之",及条达、舒畅之意。该患者证属肝郁阳亢、瘀热交阻,治拟疏肝解郁、清热活血安神。方中淮小麦、甘草、苦参除烦安神,开胸散结;蝉蜕、僵蚕平肝熄风,镇静安神;天麻、钩藤平抑肝阳;葛根、川芎、蔓荆子活血解肌,祛风止痛;柴胡、煅龙骨平肝潜阳;郁金、石菖蒲解郁开窍安神;焦栀子、黄芩清肝经湿热,泻火除烦;赤芍、白芍、丹参活血柔肝;

合欢皮有昼开夜合之特性,能安五脏,和心志,令人欢乐无忧;远志宁心安神。全方共奏疏肝解郁、清热活血安神之效。患者服用中药 56 剂后,逐渐递减安眠药及抗抑郁药,夜寐 6～7 个小时,基本恢复正常。

二、郁病(抑郁症)

案例 1

林某,男,21 岁。

【初诊】2012 年 7 月 17 日。

【主诉】反复情绪低落 4 年,加重 2 周。

【现病史】2008 年患者因读书期间住校环境干扰,加上学业繁重,精神过劳引起失眠,反复发作,曾服用抗抑郁、镇静安眠类药物治疗。近 2 周通宵不眠,口服氯硝西泮临睡前 1 mg,盐酸舍曲林每日 1 次,每次 50 mg,夜寐差,心烦,有前列腺炎史。

【刻诊】夜不能寐,头晕,情绪低落、兴趣减退,注意力不集中,记忆力下降,尿频尿急,大便通畅。舌质暗,苔薄黄,脉滑。

【中医诊断】郁病;不寐;淋证。

【西医诊断】抑郁症;失眠症;前列腺炎。

【辨证分型】肝郁阳亢,湿热下注。

【治疗原则】疏肝解郁,活血安神,清热利湿。

【处方用药】

淮小麦 30 g	甘草 10 g	苦参 15 g	蝉蜕 6 g
僵蚕 10 g	天麻 10 g	钩藤^{后入} 15 g	葛根 30 g
川芎 15 g	柴胡 10 g	煅龙骨 30 g	郁金 15 g
石菖蒲 10 g	焦栀子 15 g	黄柏 15 g	赤芍 15 g
白芍 15 g	丹参 30 g	合欢皮 30 g	夜交藤 30 g
益智仁 10 g			

水煎服,日 1 剂,连服 14 剂。落花安神口服液 30 支,每晚睡前半小时口服 2 支。解郁Ⅱ号 14 包,每日 2 次,每次半包,开水冲服。

【二诊】2012 年 7 月 31 日。口服氯硝西泮临睡前 1 mg,盐酸舍曲林每日 1 次,每次 50 mg,睡眠改善,一夜入睡 10 个小时,心情转平静,情绪低落改善,尿频尿急好转,记忆力减退好转,舌暗苔薄,脉滑。原方,水煎服,日 1 剂,连服 14

剂。落花安神口服液 30 支,每晚睡前半小时口服 2 支。解郁Ⅱ号 14 包,每日 2 次,每次半包,开水冲服。

【三诊】2012 年 9 月 11 日。口服氯硝西泮临睡前 1 mg,盐酸舍曲林每日 次,每次 50 mg,一夜入睡 10 个小时,尿频尿急好转,记忆力减退好转,舌暗苔 薄,脉滑。原方,水煎服,日 1 剂,连服 14 剂。落花安神口服液 30 支,每晚睡前 半小时口服 2 支。解郁Ⅱ号 14 包,每日 2 次,每次半包,开水冲服。

【按语】

本案患者为学生,因住校及学业压力引起失眠,起于精神过劳,又多思多虑, 肝气郁滞,属于中医“郁病”,又见尿急尿频,病机属肝郁阳亢,湿热下注,治以疏 肝解郁、活血安神、清利湿热。方中解郁熄风汤疏肝解郁,宁心安神;天麻、钩藤 清热平肝;柴胡、龙骨平肝潜阳;葛根、川芎发表解肌,活血行气;郁金、石菖蒲解 郁安神;丹参、赤芍、白芍活血化瘀;焦栀子、黄柏清利湿热;益智仁温补脾肾。再 加上解郁Ⅱ号,方中萱草花解郁忘忧。二诊患者入睡安好,尿急尿频好转。三诊 患者夜寐尚安,记忆力减退改善,疗效甚是突出。王翘楚在治疗过程中,善于运 用心理疏导方法,帮助病患树立起战胜疾病的信心,让患者首先正视自己的疾 病,了解自己的精神弱点,并努力克服。此类患者大多学习工作努力,不肯马虎, 是学习工作中的强者,但是精神上的弱者,反复思虑,多疑多虑,积久成疾,王翘 楚的一番教导使患者心情豁然开朗,更有助于疾病的恢复。

案例 2

孔某,女,26 岁。

【初诊】2012 年 7 月 17 日。

【主诉】反复心烦 6 年。

【现病史】患者因慢性乙肝困扰引起失眠,服用米氮平 15 mg,氯硝西泮 2 mg,盐酸帕罗西汀 20 mg,可入睡 10 个小时,白天头晕头胀,手脚麻,怕冷,心 烦,月经量多,大便通畅。

【刻诊】夜不能寐,头晕,情绪低落,消极,寡言少语,注意力不集中,记忆力 下降,口干,大便通畅。舌淡,苔薄,脉滑。

【中医诊断】郁病;不寐。

【西医诊断】抑郁症;失眠症。

【辨证分型】肝郁阳亢,肾气不足。

【治疗原则】疏肝解郁,补益肾气。

【处方用药】

淮小麦 30 g	甘草 10 g	苦参 15 g	蝉蜕 6 g
僵蚕 10 g	天麻 10 g	钩藤^{后入} 15 g	葛根 30 g
川芎 15 g	柴胡 10 g	煅龙骨 30 g	郁金 15 g
石菖蒲 10 g	车前草 30 g	赤芍 15 g	白芍 15 g
焦栀子 15 g	当归 15 g	合欢皮 30 g	夜交藤 30 g
淡附片 9 g	淫羊藿 15 g		

水煎服,日 1 剂,连服 14 剂。落花安神口服液 30 支,每晚睡前半小时口服 2 支。

【二诊】2012 年 7 月 31 日。服用米氮平 15 mg,氯硝西泮 2 mg,盐酸帕罗西汀 20 mg,睡眠较前改善,一夜入睡 7～8 个小时,易醒,心烦,情绪低落改善,舌暗苔薄,脉滑。原方,水煎服,日 1 剂,连服 14 剂。落花安神口服液 30 支,每晚睡前半小时口服 2 支。

【按语】

患者有慢性乙肝病史,精神易紧张,怕冷,属肝郁阳亢,肾气不足。方中淮小麦、甘草、苦参疏肝解郁;蝉蜕、僵蚕平肝熄风;柴胡、煅龙骨平肝潜阳;郁金、石菖蒲解郁开窍安神;天麻、钩藤平肝潜阳;赤芍、白芍、当归补血柔肝;合欢皮、夜交藤解郁宁心安神;淡附片、淫羊藿温补脾肾,补火助阳;车前草清热利尿通淋。解郁Ⅱ号是王翘楚的经验方,治疗抑郁症的特色方药,其中有萱草花,《本草纲目》记载"萱草花,性味甘凉,安五脏,令人好欢乐,无忧,轻身明目",此药能解郁忘忧。肝病患者易引起睡眠障碍。二诊后患者睡眠安好,疗效显著。

案例 3

王某,女,37 岁。

【初诊】2012 年 7 月 17 日。

【主诉】反复心烦夜寐差 7 年。

【现病史】患者因工作压力大引起失眠,西医曾诊断为抑郁症,口服盐酸帕罗西汀每日 1 次,每次 20 mg,佐匹克隆每晚睡前 7.5 mg,夜不能寐,精神不振,记忆力减退,有小叶增生,盆腔少量积液。

【刻诊】夜睡 3～4 个小时,头晕头胀,心烦,精神不振,兴趣减退,情绪低落,注意力不集中,记忆力下降,大便通畅。舌淡,苔薄,脉细。

【中医诊断】郁病;不寐。

【西医诊断】失眠症;抑郁症。

【辨证分型】肝郁阳亢,肾气不足。

【治疗原则】疏肝解郁,补益肾气,活血安神。

【处方用药】

淮小麦 30 g	甘草 10 g	苦参 15 g	蝉蜕 6 g
僵蚕 10 g	天麻 10 g	钩藤^{后入} 15 g	葛根 30 g
川芎 15 g	柴胡 10 g	煅龙骨 30 g	黄芩 15 g
蒲公英 30 g	蔓荆子 20 g	赤芍 15 g	白芍 15 g
焦栀子 15 g	当归 15 g	合欢皮 30 g	夜交藤 30 g
益智仁 10 g	姜竹茹 15 g		

水煎服,日 1 剂,连服 14 剂。落花安神口服液 30 支,每晚睡前半小时口服 2 支。

【二诊】2012 年 8 月 14 日。停服安眠药和抗抑郁药,一夜入睡 1～2 个小时,易醒,心情转平静,纳可,便调。舌暗苔薄,脉滑。上方加红藤 30 g、紫花地丁 30 g、延胡索 15 g。水煎服,日 1 剂,连服 14 剂。同时配以落花安神口服液,睡前半小时服 2 支。

【三诊】2012 年 9 月 11 日。睡眠较前改善,一夜可入睡 5～7 个小时,精神转振,口干口苦,头晕,心平静,舌暗苔薄,脉滑。原方,水煎服,日 1 剂,连服 14 剂。同时配以落花安神口服液,睡前半小时服 2 支。

【按语】

本案患者起于工作压力大,曾诊断为抑郁症,服用抗抑郁药物治疗,效果不佳。抑郁症中医属"脏躁""郁病"范畴。患者情志抑郁,思虑过度,以致心气亏耗,心阴不足。《金匮要略》曰:"妇人脏躁,喜悲伤欲哭,象如神灵所作,数欠伸,甘麦大枣汤主之。"王翘楚根据临床,结合当今失眠症的特点,换大枣为苦参,创解郁熄风汤。予苦参清心安神,淮小麦、甘草解郁除烦,合欢皮宁心安神。二诊治疗后,患者停用抗抑郁药物,亦能安睡。又患者小叶增生,盆腔少量积液,予红藤、紫花地丁、延胡索清热解毒,活血化瘀止痛。三诊后患者睡眠安好,疗效满意。王翘楚指出,当今抑郁症伴失眠症患者以肝气偏旺型体质为多,平时多表现为工作认真,责任心强,不肯马虎,这样的患者往往是工作中的佼佼者,生活中的弱者,思虑过多,事事追求完美,就容易诱发精神疾病。王翘楚往往在治疗中辅以心理的疏导,让患者克服弱点,做个"马大哈",这样对疾病的恢复有一定帮助。

案例 4

李某,女,59 岁。

【初诊】2012 年 8 月 7 日。

【主诉】心烦半年。

【现病史】患者半年前因早搏做射频消融术后,再因为家事心情不悦开始失眠,西医曾诊断为抑郁症,佐匹克隆每晚临睡前口服 7.5 mg,氟哌噻吨美利曲辛片每日 1 次,每次 1 粒,可入睡 1～2 个小时,白天头晕头胀,记忆力减退,心情烦躁,心慌,颈板,手麻。胃脘不适,胃胀,大便干,便秘。

【刻诊】夜不能寐,头晕,心烦,情绪低落,兴趣减退,精神不振,注意力不集中,记忆力下降,胃胀,大便干。舌淡,苔薄,脉细。血压 150/90 mmHg。胃镜示慢性浅表性胃炎。

【中医诊断】郁病;不寐;胃脘痛。

【西医诊断】抑郁症;失眠症;慢性胃炎。

【辨证分型】肝郁阳亢,胃失和降。

【治疗原则】疏肝解郁,健脾和胃,活血安神。

【处方用药】

淮小麦 30 g	甘草 10 g	苦参 15 g	蝉蜕 6 g
僵蚕 10 g	天麻 10 g	钩藤^{后入} 15 g	葛根 30 g
川芎 15 g	柴胡 10 g	煅龙骨 30 g	蔓荆子 20 g
蒲公英 30 g	桑白皮 30 g	白蒺藜 30 g	怀牛膝 30 g
石决明^{先煎} 30 g	赤芍 15 g	白芍 15 g	海螵蛸 30 g
八月札 30 g	焦山楂 15 g	焦神曲 15 g	合欢皮 30 g
夜交藤 30 g			

水煎服,日 1 剂,连服 14 剂。落花安神口服液 30 支,每晚睡前半小时口服 2 支。解郁Ⅱ号 14 包,每日 2 次,每次半包,开水冲服。

【二诊】2012 年 9 月 4 日。佐匹克隆每晚临睡前口服 7.5 mg,氟哌噻吨美利曲辛片每日 1 次,每次 1 粒,一夜可入睡 5～6 个小时,心烦减,情绪低落略改善,胸闷,头痛,腰背痛,舌淡苔薄脉弦。上方去夜交藤,加制狗脊 10 g,水煎服,日 1 剂,连服 14 剂。落花安神口服液 30 支,每晚睡前半小时口服 2 支。解郁Ⅱ号 14 包,每日 2 次,每次半包,开水冲服。

【按语】

本案患者因身体和家事不顺诱发精神抑郁,以解郁熄风汤疏肝解郁;桑白皮、白蒺藜、怀牛膝、石决明改善血管硬化;天麻、钩藤、葛根、川芎、柴胡、煅龙骨平肝潜阳。患者有慢性胃炎史,《素问·逆调论》曰:"胃不和则卧不安。"予海螵蛸制酸,八月札理气和胃,蒲公英清胃,配合相得益彰。二诊患者腰背痛,予制狗脊补肝肾、强筋骨、祛风湿。全方标本兼顾,共奏安神之功。

 案例5

王某,女,28岁。

【初诊】2012年9月4日。

【主诉】反复入睡困难伴情绪低落4个月。

【现病史】近4个月来患者因为失恋出现入睡困难伴早醒,情绪低落。到医院就诊后每日口服"盐酸舍曲林片50 mg""氯硝西泮2~4 mg",只能入睡3~4个小时,心烦、精神不振等。

【刻诊】入睡困难伴早醒,情绪低落,容易哭泣,总觉得"生活没意思",心烦,易怒,坐立不安,头晕耳鸣,乏力,胸闷,记忆力明显下降,情绪易激动,敏感。颈部时有酸胀感,有手指麻木,腰酸腿软,胃纳差,无食欲。大便不成形,一日3~4行,小便调。面部痤疮反复不愈。月经延期,量少色暗。无痛经。舌质红,苔薄白,脉弦细。血压95/70 mmHg。

【中医诊断】郁病。

【西医诊断】抑郁症。

【辨证分型】肝郁阳亢,瘀热交阻。

【治疗原则】疏肝解郁,清热活血。

【处方用药】

淮小麦30 g	甘草10 g	苦参15 g	蝉蜕6 g
僵蚕10 g	柴胡10 g	煅龙骨30 g	天麻10 g
钩藤后入15 g	葛根30 g	川芎15 g	郁金15 g
石菖蒲15 g	焦栀子15 g	黄芩15 g	紫花地丁30 g
薏苡仁30 g	焦山楂10 g	焦神曲10 g	赤芍15 g
白芍15 g	当归15 g	合欢皮30 g	夜交藤30 g

水煎服,日1剂,连服14剂。落花安神口服液30支,每晚睡前半小时口服2支。解郁Ⅱ号14包,每日2次,每次半包,开水冲服。

【二诊】2012 年 9 月 18 日。入睡困难好转,仍有早醒,目前口服盐酸舍曲林片 50 mg,氯硝西泮片 2 mg,可入睡 4～5 个小时,梦多。心情平静,大便不成形,畏寒,心慌,口干,月经已经来过。舌质红,苔薄白,脉弦细。上方去当归、夜交藤,加芦根 15 g,荷叶 30 g,干姜 6 g,水煎服,日 1 剂,连服 14 剂。落花安神口服液 30 支,每晚睡前半小时口服 2 支。解郁Ⅱ号 14 包,每日 2 次,每次半包,开水冲服。

【按语】

甘麦大枣汤乃《金匮要略》方,是一张养心血、益心气、泻虚火的名方。全方以甘药为主,"肝苦急,急以甘药缓之"。此案郁病患者辨证分型为肝郁阳亢、瘀热交阻。治拟疏肝解郁、活血清热。取用甘麦大枣汤之意养心疏肝安神,王翘楚以苦参代替大枣,更能清虚火宁心安神;蝉蜕、僵蚕平肝熄风;天麻、钩藤、柴胡、煅龙骨平肝潜阳;葛根、川芎活血解肌;郁金、石菖蒲解郁开窍;焦栀子、黄芩清热除烦;赤芍、白芍和营活血;合欢皮、夜交藤安神定志。更佐以紫花地丁、薏苡仁清热利湿散结治疗痤疮;焦山楂、焦神曲消食和胃改善食欲;当归补血活血通经以调理月经。配合落花安神口服液调整阴阳,宁心安神;解郁Ⅱ号解愁忘忧。二诊中加用荷叶清香升散,健脾升阳,配合焦山楂、焦神曲健脾护胃,共同改善大便不成形的情况;干姜温中散寒、回阳通脉治疗畏寒;芦根滋阴润燥止渴。诸药合用,共奏疏肝解郁、活血清热、安神定志之功。

案例 6

王某,男,30 岁。

【初诊】2012 年 9 月 4 日。

【主诉】反复入睡困难 10 年,伴情绪低落。

【现病史】近 10 年来患者因为情志不悦出现入睡困难,伴情绪低落,心烦,当地医院就诊后每日口服"氟西汀片 20 mg",只能入睡 1～2 个小时。

【刻诊】入睡困难,伴情绪低落,自卑感强烈,总是"觉得自己笨",心烦、易怒、坐立不安,连看书都不能静心,头晕耳鸣,乏力,胸闷,记忆力明显下降,颈部时有酸胀感,有手指麻木,情绪易激动,敏感,腰酸腿软,胃纳差,胃脘胀痛,无反酸嘈杂。大便不成形,一日一行,小便调。背部皮疹瘙痒。舌质红,苔黄薄腻,脉弦。血压 125/90 mmHg。

【中医诊断】郁病。

【西医诊断】抑郁症。

【辨证分型】肝郁阳亢,瘀热交阻。

【治疗原则】疏肝解郁,清热活血。

【处方用药】

淮小麦 30 g	甘草 10 g	苦参 15 g	蝉蜕 6 g
僵蚕 10 g	柴胡 15 g	煅龙骨 30 g	天麻 10 g
钩藤^{后入} 15 g	葛根 30 g	川芎 15 g	广郁金 15 g
石菖蒲 15 g	焦栀子 15 g	黄芩 15 g	紫花地丁 30 g
白鲜皮 30 g	焦山楂 10 g	焦神曲 10 g	赤芍 15 g
白芍 15 g	合欢皮 30 g	益智仁 10 g	

水煎服,日 1 剂,连服 14 剂。落花安神口服液 30 支,每晚睡前半小时口服 2 支。解郁Ⅱ号 14 包,每日 2 次,每次半包,开水冲服。

【二诊】2012 年 9 月 18 日。入睡困难好转,目前口服"氟西汀片 10 mg",可入睡 3～4 个小时,仍然多思多虑,梦多。心情平静,情绪低落和自卑感减轻,自觉耳鸣、颈部板滞、大便、胃部胀痛及背部皮肤瘙痒均好转。舌质红,苔黄,脉弦。原方去紫花地丁、白鲜皮,水煎服,日 1 剂,连服 14 剂。落花安神口服液 30 支,每晚睡前半小时口服 2 支。解郁Ⅱ号 14 包,每日 2 次,每次半包,开水冲服。

【按语】

郁病属于心理疾病,患者往往对疾病过于恐惧或悲观。王翘楚对此案患者的中医辨证分型为肝郁阳亢、瘀热交阻。治拟疏肝解郁、活血清热。取甘麦大枣汤之意解郁安神,以苦参代替大枣清热除烦安神;蝉蜕、僵蚕平肝熄风;天麻、钩藤、柴胡、煅龙骨平肝潜阳;葛根、川芎活血解肌;郁金、石菖蒲解郁开窍;焦栀子、黄芩清热除烦;赤芍、白芍和营活血;合欢皮安神定志。更佐以紫花地丁、白鲜皮清热利湿、祛风止痒;焦山楂、焦神曲消食和胃;益智仁补肾益智改善记忆力。配合落花安神口服液调整阴阳,宁心安神;解郁Ⅱ号解愁忘忧。诸药合用,共奏疏肝解郁、活血清热、安神定志之功。诊疗过程中王翘楚不停叮嘱患者放宽心,此病非难治之病,要树立信心,医患配合,定能使疾病好转。加之用药对症,疗效显著。

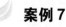

案例 7

黄某,女,21 岁。

【初诊】2007 年 3 月 30 日。

【主诉】寐差伴心烦 12 个月。

【现病史】患者长期精神过劳(学习压力大)。现口服奋乃静每日1次,1次4 mg;氯氮平每日1次,一次25 mg;阿米替林每日1次,一次50 mg。

【刻诊】情志不畅,多思多虑,情绪消极。夜寐4小时,入睡难,多醒,多梦,白天精神不振。纳食尚可,月经调畅,二便自调。舌质淡红,苔薄黄;脉弦细。血压100/60 mmHg。

【中医诊断】郁病;不寐。

【西医诊断】抑郁症;失眠症。

【辨证分型】肝阳偏旺,肝气郁滞。

【治疗原则】疏肝解郁,兼平肝阳。

【处方用药】

淮小麦30 g	甘草10 g	苦参15 g	蝉蜕6 g
僵蚕10 g	柴胡10 g	煅龙骨30 g	煅牡蛎30 g
天麻10 g	钩藤^{后入}15 g	葛根30 g	川芎15 g
郁金15 g	石菖蒲10 g	焦栀子15 g	黄芩15 g
赤芍15 g	白芍15 g	丹参30 g	合欢皮30 g
远志10 g			

水煎服,日1剂,连服14剂。落花安神口服液30支,每晚睡前半小时口服2支。

【二诊】2007年4月13日。服西药同前,加服中药后夜寐约4个小时,仍入睡困难,但白天精神转振,余无不适。舌质淡红苔薄白,脉弦细。上方加朱灯心3 g,水煎服,日1剂,连服14剂。落花安神口服液30支,每晚睡前半小时口服2支。

【三诊】2007年6月1日。停服氯氮平,仍服阿米替林每日1次,每次50 mg。夜寐5~7个小时,心情平静。但不服西药则入睡困难。舌质偏红苔薄黄,脉细。继以3月30日方,水煎服,日1剂,连服14剂。落花安神口服液30支,每晚睡前半小时口服2支。随访:患者西药逐渐戒断,落花安神口服液巩固治疗,随访6个月,病情无反复。

【按语】

患者从高中时代起感觉学习压力过大,力不从心,郁郁寡欢。女子以肝为先天,该患者自青春期时开始学习方法不正确、压力过大,长期情志不畅则肝气郁滞,肝之阴阳失调,肝阳偏亢,阴阳之气难以承接,阳气不入于阴,故而入睡困难、多醒多梦。而服用多种精神类药物给患者带来心理上的负担,认为自己精神有问题,更加重了病情。该患者属于服用较大剂量西药抗抑郁药的类型。患者在服用此类药物后短时间内可能增加睡眠,但是会出现停药后反弹以及戒断症状,并且会出现第二日的延续现象,导致白天精神不振。新近有报道服用抗抑郁药物会增加自杀倾向。中药的辨证分型治疗则无类似副作用的产生,该例患者在中药起效后成功戒断西药抗抑郁药,取得良好的疗效。该患者辨证分型的重点在于抓住病因,即由于感到学习压力、情志不畅起病,在立法处方用药时以疏肝解郁为主,兼平肝阳。取甘麦大枣汤之义,用苦参而舍大枣,加强其清热除烦之效;并以柴胡之升,煅龙骨、煅牡蛎之降,天麻、钩藤之平,葛根、川芎之行调理气机,并清热活血之焦栀子、丹参等。上药共用,则郁结之气得以畅达、阴阳得以顺接,故而睡眠自安,情志舒畅。

 案例 8

周某,女,45 岁。

【初诊】2008 年 12 月 24 日。

【主诉】寐差伴情绪低落 6 年。

【现病史】6 年前感冒发热后出现寐差伴情绪低落。西医确诊为抑郁症,先后住院 5 次。服用多种抗抑郁药 6 年,现服盐酸舍曲林每日 1 次,每次 50 mg;劳拉西泮每日 2 次,每次 2 mg;马普替林每日 2 次,每次 25 mg;奥氮平每日睡前 1 次,每次 5 mg;氯硝西泮每日睡前 1 次,每次 2 mg。月经先后不定期,经量正常。

【刻诊】自感反应迟钝、记忆力严重减退,情绪消极,头晕胀闷,颈项疼痛,手抖肌肉跳动,心烦,失眠,夜寐 4~5 个小时,焦虑口干,纳食尚可,双腿乏力,大便干硬,4~5 日一行,舌质微红,苔薄白,脉细。

【中医诊断】郁病;不寐。

【西医诊断】抑郁症;失眠症。

【辨证分型】肝郁阳亢,瘀热交阻。

【治疗原则】疏肝解郁,化瘀安神。

【处方用药】

淮小麦 30 g	甘草 10 g	苦参 15 g	蝉蜕 6 g
僵蚕 10 g	柴胡 10 g	煅龙骨 30 g	煅牡蛎 30 g
天麻 10 g	钩藤^{后下} 15 g	葛根 30 g	川芎 15 g
郁金 15 g	石菖蒲 10 g	焦栀子 15 g	芦根 30 g
赤芍 15 g	白芍 15 g	丹参 30 g	合欢皮 30 g

远志 10 g　　　　生地黄 30 g

水煎服,日1剂,连服14剂。落花安神口服液30支,每晚睡前半小时口服2支。解郁Ⅱ号14包,每日2次,每次半包,开水冲服。

【二诊】2009年1月7日。上药服后心烦不作,夜寐时间增多,6～7个小时,似睡非睡,头晕胀减轻,颈项转舒,纳食尚好,大便2日一行,腿渐有力。舌偏红,苔薄白,脉细。12月24日方加桑叶15 g、菊花15 g、知母15 g。水煎服,日1剂,连服14剂。落花安神口服液30支,每晚睡前半小时口服2支。解郁Ⅱ号14包,每日2次,每次半包,开水冲服。

【三诊】2008年2月18日。西药开始减量,盐酸舍曲林每日1次,每次50 mg;劳拉西泮每晚1次,每次1 mg;奥氮平每日睡前1次,每次5 mg;氯硝西泮每日睡前1次,每次2 mg。夜寐7个小时,心情平静,精神振作,头晕偶作,记忆力仍差,大便偏干,每日一行,纳好。舌偏红,苔薄白,脉细。2009年1月7日方加桑椹30 g,水煎服,日1剂,连服14剂。落花安神口服液30支,每晚睡前半小时口服2支。解郁Ⅱ号14包,每日2次,每次半包,开水冲服。上药服后病情进一步改善,对生活充满希望,心情愉悦,诸症未再发作。

【按语】

不寐病诱因众多,该中年女性患者之发病诱因为外感。外感后调养不当,营卫失和,营卫之气运行失常,故而不寐。情志调养不当,故而情绪低落。该患者来诊时反应迟钝、记忆力减退、手抖肌肉跳动,此与长期大量服用多种精神类药物有关。精神类药品的副作用在辨证分型时往往与风有关,因此在疏肝解郁、化瘀安神之药中加用化风之品,如蝉蜕、僵蚕,以收标本同治之功。解郁Ⅱ号方中用解郁忘忧之萱草花为主药,常服能令人解郁。故而睡眠自安、情绪平顺。在二诊时加用桑叶、菊花之属加强平肝祛风之效,病情进一步改善,精神类药物减量,而记忆力受损日久,短时难以回复。因此,王翘楚在总结大量的临床病例后指出,精神类药物长期大量应用弊多利少。

案例9

朱某,女,14岁。

【初诊】2008年11月7日。

【主诉】精神抑郁伴寐差3个月。

【现病史】始于情志不悦。因病情已休学6个月。平日情绪低落。某医院诊断为抑郁症,服用盐酸舍曲林片、舒必利,服药后全身疼痛,时有神志不清,夜难成寐,日夜颠倒,有过敏性鼻炎史。

【刻诊】夜寐3~4个小时,不午睡,头晕头胀,记忆力减退,注意力不集中,颈滞手麻,心烦不安,兴趣减退,思想消极,时有思维停顿,幻觉幻视,纳食尚可,大便稀溏,小便自调,月经尚调。舌质微黯,苔薄微黄,脉弦滑。

【中医诊断】郁病;不寐。

【西医诊断】抑郁症;失眠症。

【辨证分型】肝郁阳亢,瘀热交阻。

【治疗原则】疏肝解郁,化瘀清热。

【处方用药】

淮小麦 30 g	甘草 10 g	苦参 20 g	蝉蜕 6 g
僵蚕 10 g	柴胡 10 g	煅龙骨 30 g	天麻 10 g
钩藤[后入] 15 g	葛根 30 g	川芎 15 g	郁金 15 g
石菖蒲 10 g	焦栀子 15 g	荷叶 30 g	赤芍 15 g
白芍 15 g	丹参 30 g	合欢皮 30 g	远志 10 g

水煎服,日1剂,连服14剂。落花安神口服液30支,每晚睡前半小时口服2支。解郁Ⅱ号14包,每日2次,每次半包,开水冲服。

【二诊】2008年11月20日。幻觉减少,心情平静,头晕减轻,注意力较前集中,夜寐增加,晚上11~12点上床,早上8~9点起床,共寐8~9个小时。现停服舒必利,盐酸舍曲林减量。近日鼻炎发作,鼻塞流涕。舌质微黯,苔薄微黄,脉弦滑。上方加辛夷花6g,水煎服,日1剂,连服14剂。落花安神口服液30支,每晚睡前半小时口服2支。解郁Ⅱ号14包,每日2次,每次半包,开水冲服。

上药服后心情平静,能在家中自学课本,盐酸舍曲林仍小量维持中。随访2个月,病情平稳。

【按语】

此例患者抑郁症状严重,以至神志恍惚、影响学业,不得已而休学。发病始于情志不悦,肝气不舒,郁结成瘀,日久化热,瘀热内扰神明,故而神志迷乱,幻觉幻视。王翘楚在辨证分型时从发病诱因着手,疏肝解郁,清化瘀热,故而神明渐清。处方用药取淮小麦、甘草解郁安神;苦参清热除烦;天麻、钩藤平肝熄风;葛根、川芎理气行血;郁金、石菖蒲开窍醒神;柴胡和解表里,疏肝;煅龙骨镇惊安神;焦栀子、黄芩清热;赤芍、白芍、丹参和营化瘀;合欢皮、远志解郁和血定志;荷叶利湿止泻;蝉蜕、僵蚕熄风。近年来,因情绪因素导致不寐甚至精神类疾病的青少年学生呈越来越高的发病比例,这是值得引起我们重视的一个问题,即独生子女思想教育的课题。人生难免坎坷,只有增强精神承受能力,才能减少或避免精神类疾病的发病。

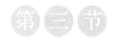

杂病医案

一、睡惊症

须某,男,74 岁。

【初诊】2009 年 3 月 27 日。

【主诉】夜寐多梦伴梦话、踢打动作 10 年。

【现病史】患者多年来夜寐多梦,有噩梦,说梦话,梦时紧张,时从床上爬起,伴踢打动作,有时从床上摔下而受伤,症状几乎为每晚必发,甚则一晚数次,至凌晨 3 点后诸症减轻,脑电图检查无明显异常。白天疲乏不振。其爱人为防其夜间摔伤几乎整晚要保持清醒,苦不堪言。曾服中药治疗无明显效果。患者平素工作较紧张。胃纳可,大便调。

【刻诊】夜寐多梦,有噩梦,说梦话,伴动作,胃纳可,大便调。舌质红,苔薄,脉细微弦。血压 125/85 mmHg。

【中医诊断】不寐。

【西医诊断】失眠症;睡惊症。

【辨证分型】肝阳上亢化风,瘀热交阻。

【治疗原则】平肝潜阳,清热活血,熄风安神。

【处方用药】

淮小麦 30 g	甘草 10 g	苦参 15 g	蝉蜕 6 g
僵蚕 10 g	柴胡 10 g	煅龙骨 30 g	煅牡蛎 30 g
灵磁石^{先煎} 30 g	天麻 10 g	钩藤^{后入} 15 g	葛根 30 g
川芎 15 g	郁金 15 g	石菖蒲 10 g	百合 30 g
麦冬 15 g	焦栀子 15 g	赤芍 15 g	白芍 15 g
丹参 30 g	合欢皮 30 g	远志 10 g	

水煎服,日 1 剂,连服 14 剂。落花安神口服液 30 支,每晚睡前半小时口服

2 支。

【二诊】2009 年 4 月 10 日。其妻代诊：服药后夜间突然惊起的症状明显减轻，今晨症发 1 次，有哮喘史。上方加葶苈子 15 g，续进 14 剂。落花安神口服液 30 支，每晚睡前半小时口服 2 支。

【三诊】2009 年 4 月 24 日。患者及家属非常感谢。患者经 4 周治疗，梦话、动作症状明显减轻，1 周有半夜惊起 1 次，夜寐多梦，白天精神尚可。4 月 10 日方续进 14 剂。落花安神口服液 30 支，每晚睡前半小时口服 2 支。

【按语】

睡惊症指突然从 NREM 睡眠中觉醒，发出尖叫或呼喊，哭泣、惊恐、双目凝视及四肢全身无规律、无目的、无自主性乱动，通常在上半夜刚入睡后 1～2 个小时发生。患者夜寐多梦，有噩梦，说梦话，梦时紧张，时从床上爬起，伴踢打动作，有时从床上摔下而受伤，白天精神疲乏等症，符合上述特征，故诊断为不寐、睡惊症。患者平素工作紧张，精神过劳，肝疏泄不畅，升发太过，肝阳上亢，肝风内动。临床采用平肝潜阳熄风，清热活血安神治疗。方中蝉蜕疏散肝经风热，熄风止痉，僵蚕熄内风，祛外风，两药相配，有平肝熄风止痉作用；天麻、钩藤熄风止痉，平抑肝阳；柴胡、煅龙骨、煅牡蛎平肝潜阳；灵磁石镇惊安神，平肝潜阳，聪耳明目，纳气定喘；葛根、川芎活血解肌，祛风止痛；郁金、石菖蒲解郁开窍安神；百合、麦冬清心除烦安神，治多梦；焦栀子清肝经湿热，泻火除烦；赤芍、白芍、丹参活血柔肝；合欢皮有昼开夜合之特性，能安五脏，和心志，令人欢乐无忧；远志宁心安神。另久病必郁，心情不畅，加淮小麦、甘草、苦参除烦安神，开胸散结。全方共奏平肝熄风、活血安神之效。患者经治疗后，梦话、睡惊踢打动作症状明显减轻，频率由每晚发几次减为 1 周可能发 1 次，10 年顽疾，28 剂中药治疗后明显减轻，患者及其爱人生活质量明显提高。

二、湿疹伴不寐

丁某，女，22 岁。

【初诊】2009 年 12 月 11 日。

【主诉】湿疹伴不寐 1 个月。

【现病史】起因不明。手掌及臀部湿疹样皮疹，伴瘙痒，夜寐差。服用抗过敏药物、激素效果不显，病情反反复复。

【刻诊】面部、臀部、手掌湿疹，瘙痒，有抓痕，臀部皮疹分布呈对称性，夜寐多梦,说梦话,心烦,胃纳可,大便 2 日一行。舌质微红,苔薄微黄。

【中医诊断】湿疮;不寐。

【西医诊断】湿疹;失眠症。

【辨证分型】血燥风胜。

【治疗原则】祛风清热,活血止痒。

【处方用药】

地骨皮 20 g	白鲜皮 30 g	羊蹄根 30 g	牡丹皮 15 g
赤芍 15 g	白芍 15 g	丹参 20 g	荆芥 10 g
防风 10 g	牛蒡子 15 g	蝉蜕 6 g	僵蚕 10 g
紫花地丁 30 g	生薏苡仁 30 g	蒲公英 30 g	柴胡 10 g
煅龙骨 30 g	甘草 6 g	生黄芪 30 g	

水煎服,日 1 剂,连服 14 剂。

【二诊】2010 年 1 月 22 日。面部、手掌皮疹明显消退,臀部皮疹见色素沉着,无瘙痒,胃纳可,大便 2 日一行,偏干,夜梦减少,梦话减少,舌尖红,苔薄。上方加生地黄 30 g,水煎服,日 1 剂,连服 14 剂。

【按语】

湿疹是一种过敏性皮肤病,发病时主要表现为患处有成片的红斑、密集或疏散的小丘疹,或是肉眼难以看见的水疱,严重时可有大片渗液及糜烂。湿疹的病机有外邪袭表、湿热内蕴、血燥风胜、脾虚湿阻。该患者初诊时皮疹明显,皮肤干燥、无渗液、瘙痒,心烦、夜寐多梦,考虑为心肝血虚风胜,交织于肌肤,致肌腠失荣,疮疹叠起。方中地骨皮味甘淡性寒无毒,可清虚热凉血;白鲜皮清热燥湿,祛风解毒;羊蹄根苦、寒,具有清热消炎、凉血止血、疗疮治癣的作用;牡丹皮凉血;赤芍活血;白芍、丹参活血养血;荆芥解表散风、透疹;防风辛、甘、微温,祛风解表;牛蒡子疏散风热、宣肺透疹,牛蒡子水浸液对多种致病性真菌有抑菌作用;白鲜皮、羊蹄根清热凉血,燥湿祛风止痒,白鲜皮、羊蹄根为王翘楚治疗皮肤瘙痒的常用有效单方;蝉蜕疏散肝经风热,熄风止痉,僵蚕熄内风,祛外风,两药相配,有平肝熄风止痉作用;紫花地丁、生薏苡仁、蒲公英清热祛湿;柴胡、煅龙骨平肝潜阳;甘草调和诸药;黄芪益气,提高机体免疫力。全方共奏祛风清热、活血止痒功效。

三、瘾疹伴不寐

徐某,女,47 岁。

【初诊】2008 年 2 月 10 日。

【主诉】夜寐不安伴风疹反复不愈 4 个月。

【现病史】4 个月前因情志不悦出现全身风团,瘙痒难耐,时发时消,此消彼长。因风团影响睡眠,夜寐 5～6 个小时,较浅,中醒多次。现服多种抗过敏药物治疗无效。

【刻诊】全身风团,瘙痒难耐,夜寐差,夜寐 5～6 个小时,较浅,中醒多次。精神不振,食物略冷则胃脘不适,大便干,舌质淡黯,苔薄白,脉细。

【中医诊断】不寐;瘾疹。

【西医诊断】失眠症;荨麻疹。

【辨证分型】肝亢化风,瘀热交阻。

【治疗原则】平肝熄风,清化瘀热安神。

【处方用药】

荆芥 15 g	防风 15 g	牛蒡子 15 g	白鲜皮 20 g
蝉蜕 6 g	僵蚕 10 g	柴胡 10 g	煅龙骨 30 g
煅牡蛎 30 g	天麻 10 g	钩藤^{后入} 15 g	葛根 30 g
川芎 15 g	赤芍 15 g	白芍 15 g	丹参 30 g
生地黄 30 g	知母 15 g	牡丹皮 10 g	桂枝 9 g
甘草 6 g	当归 10 g		

水煎服,日 1 剂,连服 14 剂。

【二诊】2009 年 1 月 7 日。风团明显减少,瘙痒减轻,夜寐 5～6 个小时,偶醒 1 次,午睡半小时至 1 个小时,白天精神转振,大便仍干,需服通便药。舌质偏黯苔薄白,脉细。上方加羊蹄根 30 g,水煎服,日 1 剂,连服 14 剂。

【三诊】2009 年 1 月 21 日。停服过敏药,风团减少,以夜间为多,夜寐 5～6 个小时,深度增加,大便调,日一行。舌质偏暗红苔薄白,脉细。上方改牡丹皮为 15 g。水煎服,日 1 剂,连服 14 剂。

【按语】

瘾疹是因皮肤出现鲜红色或苍白色风团,时隐时现,故名瘾疹。皮疹之辨证分型往往误入治表的误区。此例患者因情志内伤,肝阳上亢,肌肤失养,生风生燥,阻于肌肤而致病。反复风疹不愈,大便干燥,胃脘畏寒,辨证分型属肝亢化风、瘀热交阻而致营卫不和。情志不悦、肝阳上亢是发病的根本原因,风邪束表、营卫不和为其标。荆芥、防风解表散风,透疹,消疮;牛蒡子疏散风热,宣肺透疹;白鲜皮清热解毒,祛风除湿;蝉蜕、僵蚕平肝解痉熄风;柴胡、龙骨、牡蛎疏肝解郁,平肝潜阳;天麻、钩藤清热平抑肝阳;葛根、川芎活血解肌;赤芍、白芍、丹参活血化瘀,柔肝止痛;生地黄、知母清热泻火,凉血养阴,生津润燥;牡丹皮清热凉血,活血祛瘀;当归补血活血;桂枝、白芍调和营卫;甘草调和诸药。全方共奏平肝熄风,清化瘀热。二诊时风团明显减少,瘙痒减轻,加羊蹄根清热消炎、凉血止血、疗疮治癣。三诊时风团减少,改牡丹皮为15 g,以加强清热凉血之效。上药同用表里同治,标本兼顾。

四、石淋伴不寐

黄某,女,38岁。

【初诊】2009年6月9日。

【主诉】夜寐不安5年伴血尿1周。

【现病史】5年来不明显诱因出现夜寐不安。平素有多发性肾结石和颈椎病史。近一周因劳累,出现血尿,担忧病情进展,故求治于中医。

【刻诊】夜寐5个小时,寐浅,多梦,血尿,伴有腰痛,足跟痛,神疲乏力,颈部板滞,心慌,胸闷,心烦。舌质淡红,苔薄,脉细。血压130/80 mmHg。2009年6月9日尿常规示隐血(+++)。

【中医诊断】不寐;石淋。

【西医诊断】失眠症;多发性肾结石。

【辨证分型】肝郁阳亢,瘀热交阻。

【治疗原则】清热通淋止血,疏肝解郁安神。

【处方用药】

小蓟 30 g	生蒲黄^{包煎} 15 g	金钱草 30 g	车前草 30 g
淮小麦 30 g	甘草 10 g	苦参 15 g	蝉蜕 6 g
僵蚕 10 g	天麻 10 g	钩藤^{后入} 15 g	葛根 30 g
川芎 10 g	蔓荆子 20 g	柴胡 10 g	煅龙骨 30 g
广郁金 15 g	石菖蒲 10 g	焦栀子 15 g	黄芩 15 g
合欢皮 30 g	远志 10 g		

水煎服,日1剂,连服7日。

【二诊】2009年6月16日。血尿消失5日。腰痛减轻。夜寐6~7个小时,精神转振,颈部板滞缓解,心情平静,时胃胀,纳可,大便日行。舌质淡红,苔薄,脉细。实验室检查:6月12日尿隐血(一)。上方去蔓荆子、黄芩,加八月札

30 g、蒲公英 30 g,水煎服,日 1 剂,连服 7 日。

【按语】

《诸病源候论·淋病诸候》曰:"诸淋者,由肾虚而膀胱热故也。"患者湿热蕴结,尿液受其煎熬,凝结成石,客于肾。久淋不愈,湿热耗伤正气,加之劳累,热盛伤络,迫血妄行,又担忧病情,肝气郁结,阴阳失调而致病。治拟清热通淋止血,疏肝解郁安神。拟加味柴胡龙牡汤合小蓟饮子化裁。方中小蓟、生蒲黄凉血止血;金钱草排石消坚;车前草利湿通淋;淮小麦、甘草、苦参解郁除烦,宁心安神;合欢皮、远志、蝉蜕、僵蚕解郁开窍,养心安神;天麻、钩藤清热平抑肝阳;葛根、川芎、蔓荆子活血解肌;柴胡、煅龙骨疏肝解郁,平肝潜阳;郁金、石菖蒲解郁安神开窍;焦栀子、黄芩清热利湿除烦。全方共奏清热通淋止血、平肝解郁安神之效。二诊时血尿消失,颈部板滞缓解,但胃胀,故去蔓荆子、黄芩,加八月札、蒲公英,以清热和胃,疏肝理气。药证相符,故见效颇快。

五、尿血伴不寐

张某,女,38 岁。

【初诊】2012 年 7 月 6 日。

【主诉】失眠 7～8 年。

【现病史】7～8 年前因精神过劳导致失眠,曾服酒石酸唑吡坦、佐匹克隆。现每晚睡前口服氯硝西泮 2 mg,夜寐 3～4 个小时,多醒多梦,早醒。平素易患感冒,尿路感染反复发作。

【刻诊】白天头晕头胀、心悸不安、烦躁易怒,口干,颈项板硬、手指麻木,小便频急、灼热疼痛、尿色深浓,腰酸坠胀。舌质红,苔薄微黄,脉弦滑数。血压 125/80 mmHg。尿常规:尿隐血(＋＋),白细胞 6 个/HP,红细胞 6 个/HP。

【中医诊断】不寐;血淋。

【西医诊断】失眠症;泌尿系统感染。

【辨证分型】肝郁阳亢,瘀热交阻,湿热下注。

【治疗原则】疏肝潜阳,止血化瘀,清利湿热。

【处方用药】

淮小麦 30 g	甘草 10 g	苦参 15 g	蝉蜕 6 g
僵蚕 10 g	天麻 10 g	钩藤[后入] 15 g	葛根 30 g
川芎 15 g	蔓荆子 20 g	柴胡 10 g	煅龙骨 30 g

郁金 15 g	石菖蒲 10 g	焦栀子 15 g	黄芩 15 g
赤芍 15 g	白芍 15 g	当归 15 g	合欢皮 30 g
夜交藤 30 g	黄柏 15 g	生藕节 30 g	生蒲黄^{包煎} 15 g

水煎服,日 1 剂,连服 14 剂。落花安神口服液 30 支,每晚睡前半小时口服 2 支。

【二诊】 2012 年 7 月 20 日。药后仍服氯硝西泮每晚 2 mg,夜寐 5～6 个小时,心情稍许平静,头晕头胀症状减轻,颈项板硬有所缓解,脘胀嘈杂,小便频,腰酸,排尿时已无灼热疼痛感,尿常规复查:尿隐血(－),白细胞 3 个/HP,舌质偏红苔薄微黄,脉弦细。7 月 6 日方去生藕节、生蒲黄,加车前草 30 g、土茯苓 30 g、海螵蛸 30 g、八月札 30 g、蒲公英 30 g,水煎服,日 1 剂,连服 14 剂。落花安神口服液 30 支,每晚睡前半小时口服 2 支。

【三诊】 2012 年 8 月 17 日。氯硝西泮用量减半,每晚半粒,夜寐 5～6 个小时,多梦,心情平静,颈项已舒,小便正常,尿常规:小便隐血(－),已无腰酸,胃脘时有胀满、嘈杂,舌质淡红苔薄,脉细。血压 130/80 mmHg。7 月 20 日方加百合 30 g。水煎服,日 1 剂,连服 14 剂。落花安神口服液 30 支,每晚睡前半小时口服 2 支。

【按语】

血尿在中医历代文献中记载属"尿血"范畴,其病机历代均有论述,多认为与热有关。如《素问》载"热移膀胱",《金匮要略》曰"湿热在下焦",《诸病源候论》云"心脏有热,结于小肠,故小便血也"。治疗多从清利下焦湿热或清心泻火为主。该患者有失眠史 7～8 年,更换多种镇静催眠药物,夜寐质量差,白天头晕头胀、心悸烦躁,免疫力低下,易患感冒及反复发作的泌尿系统感染,长期使用抗生素后,又导致夜寐不安、尿频急难控,故作一般失眠症或单纯湿热下注治疗,常不见效,王翘楚以平肝清热、化瘀安神、清利湿热法治之,确见良效。初诊时夜寐 3～4 个小时,多醒多梦,小便频急、灼热疼痛,腰酸坠胀,尿常规示小便隐血,尿中白细胞数量超出正常范围。病属不寐伴尿血,证属肝郁阳亢、瘀热交阻、湿热下注。治当疏肝潜阳、止血化瘀、清利湿热。王翘楚以柴胡、煅龙骨、天麻、钩藤疏肝潜阳;淮小麦、甘草、苦参、蝉蜕、僵蚕除烦安神,熄风止痉;焦栀子、黄芩清肝经湿热,泻火除烦;葛根、川芎、蔓荆子活血解肌,祛风止痛;赤芍、白芍、当归养血柔肝;郁金、石菖蒲清心开窍;合欢皮、夜交藤愉悦情志,宁心安神;黄柏清除下焦湿热;藕节、蒲黄炭凉血止血不留瘀。二诊夜寐 5～6 个小时,头晕头胀、心悸心烦诸症减轻,小便隐血(－),尿中仍有较多数量白细胞,方中去藕节、蒲黄,更以土茯苓、车前草清热解毒,利尿除湿;患者自觉脘胀嘈杂,故加八月札消除胀满,海螵蛸、蒲公英制酸止痛。三诊镇静类药物剂量减半,尿常规复查示正常,夜寐改善仍多梦,故原方加百合解郁安神。该患药后夜寐安好正气恢复,正所谓"正气存内,邪不可干"。故泌尿系统感染迅速消除。

六、内伤发热伴不寐

陆某,女,38 岁。

【初诊】2008 年 11 月 4 日。

【主诉】夜寐不安 2 年,伴低热 1 年。

【现病史】2006 年 8 月起因精神过劳出现夜寐不安,曾服用氟哌噻吨美利曲辛片和三唑仑片半年,未见好转,已停服 1 年。1 年前无明显原因发生午后低热,午后 37.3～37.4℃,伴有手足心热,皮肤发烫。经多次抗生素治疗,疗效不佳。

【刻诊】夜寐 4～5 个小时,多梦,早醒于凌晨 3 点。午后低热,夜寐差,精神不振,头晕,手抖,心慌,心跳快,尿频,腰酸,小腹微痛,月经量少,色暗,夹有血块,2～3 日净。面部热疮,色红,易出油。舌质微暗,苔薄微黄,脉细。血压 130/90 mmHg。

【中医诊断】不寐;内伤发热。

【西医诊断】失眠症;低热待查。

【辨证分型】肝郁阳亢,阴虚内热。

【治疗原则】疏肝解郁,滋阴清热安神。

【处方用药】

青蒿 15 g	地骨皮 20 g	枸杞子 15 g	女贞子 15 g
焦栀子 15 g	金银花 15 g	连翘 15 g	黄芩 15 g
当归 10 g	赤芍 15 g	白芍 15 g	柴胡 10 g
煅龙骨 30 g	天麻 10 g	钩藤[后入] 15 g	郁金 15 g
麦冬 15 g	紫花地丁 30 g	合欢皮 30 g	远志 10 g
蝉蜕 6 g	僵蚕 10 g		

水煎服,日 1 剂,连服 14 日。

【二诊】2008 年 11 月 18 日。自觉午后低热减轻,但仍作。手心热,汗出,夜寐 7～8 个小时,梦减少,无头晕,口干,心慌,紧张,尿频好转,面部热疮。胃纳可,大便日行。舌质微红,苔薄腻微黄,脉细。血压 120/80 mmHg。上方去枸杞子、女贞子、金银花、连翘,加生薏苡仁 30 g,水煎服,日 1 剂,连服 14 日。

【三诊】2008 年 12 月 2 日。午后低热退,手心热好转,无汗,咽痒,夜寐 10 个小时左右,质量可。面部热疮减退,仍有痒疹。月经量略增,胃纳可,大便日行。舌质微红,苔根微黄腻,脉细。上方去当归,加丹参 30 g、白鲜皮 20 g,水煎服,日 1 剂,连服 14 日。

【按语】

《诸病源候论·虚劳热候》云:"虚劳而热者,是阴气不足,阳气有余,故内外生于热,非邪气从外来乘也。"患者精神过劳,肝失疏泄,肝气不能条达,气郁化火,加之素体阴虚,热病日久,耗伤阴液,导致阴精亏虚,阴阳失调而致病。故治拟疏肝解郁、滋阴清热安神。拟加味柴胡龙牡汤合青蒿地骨皮饮化裁。方中青蒿、地骨皮、枸杞子、女贞子养阴清热;焦栀子、金银花、连翘、黄芩、紫花地丁清热解毒;赤芍、白芍、当归养血活血;柴胡、煅龙骨疏肝解郁,平肝潜阳;天麻、钩藤清热平抑肝阳;郁金解郁安神开窍;麦冬滋阴养心;合欢皮、远志、蝉蜕、僵蚕解郁开窍,养心安神。全方共奏疏肝解郁、滋阴清热安神之效。二诊时低热略减,面部热疮,苔薄腻微黄,故去枸杞子、女贞子、金银花、连翘,加生薏苡仁,以清利湿热。三诊时月经量略增,面部热疮减退,仍有痒疹,故去当归,加丹参、白鲜皮,以活血祛风除湿热。此患者西医理化检查未见异常,故而束手无策,而患者确实痛苦不堪。中医学从整体辨治,以人为本,调理阴阳,阴平阳秘则诸症自安。

七、头风伴不寐

徐某,女,46 岁。

【初诊】2009 年 1 月 20 日。

【主诉】夜寐不安伴头痛 1 年余。

【现病史】1 年来因精神过劳出现夜寐不安伴头痛。经检查有血管性头痛病史。发作时常服用止痛片,故求治于中医。

【刻诊】夜寐差,常彻夜不眠,头痛时伴恶心、精神疲乏。喝咖啡后头痛减轻。神疲乏力,口干,颈部板滞,胃纳可,大便不畅,需服通便药,月经紊乱,后期,量多,潮热汗出时作。舌质微暗,苔薄微黄,脉细微弦。血压 135/80 mmHg。

【中医诊断】不寐;头风。

【西医诊断】失眠症;血管性头痛。

【辨证分型】肝亢肾虚。

【治疗原则】平肝益肾,止痛安神。

【处方用药】

桑叶 15 g	菊花 15 g	天麻 10 g	葛根 30 g
钩藤^{后入} 15 g	川芎 15 g	白蒺藜 30 g	柴胡 10 g
煅龙骨 30 g	煅牡蛎 30 g	郁金 15 g	焦栀子 15 g
淫羊藿 15 g	地骨皮 20 g	延胡索 15 g	赤芍 15 g
白芍 15 g	合欢皮 30 g	远志 10 g	蝉蜕 6 g
僵蚕 10 g			

水煎服,日 1 剂,连服 14 日。

【二诊】2009 年 2 月 3 日。服用上药 2 周后,头痛明显减轻,恶心止,精神振,神疲乏力好转,口干减轻,颈部板滞缓解,夜寐 7～8 个小时,大便 2～3 日一行,不服通便药,胃纳可。舌质微暗,苔薄微黄,脉细微弦。上方加黄芩 15 g,水煎服,日 1 剂,连服 14 日。

【按语】

《素问·五藏生成》曰:"是以头痛巅疾,下虚上实。""脑为髓之海"主要依赖肝肾精血濡养,气血上充于脑。身为财务,患者平素工作繁忙,精神过劳,肝木偏旺,肝阳上扰清窍。加之其年近七七,天癸将竭,肾精亏损,脑失所养,脑髓空虚,故发为不寐和头风。治拟平肝益肾、止痛安神。拟方加味柴胡龙牡汤合仙地汤加减。方中桑叶、菊花、天麻、钩藤、白蒺藜清热平抑肝阳;葛根、川芎活血解肌;柴胡、煅龙骨、煅牡蛎疏肝解郁,平肝潜阳;郁金解郁安神开窍;焦栀子清热利湿除烦;淫羊藿、地骨皮补肾填精,凉血退蒸;延胡索、赤芍、白芍活血化瘀,柔肝止痛;合欢皮、远志解郁安神;蝉蜕、僵蚕解痉熄风。全方共奏平肝益肾、止痛安神之效。二诊时苔薄微黄,余症均减,原方加黄芩以清热利湿。辨证分型精准,药证相符,故收效颇快。

八、臌胀伴头痛

李某,男,79 岁。

【初诊】2004 年 5 月 27 日。

【主诉】腹胀、不思饮食、乏力、头痛头晕、口干、大便秘结半年余。

【现病史】患者素有慢性肝病及血管性头痛发作史。曾在某医院理化检查,B

超示肝硬化,门脉高压伴门脉栓子形成,脾大,腹水,脾静脉血栓形成。诊为"肝硬化腹水"。肝功能检查:总胆红素 53.4 mmol/L,直接胆红素 25.8 mmol/L。

【刻诊】头痛头晕,精神萎靡,形体消瘦,言语轻微,面色赭黄,右胁疼痛。腹大如瓮,痛且胀。唇干,纳呆,大便数日不行,小便量少。苔黄腻,脉细微弦。

【中医诊断】臌胀;头痛。

【西医诊断】肝硬化腹水;血管性头痛。

【辨证分型】肝郁瘀热互结,水湿壅阻,脾气虚惫。

【治疗原则】疏肝健脾,益气活血,清热泄水。

【处方用药】

黄芪 30 g	党参 15 g	钩藤^{后入} 18g	葛根 30 g

黄芪 30 g　　　党参 15 g　　　钩藤^{后入}18g　　　葛根 30 g

川芎 15 g　　　柴胡 10 g　　　煅龙骨 30 g　　　郁金 15 g

天麻 10 g　　　焦栀子 15 g　　　姜竹茹 15 g　　　丹参 30 g

赤芍 15 g　　　白芍 15 g　　　生地黄 10 g　　　地鳖虫 10 g

冬瓜皮 30 g　　　蔓荆子 15 g　　　大腹皮 15 g

水煎服,日 1 剂,连服 14 剂。

【二诊】2004 年 6 月 10 日。上方服后头痛头晕缓解,腹胀痛减轻,能略进食,大便通,小便量增,色黄,苔黄腻减轻,脉细微弦。上方去蔓荆子,加黄芩 15 g、猪苓 30 g、茯苓 30 g、生麦芽 30 g,水煎服,日 1 剂,连服 14 剂。

【三诊】2004 年 6 月 24 日。饮食知味,精神渐转好,小便量增多色淡,大便时溏,腹痛腹胀减轻,苔薄黄腻,脉细微弦。上方加白扁豆 30 g、苍术 15 g、白术 15 g,水煎服,日 1 剂,连服 14 剂。

【四诊】2004 年 8 月 19 日。食量日增,自觉腹胁舒和,大便日行,小便基本正常,舌苔薄黄腻,脉象转平缓。继以健脾益气、清热化湿之剂善后。

【按语】

肝硬化腹水,在中医属"臌胀"范畴,是肝脾两虚加重发展的征象,从而形成"邪实正虚"的严重阶段。此案例是患者去年发现腹水、胁痛,渐而精神萎靡,形体消瘦,腹痛腹满膨大,纳呆,便秘,尿少,以致正气亏虚。根据患者的症状和体征,王翘楚认为这主要是由于瘀血热毒郁结于肝,血行不畅,渐而瘀滞,日久戕伐元气,脾运受制,土虚不能运化水湿,水湿壅聚,潴留而见腹胀,夹瘀而现腹壁绷急。察其病症矛盾的主要方面是脾气极虚,真脏已伤之证。病至肝硬化,既有肝、脾、肾受损之象,又有气滞、瘀停、湿留之证,表现为本虚标实。因此,应以"疏肝健脾、益气活血、清热泄水"为治疗原则。方中黄芪、党参健脾益气;柴胡、龙骨、郁金、白芍、丹参等活血疏肝柔肝,佐冬瓜皮、大腹皮、猪苓、茯苓利水,消退腹水;地鳖虫破血逐瘀;竹茹甘寒善清热,合焦栀子清利肝胆湿热退黄,天麻、钩藤、蔓荆子清热平肝止头痛、眩晕。"气居血中,血裹其外,气阻则结,血始不流"。故益气健脾,调畅气机,和肝血,疏郁散瘀,清热利水。正补邪去,生机渐复,元气渐回,腹消形充。

由于患者兼有黄疸、腹水和肝功能损害,经西医内科积极治疗后,疗效亦不明显。为此,另辟蹊径,从中医治疗反而有效。不仅改善了体征,对肝硬化的实质性病理也许有延缓其发展的可能,值得深入研究。

九、复发性口腔溃疡

宗某,女,55 岁。

【初诊】2001 年 3 月 31 日。

【主诉】口腔溃疡反复发作 2 年。

【现病史】2 年来口腔溃疡反复发作,多在唇、舌等部位发生。近来因情志不悦口疮逐渐加重,发作频繁,每次发作溃疡数目增多。停经 7 年。既往有肺结核史。

【刻诊】睡眠多梦。平时常有心慌心烦、头胀,面时升火,自汗,口干欲饮,大便如常。停经 7 年。苔薄黄,舌质偏红,脉细。检查:舌尖及上唇内侧黏膜有 0.2 cm×0.4 cm 大小的溃疡,边缘整齐,疼痛时作。

【中医诊断】口疮。

【西医诊断】复发性口腔溃疡。

【辨证分型】肝肾不足,心火上炎。

【治疗原则】平肝益肾,滋阴清热。

【处方用药】

黄连 6 g	黄芩 15 g	焦栀子 15 g	金银花 15 g
连翘 15 g	赤芍 15 g	白芍 15 g	牡丹皮 15 g
生地黄 10 g	麦冬 15 g	玄参 15 g	黄芪 30 g
地骨皮 20 g	北沙参 30 g	淡竹叶 10 g	泽泻 15 g
煅龙骨 30 g	煅牡蛎 30 g	柴胡 10 g	钩藤[后入] 18g
天麻 10 g	甘草 6 g		

水煎服,日 1 剂,连服 14 剂。

【二诊】2001 年 4 月 14 日。自觉心慌、头胀、升火自汗、口干减轻,溃疡面缩小,睡眠梦减少。纳可,便调。苔薄黄,舌质偏红,脉细。效不更方,上方加延胡索 15 g,水煎服,日 1 剂,连服 14 剂。

【三诊】2001 年 4 月 28 日。溃疡基本愈合,疼痛减轻,症状基本缓解,睡眠增进。苔薄黄,舌质偏红,脉细。予上方巩固治疗。

随访:上诊后断续服药半年,口腔溃疡得到控制,没有复发,全身症状亦有改善,睡眠正常。

【按语】

口腔溃疡是一种常见的口腔黏膜疾病,以口腔无角化黏膜发生浅层溃疡,出现剧烈疼痛为主,属中医"口疮"范畴。中医学认为,口疮虽生于口,但与内脏有密切关系。如脾开窍于口,心开窍于舌,肾脉连咽系舌本,两颊与齿龈属胃与大肠,任、督二脉均上络口腔唇舌,表明口疮的发生与五脏关系密切。"口疮者,心脾有热,气冲上焦,熏发口舌故作疮也……""诸痛疮疡皆属于火""胃气弱,谷气少,虚阳上发面为口疮……"还有《景岳全书》曰:"口疮连年不愈,此虚火也。"明代龚廷贤《寿世保元·口舌》言:"口疮者,脾气凝滞,加之风热而然也,治当清胃泻火汤主之,此正治之法也。"口疮可分为实证和虚证。如平时忧思恼怒,嗜好烟酒咖啡,过食肥甘厚腻,可致心脾积热、肺胃郁热、肝胆蕴热,多发为实证;如肾阴不足,虚火上炎,或年老体弱,劳倦内伤,损伤脾胃,致中焦枢纽失司,心火上炎,多发为虚证。临床上常见一些顽固性口疮者,多为中年以后体虚之人,病情缠绵,反复发作。该患者有肺结核史,体质较弱,正气不足,又值围绝经期,肾阴不足,虚火上炎;肝血亏虚,肝体失养,血虚生热,加上情志不悦,肝失疏泄,肝郁化火,肝火循肝经经舌体绕颊环唇上炎,灼伤肉膜,化腐生疮而发。治疗当平肝益肾、滋阴清热为法。方中黄连苦寒泻火,杀菌消炎;黄芩、金银花、连翘、焦栀子、竹叶清热除湿,解毒疗疮;生地黄、麦冬、沙参、玄参滋阴生津,解毒散结;牡丹皮入血分泻血中伏火,栀子入营分泻三焦之火,导热下行,二药相配,养血解郁泻火;白芍养血柔肝;黄芪健脾益气;地骨皮清热凉血,除虚热;柴胡、龙骨、牡蛎疏肝解郁;天麻、钩藤平肝镇静;甘草调和诸药,解毒疗疮。诸药合用,甘温滋养并举,重在治本,配合苦寒清热解毒以降虚火而治标,共奏滋阴清热、解毒敛疮之功。充分体现了中医的"整体观""治病求其本"的观点。

十、外感咳嗽

李某,男,67 岁。

【初诊】2004 年 4 月 2 日。

【主诉】咳嗽咯痰 1 周余。

【现病史】因天气寒冷感冒发热 1 周,服氨酚伪麻美芬片日/氨麻美敏片和抗生素后热退。咳嗽,有痰色白,无流涕,患者素有慢性支气管炎病史。

【刻诊】无流涕鼻塞畏寒,但咳嗽加剧,声重,咯吐白色黏痰,面色少华,食欲不振,大便秘结。苔厚腻微黄,舌偏紫暗,脉细微数。血压 130/90 mmHg。肺部听诊:两肺呼吸音较粗,散在少许干湿啰音。

【中医诊断】咳嗽。

【西医诊断】急性支气管炎。

【辨证分型】感冒后余邪未清,肺失清肃。

【治疗原则】疏风散寒,宣肺止咳。

【处方用药】

鱼腥草^{后入} 30 g	荆芥 15 g	前胡 10 g	桔梗 15 g
苦杏仁^{后入} 10 g	贝母 10 g	制半夏 10 g	白芍 15 g
旋覆花^{包煎} 10 g	炒苏子 15 g	炒葶苈子 15 g	茯神 30 g
黄芩 15 g	甘草 6 g		

水煎服,日 1 剂,连服 7 剂。

【二诊】2004 年 4 月 9 日。服药后咳嗽明显减轻,有少量白痰,纳差神疲。苔薄腻微黄,舌偏紫暗,脉细。肺部听诊:两肺呼吸音略粗。上方去苏子、葶苈子、荆芥,加黄芪 30 g、生麦芽 30 g,水煎服,日 1 剂,连服 7 剂。

【三诊】2004 年 4 月 16 日。咳嗽缓解,苔薄腻微黄,舌偏紫暗,脉细。肺部听诊:两肺呼吸音清。改为调理药善后。处方用药:

黄芪 30 g	防风 15 g	生麦芽 30 g	党参 15 g
白术 15 g	白芍 15 g	茯神 30 g	甘草 6 g
川芎 15 g			

水煎服,日 1 剂,连服 7 剂。

【按语】

咳嗽是肺系疾病的主要证候之一。其病因有外感和内伤两大类。外感咳嗽为六淫外邪侵袭肺系,肺失宣肃,肺气上逆作咳。《河间六书·咳嗽论》谓:"寒、暑、燥、湿、风、火六气,皆令人咳嗽",即是此意。风为六淫之首,其他外邪多随风邪侵袭人体,所以外感咳嗽常以风为先导,张景岳曾倡"六气皆令人咳,风寒为主"之说,认为以风邪夹寒者居多。故风寒袭肺,肺气壅塞不得宣通,而治疗风寒咳嗽,若能恰当地选疏风散寒、宣肃肺气的方药,多能迅速获效。王翘楚自拟宣肺汤加减。方中鱼腥草、黄芩清热解毒;荆芥、前胡疏风散寒,宣畅肺气;杏仁、贝母肃肺豁痰;半夏、茯神健脾化饮;桔梗、甘草清咽利膈;芍药缓解支气管痉挛;旋覆花下气降逆,豁痰蠲饮。苏子降气化痰,葶苈子清泻肺中之水饮,使痰涎或水饮息息下行而从浊道出,不复上逆犯肺,恢复肺的清肃功能。芍药配伍甘草名"芍药甘草汤",能滋养肺津,舒缓肺气,现代药理研究证实其能缓解支气管平滑肌之痉挛。诸药相合,获取良效。

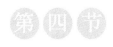

膏 方 医 案

案例 1

沈某,男,60 岁。

【初诊】2006 年 11 月 10 日。

【主诉】抑郁症反复发作 30 余年。

【现病史】始于情志不悦。每遇春季夜寐反复。经王翘楚汤药调治后,现偶服盐酸帕罗西汀、氯硝西泮,一夜睡 4~5 个小时。时有耳鸣,记忆力下降,时有心烦,性功能下降,夜尿 2 次,大便调,胃纳可。舌质微暗,苔薄微腻,咽红(+),血压 125/80 mmHg。

【中医诊断】郁病。

【西医诊断】抑郁症。

【辨证分型】肝亢肾虚。

【治疗原则】刻值冬藏之时,治拟平肝解郁,益肾活血安神。

【处方用药】

霜桑叶 200 g	明天麻 300 g	嫩钩藤^{后入} 200 g	粉葛根 300 g
大川芎 200 g	软柴胡 140 g	煅龙骨 300 g	煅牡蛎 300 g
灵磁石^{先煎} 300 g	广郁金 200 g	石菖蒲 140 g	焦栀子 200 g
淡子芩 200 g	京赤芍 200 g	杭白芍 200 g	紫丹参 200 g
合欢皮 300 g	远志肉 140 g	净蝉蜕 80 g	白僵蚕 140 g
石韦草 300 g	菟丝子 200 g	淫羊藿 200 g	芡实 300 g

生黄芪 300 g	潞党参 200 g	焦白术 200 g	茯神木 300 g
生甘草 80 g	淮小麦 300 g	制首乌 200 g	山茱萸 140 g
枸杞子 200 g	女贞子 200 g	生晒参^{另煎取汁} 150 g	
陈阿胶^{黄酒炖烊} 250 g		冰糖 200 g	

上药共煎 3 次,取汁过滤浓缩时,加生晒参汁、阿胶和冰糖,炼制成补膏,以滴水成珠为度,装入罐中备用。服法:每日早晨空腹取一匙,开水冲服。

【二诊】2007 年 1 月 9 日。经膏方调治后,今年心情平静,停服盐酸帕罗西汀和氯硝西泮,一夜寐 7~8 个小时。白天精神可,无耳鸣,夜尿 1 次,记忆力和性功能均有改善,胃纳可,大便日行。血压 110/80 mmHg。

【按语】

肝藏血,主情志,司疏泄。《灵枢·本神》曰:"愁忧者,气闭塞而不行。"患者因情志不悦,肝失疏泄,肝气郁结,引起人体气机失调,脏腑损伤,阴阳失调而致病,故抑郁症反复发作数次。春季木旺,肝阳偏亢,阳不入阴,使人不能入寐,则春季夜寐常易反复。《素问·上古天真论》曰:"男不过尽八八……而天地之精气皆竭矣。"患者正值花甲之年,年近八八,体内的阴精和阳气都将枯竭,肾气衰弱,生殖能力减退而至消失,则性功能下降。肾主藏精,开窍于耳,主骨生髓,而腰为肾之府,故肾精不足,则耳鸣、夜尿频。方中桑叶、天麻、钩藤清热平抑肝阳;葛根、川芎活血解肌;柴胡、煅龙骨、煅牡蛎疏肝解郁;灵磁石平肝潜阳,聪耳明目;郁金、石菖蒲解郁安神开窍;焦栀子、黄芩清热利湿除烦;赤芍、白芍、丹参活血化瘀柔肝;合欢皮、远志、蝉蜕、僵蚕解郁开窍,养心安神;石韦清热利湿通淋;菟丝子、芡实益肾固精除湿;淫羊藿补肾壮阳;黄芪、党参、焦白术、茯神、甘草益气健脾;制首乌、山茱萸、枸杞子、女贞子滋补肝肾;淮小麦、甘草解郁除烦,宁心安神。全方共奏平肝解郁、补肾填精、益气活血安神之功,药证相符,经膏方调养后,来年诸恙基本康复。

案例 2

倪某,男,55 岁。

【初诊】2007 年 11 月 27 日。

【主诉】反复夜寐不安 3 年。

【现病史】起于精神过劳。曾服用三唑仑、氟哌噻吨美利曲辛片、艾司唑仑、盐酸氟西汀等,经汤药调治后,现停服安眠药,夜寐 5~6 个小时。头痛时做,记忆力减退,颈部板滞,口干欲饮,胃脘嘈杂、胀闷,嗳气频作,胃纳一般,大便偏干,

1～2 日一行。性功能减退。曾因长期服用盐酸氟西汀引发白细胞偏低（3.5×
10^9/L）。有慢性胃炎病史。舌质偏红，苔薄，脉细微弦。血压 110/70 mmHg。

【中医诊断】不寐。

【西医诊断】失眠症。

【辨证分型】肝亢肾虚，胃失和降，气血不足。

【治疗原则】刻值冬藏之时，治拟平肝益肾，和胃健脾，补益气血安神。

【处方用药】

生黄芪 300 g	潞党参 200 g	焦白术 200 g	茯神木 300 g
生甘草 80 g	生地黄 200 g	肥知母 200 g	软柴胡 140 g
煅龙骨 300 g	煅牡蛎 300 g	煅瓦楞子 300 g	八月札 300 g
蒲公英 300 g	海螵蛸 300 g	焦栀子 200 g	金银花 200 g
青连翘 200 g	淡子芩 200 g	京赤芍 200 g	杭白芍 200 g
紫丹参 300 g	明天麻 140 g	嫩钩藤^{后入} 200 g	粉葛根 300 g
大川芎 200 g	蔓荆子 200 g	香白芷 200 g	制首乌 200 g
山茱萸 140 g	枸杞子 200 g	女贞子 200 g	墨旱莲 300 g
黑大豆 300 g	淫羊藿 200 g	地骨皮 200 g	桑寄生 200 g
盐杜仲 200 g	生麦芽 300 g	全当归 140 g	熟地黄 140 g
生晒参^{另煎取汁} 150 g	陈阿胶^{黄酒炖烊} 250 g	冰糖 200 g	

上药共煎 3 次，取汁过滤浓缩时，加入生晒参汁、阿胶和冰糖，炼制成补膏，
以滴水成珠为度，装入罐中备用。服法：每天早晨空腹取一匙，开水冲服。

【二诊】2008 年 2 月 26 日。夜寐 6 个小时左右，无头痛，口干稍作，胃部转
舒，胃纳可，大便不干，日行 1 次。

【按语】

患者长期精神过劳，肝木偏旺，全身气机紊乱，阳不能入于阴，阴不能潜阳，
故久不能寐。不寐之人，肝阳上亢，脑府失养故头痛、记忆力下降；气血紊乱，津
液不能上承，则颈部板滞、口干欲饮；肝气横逆犯胃，胃失和降，脾失健运则胃脘
嘈杂。《素问·逆调论》曰："胃者，六府之海，其气亦下行，阳明逆，不得从其道，
故不得卧也……胃不和则卧不安。"患者年近半百，体内的阴精和阳气都将枯竭，
肾气衰弱，生殖能力减退而至消失，则性功能下降。脾失健运，气血生化无源，故
大便偏干，白细胞偏低。白细胞偏低除上述原因外，还与长期服用盐酸氟西汀引
起的副作用有关。方中黄芪、党参、焦白术、茯神、甘草益气健脾；生地黄、知母滋
阴泻火；柴胡、煅龙骨、煅牡蛎疏肝解郁；煅瓦楞子、八月札、蒲公英、海螵蛸清热

解毒,疏肝和胃,制酸止痛;焦栀子、金银花、连翘、黄芩清热利湿除烦;赤芍、白芍、丹参活血化瘀柔肝;天麻、钩藤清热平抑肝阳;葛根、川芎、蔓荆子活血解肌;白芷温通阳气;制首乌、山茱萸、枸杞子、女贞子、墨旱莲、黑大豆滋补肝肾;淫羊藿、地骨皮补肾壮阳,凉血退蒸;桑寄生、杜仲补肾强腰;当归、熟地黄滋阴养血;全方共奏平肝益肾、和胃健脾、补益气血安神之功,药证相符,经膏方调养后,来年诸恙基本康复。

案例3

杨某,女,47岁。

【初诊】2008年12月12日。

【主诉】夜寐不安10余年。

【现病史】始于情志不悦。曾服阿普唑仑,现停服。夜寐4~5个小时,寐浅,间断多醒。头胀,视物模糊,颈部板滞,无手麻,口干欲饮,胸闷沉重,善叹息,心慌、心烦,易紧张,嗳气频作,胃脘嘈杂,腰膝酸软,夜尿2次,时难控,月经紊乱,量少。带下量多,色黄,小腹不适。潮热汗出时做。舌质微暗,苔薄微黄,脉细微弦。血压122/62 mmHg。

【中医诊断】不寐。

【西医诊断】失眠症。

【辨证分型】肝亢肾虚,心血瘀阻,湿热下注。

【治疗原则】刻值冬藏之时,治拟平肝益肾,活血养心,清利湿热安神。

【处方用药】

淮小麦 300 g	生甘草 140 g	苦参片 200 g	净蝉蜕 80 g
白僵蚕 140 g	全瓜蒌^打 200 g	薤白头 140 g	麦门冬 200 g
五味子 140 g	京赤芍 200 g	杭白芍 200 g	紫丹参 300 g
粉葛根 300 g	大川芎 200 g	蔓荆子 200 g	软柴胡 140 g
煅龙骨 300 g	煅牡蛎 300 g	八月札 300 g	蒲公英 300 g
紫苏梗 200 g	旋覆花^{包煎} 140 g	代赭石^{先煎} 140 g	广郁金 200 g
石菖蒲 140 g	焦栀子 200 g	淡子芩 200 g	干芦根 300 g
制首乌 200 g	山茱萸 140 g	枸杞子 200 g	女贞子 200 g
墨旱莲 300 g	淫羊藿 200 g	地骨皮 200 g	菟丝子 200 g
生黄芪 300 g	潞党参 200 g	焦白术 200 g	茯神木 300 g
生麦芽 300 g	黑大豆 300 g	北沙参 300 g	密蒙花 140 g

生晒参^{另煎取汁}150 g 陈阿胶^{黄酒炖烊}250 g 冰糖 200 g

上药共煎 3 次,取汁过滤浓缩时,加入生晒参汁、阿胶和冰糖,炼制成补膏,以滴水成珠为度,装入罐中备用。服法:每天早晨空腹取一匙,开水冲服。

【二诊】2009 年 3 月 6 日。夜寐 6 个小时左右,质量可,精神转振,心情平静,胃部转舒,无腰酸,潮热汗出改善,尿频消失,胃纳可,大便不干,日行 1 次。

【按语】

患者因情志不悦,肝失疏泄,肝气郁结,引起人体气机失调,脏腑损伤,阴阳失调而致病。《素问·上古天真论》曰:"女子七七,任脉虚,太冲脉衰少,天癸竭,地道不通,故形坏而无子。"患者年近七七,肾气亏虚,月事将尽,故见尿难控、腰膝酸软、带下多。阳气上越则头胀、颈部板滞;气机阻滞郁结于胸则胸闷、心慌、心烦、紧张;肝气横逆犯胃,胃气上逆,脾失健运则嗳气、胃脘嘈杂。胃不和则卧不安。方中淮小麦、甘草、苦参解郁除烦,宁心安神;蝉蜕、僵蚕解郁开窍,养心安神;全瓜蒌理气宽胸,散结止痛;麦冬、五味子养心安神;赤芍、白芍、丹参活血化瘀柔肝;葛根、川芎、蔓荆子活血解肌;柴胡、煅龙骨、煅牡蛎疏肝解郁;八月札、蒲公英、紫苏梗疏肝和胃,消痈散结,理气宽中;旋覆花、代赭石下气降逆;郁金、石菖蒲解郁安神开窍;焦栀子、黄芩清热利湿除烦;芦根、北沙参养阴清热生津;制首乌、山茱萸、枸杞子、女贞子、墨旱莲、黑大豆滋补肝肾;淫羊藿、地骨皮补肾壮阳,凉血退蒸;菟丝子滋补肝肾,固精缩尿;黄芪、党参、焦白术、茯神益气健脾;生麦芽消食和中;密蒙花祛风凉血,润肝明目。全方共奏平肝益肾、活血养心、清利湿热安神之功,药证相符,经膏方调养后,来年诸恙基本康复。

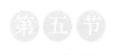

医话集锦

一、证中求病,病中求证

证候辨证是中国传统医学临床诊断学的一大发明,从汉代张仲景六经辨证,到明清温病学派卫气营血辨证,到当今辨病与辨证相结合,都是中医临床医学在实践中不断继承创新发展的重大成果,然而这些年在辨证实践中,不少临床医师常常只重视在辨病中求辨证,而忽视在辨证中求辨病。

由于当今社会经济发展和自然环境的变化,人类疾病谱的改变,在临床上出现不少新的病和新的证,有待我们去认识。我们于临床实践时要不断从已知的病中求证,于已知的证中求新的病,这就是我们不断继承创新发展中医临床医学的实践过程。如我们在中医辨证时,患者主诉:尿频、尿急、尿难控、腰酸、腿软,证属肾虚证候时,发现它有西医所谓的三种病存在,即女性尿道综合征、慢性尿路感染、围绝经期综合征的部分患者都会有这种现象,这说明中医辨证要与疾病诊断区别开来,处方用药效果就不一样,同样补肾是基础,有的要加益气升阳药,有的要加清泄下焦湿热药,有的要加滋阴清虚热药,其效果才比较好。这就是在中医辨证中也要注意去求不同病的诊断,才能提高辨证的水平和疗效。同样,在明确病的诊断基础上,要注意不同证候的表现,如失眠症临床上常见肝阳上亢、肝郁瘀阻型较多,但也有肝亢肾虚者,肝亢犯心或肝亢犯肺者,后二者都是古人尚未发现的。而今,我们在临床上有新的发现,从而立法处方用药,就有针对性地加减,可以提高疗效。所以我们能在临床实践中不断注意于证中求病,病中求证,不仅可以提高病证结合的疗效,而且可以不断发现新的证和新的病。

在中医临床医学方面,古人创造了很多丰富的理论和经验,我们必须努力学习,认真发掘,加以继承。在继承的基础上,不断创新,从病中求证,证中求病,才能加快中医临床医学的发展。继承是基础,创新是灵魂,发展是目的,让我们在科学发展观思想的指导下,共同为继承创新发展我国中医临床医学再创辉煌吧!

二、要客观辨证,不要主观辨证

近几年来,临床辨证论治水平下降,其中一个重要原因就是把中医临床辨证分型固定化,不少青中年中医在临床处方用药时一般都是照抄教科书或规范上的几个证型和立法处方用药,常常自感效果不好,这是一种主观辨证的结果,实际上患者的病情(症状、体征)是多种多样的,必须因人因病因时而异,不是按书本上简单描述的那几个固定的证型照抄就够了。因此,还是要按照中医望、闻、问、切四诊合参的方法从头到脚详细询问患者的病情表现后,根据中医理论指导,全面地分析病史特点,作出理性的辨证分型。有时作出的证型可能与教科书、规范上一样,也有时不一样,或是新出现的某种证型,均应该允许存在,对证立法处方用药,才能有效,才是客观辨证。也有利于中医传统辨证论治方法的继承和创新,有利于中医临床医学的不断发展。如一患者感冒、发热、咳嗽,西医诊断为上呼吸道感染,先用抗生素和退热镇咳药,热退,但咳嗽反加重,夜不安寐,用一般中医常规用的宣肺化痰镇咳药却不见效。患者在感冒后未能休息而咳嗽加重,夜难入眠,按客观辨证来看,主要因肝阳上亢,反侮肺金而呛咳无痰、燥咳所致,需用平肝潜阳,再兼清余邪之剂,即见良效。而不是仅把失眠、咳嗽看成只是心、肺、肾的问题,肺失清肃,肝阳上亢,木旺侮金,从肝论治失眠、燥咳就有良效。这就是客观辨证的结果。

三、临床是基础,科研是先导

中医药是几千年来前人临床实践经验的总结,要继承好中国传统医药,必须重视临床跟师传授,才能真正学好中医,继承好中医。因此,青年中医打好中医临床辨证论治基本功十分重要。首先要如实准确地写好病史、主诉、临床症状表现(从头到脚)、舌苔、脉象、血压等疾病诊断、中医证候辨证、立法处方用药清楚。第二,学会积累个案病例,一年有 500~800 例,如实作出回顾性总结和评价,并写出典型医案数则,这就是临床基础。在此基础上,也要十分重视科研,要学会结合自己的临床实践,选出既有继承又有创新的课题,并设计研究方法,因为没有科学研究,就没有创新,中医药就不可能有真正的发展,所谓的"继承"也仅是一句空话。如临床上常用合欢皮治疗失眠。王翘楚查李时珍《本草纲目》时发现,李时珍认为合欢树叶有昼开夜合之特性,能顺乎自然界阴阳消长规律,故取合欢树皮入药治疗失眠。王翘楚由此及彼,触类旁通,联想到花生叶也是昼开夜合,也有可能可以治疗失眠症,从而以"天人相应"理论指导,立"落花生枝叶治疗失眠症"的科研课题,从生药、药理、药化、制剂工艺和文献等进行系统研究,并取得成功。因此,一名有水平的中医必须首先打好临床辨证论治基本功,然后在此基础上,再把科研摆在先导地位,不断有所创新,才能成为一名有较高水平的中医人才。数十年来,王翘楚在临床带教学生都是这样做的,结果学生反映都比较好,觉得这样做,学生才能用心学习,能学到东西,才能学会写论文和科研如何选题和设计。如果单纯的所谓"抄方",最后就抄得几张经验方药,而学不到老师辨证立法处方用药的灵活思路。

四、肾虚综合征论治

肾虚综合征是王翘楚从病中求证、证中求病中发现的一种新的病,与肾病综合征是不一样的两种病,肾病综合征是急性肾炎,全身严重水肿,尿常规存在大量蛋白尿和管型尿等肾功能异常的一种病。肾虚综合征可见于女性尿道综合征、尿路感染慢性期、围绝经期综合征,部分患者尿频、尿急难控,尿常规化验正常。这三种病从中医辨证来看,均有肾虚证的现象,把它称为"肾虚综合征"更为确切。这就是辨病与辨证结合,证中求病、病中求证的结果。肾虚综合征在临床上其治疗以补肾为主,但针对不同的三种病,其加减用药有所不同。有的用补肾益气升阳;有的是在补肾基础上加用清泄下焦湿热药;有的则在补肾基础上加用益气止汗和清虚热药,才能有效。

五、月经量少,补肾为先

当今不少青中年妇女,因为情志不悦或精神过劳而致失眠,常见月经不调,量少,经期短只有2～3日,此乃肝亢肾虚所致,除根据上述精神上的诱发因素,采用疏肝平肝解郁药外,当首先考虑补肾,因为青中年妇女,本应肾气充盛,则月经充裕以时下。而今因精神过劳或情志不悦伤其冲任,故月经量明显减少,经期也很短,肝亢是标,肾气亏虚是其本,故应以补肾为先,以治其本,疏肝平肝解郁以治其标,标本兼治,其效即佳。故常用淫羊藿补肾填精,再加养血调经药物为治,如当归、熟地黄、益母草、丹参、川芎,或加黄芪益气行血,气行则血行,必要时再加桃仁、红花以活血化瘀行经,颇收良效。

六、卧不安则胃不和

《素问·逆调论》有记载:"胃不和则卧不安",多因食积所致,常于夜间胃胀不适而失眠,现代临床较常见。但当今也有不少失眠症患者,因为失眠而致旧恙(胃病)复发,临床多先见失眠,后见胃病旧患复发,常表现在夜间睡不安眠,又伴有胃脘不适、嘈杂、胀闷或痛等症状,这种胃不和与古代医书上记载的常因食积而引起的"胃不和则卧不安"不一样,"胃不和则卧不安"多由食积引起,当以消导化积和胃为主。而今多见卧不安引起胃病旧恙复发,故见"卧不安则胃不和",首当治失眠,同时兼顾和胃,并根据胃病临床表现不同加减用药,不能主要以消导食积的保和丸主之。也不能单就失眠治失眠,不顾旧恙胃病复发,如果胃病确是因失眠而引起的旧恙复发,应统筹兼顾,综合辨证处理,如有必要也可嘱患者再作胃镜复查,以防他变。

七、脑非奇恒之腑

《黄帝内经》中把脑与骨、髓、脉、胆、女子胞等同,均属奇恒之腑,当时,可能是有一定道理的,但从当今解剖生理和临床实际来看,已经很清楚,脑乃统五脏六腑之首,中医界应当重视对脑的定位和生理病理功能进行研究,因为从医学科学的前沿来说,无论是中医或西医对脑的认识都比较滞后,还有很多其活动物质基础没有弄清楚,有待中西医共同去探索研究,只有结合临床和基础理论研究,才能真正提高中医临床、脏腑、经络、气血辨证论治的水平。有些中医学者为了维护中医理论的完整性,提出"心脑同一"论,中医讲的心脏既是血肉之心,又是神明之心。在临床实践中,经大量事实说明,脑的定位和功能确居于五脏六腑之首,如针刺麻醉研究,无论针刺什么穴位,都是通过神经或经络信息传至大脑,再经大脑某代表区调节其手术区痛觉的反映,即使心脏手术,针刺心经或心包经穴位,也是通过穴位刺激信息传至大脑释放镇痛物质而起作用,没有一例能说明针刺心经、心包经穴位,其信息不是通过大脑而直接起作用的。可见中医人不能再把大脑置于五脏六腑之外,仅作为"奇恒之腑"之一了。

八、川楝子确具有肝损毒性

过去王翘楚常喜欢用金铃子散以疏肝止痛,用于胃肠痉挛痛、痛经等。有一位山东患者因常患腹痛,如奔豚气样走窜阵发性痛,数次用金铃子散加味,其效果较好。该患者回山东后屡次发病就常服此方,结果有一次突然巩膜发黄,而到上海检查发现肝功能异常,胆红素、ALT 均明显升高,王翘楚嘱其立即停止服用该方,1 周后,黄疸即退,ALT 恢复正常。此例说明川楝子具有肝损毒性,并且现代药理试验证明川楝子确有肝损毒副作用,《中药大辞典》记载小鼠皮下注射川楝素 13.6 mg/kg,24 小时后丙氨酸转氨酶由给药前 200 u 上升到给药后 588 u,以后逐渐下降,第 6 日恢复正常。川楝子又名金铃子,为楝树之果实,以四川产品为佳,故一般处方均用川楝子,苦寒,有小毒,归肺胃、小肠、膀胱经,与延胡索同用,名金铃子散,用于肝郁气滞、脘腹胀痛等有较好疗效,但不宜多用、久用。

以防万一,后王翘楚在临床上基本不用川楝子了。

九、实践是第一性,理论是第二性

实践出真知,当今很多有效方药都是前人临床实践有效总结出来的,所以说它是第一性的。但是当时上升概括的理论,不一定都是正确的,有时甚至是错误的,即不符合客观实际的。因此,对待前人(包括外国人)的理论见解或学说,不能认为句句是真理,需要我们在实践中不断检验和修正,才能不断完善发展新的理论和学说,以指导临床实践,做到不断继承、不断创新,才能真正有利于发展中医药。有些学者有一种误解,认为方药有效,就是其有关的传统理论也一定是正确的。殊不知,无论什么理论都是具有时代特征的。从当今实践再检验来看,有些理论是正确的,有些理论经过再实践证明是不正确的。对于不正确的,就要重新修正或提出新的理论见解,以指导再实践,才能不断发展中医药。

第五章

匠心传承篇

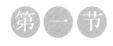

传承脉络

马寿民 20世纪初上海市名医之一,乃丁济万的舅舅,与丁甘仁是亲戚,均属孟河学派继承人。

陈树森 江苏南通地区名医,原在上海市跟师孟河学派马寿民,1937年回到原籍。1959年从上海市普陀区中心医院调去北京,先后任中国人民解放军总医院中医科主任、主任医师、教授、专家组成员。

王翘楚 1944—1947年师承江苏南通名中医陈树森,一脉相承于孟河马氏。

传承弟子

院内继承人

徐建 主任医师,教授,博士生导师,享受国务院政府特殊津贴专家,上海领军人才,全国名老中医药专家王翘楚学术经验继承人,原上海市中医医院党委书记,上海市中医医院神志病学科带头人,上海市中医医院中医睡眠疾病研究所所长。

兼任中国睡眠研究会第四、五届理事会副理事长,中医睡眠医学专业委员会主任委员,上海中医药学会副会长,上海中医药学会神志病分会主任委员,中华中医药学会心身医学专业委员会副主任委员,世界中医药联合会睡眠医学专业委员会副会长,中国医师协会睡眠医学专业委员会副主任委员,中国科协、中国睡眠研究会全国中医睡眠医学首席科学传播专家,《世界睡眠医学杂志》副主编,《中医杂志》常务理事及审稿人,《中国医院管理杂志》理事,上海市卫生系列高级专业技术职务任职资格评审专家,上海市医疗事故鉴定专家库专家等。

许良 上海市中医医院内科主任医师,上海中医药大学研究生导师,上海市卫生健康委员会"杏林新星"项目导师、上海市"医苑新星"项目导师,"中华中医药学会上海浦东新区高水平改革开放中医专家库"成员。中国睡眠研究会中医睡眠医学专业委员会常委,中国医师协会睡眠医学专业委员会中医学组副主任委员,上海市中医药学会神志病分会副主任委员,中华中医药学会神志病分会常务委员,上海医学会心身医学委员会委员等。第二批全国名老中医药专家学术经验继承研究班学员,师从王翘楚教授。

许红　上海市中医医院内科主任医师,上海中医药大学研究生导师。上海市静安区卫生健康委员会女医师协会结对培养项目指导老师。中国睡眠研究会中医睡眠医学专业委员会委员,中国民族医药学会神志病分会理事。从事以失眠为主症及其相关精神心理疾病临床和科研 25 年。第三批全国名老中医药专家王翘楚学术经验继承人。

张雯静　主任医师,博士,澳大利亚麦考瑞大学访问学者,澳大利亚皇家墨尔本理工大学博士生外方导师,全国名老中医药专家王翘楚学术经验继承人。原上海市中医医院神志病科副主任(主持工作),上海市中医医院中医睡眠疾病研究所副所长。现为上海市中医医院党委副书记,全国名老中医药专家王翘楚传承工作室负责人,上海市国家临床优势专科学科带头人。兼任中国睡眠研究会中医专业委员会秘书。

王惠茹　上海市中医医院副主任医师,全国名老中医药专家王翘楚传承工作室成员,中国医师协会睡眠医学专业委员,中国睡眠研究会教育工作委员会常务委员。2004 年起师从王翘楚教授。

王国华　上海市中医医院主管药师,全国名老中医药专家王翘楚传承工作室成员,中国睡眠研究会中医睡眠医学专业委员会委员,中国民族医药学会神志病分会理事,上海中医药学会神志病分会秘书。长期从事落花生枝叶治疗失眠症的中药新药开发研究、动物行为学实验研究等。

外院继承人

苏泓　副主任医师,上海市黄浦区中心医院。

盛昭园　主任医师,上海中医药大学附属上海市中西医结合医院。

陆伟珍　主任医师,复旦大学附属上海市第五人民医院。

王骏　副主任医师,同济大学附属东方医院。

王磊　副主任医师,上海市普陀区人民医院。

陆逸莹　副主任医师,上海中医药大学附属上海市中西医结合医院。

张玲　副主任医师,上海中医药大学附属上海市中西医结合医院。

童蓓丽　副主任医师,上海市静安区中医医院。

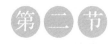

继承人论文

学术传承：带动临床、科研、人才培养 全面学科建设的"原动力"
——以全国名老中医王翘楚工作室为例

名老中医学术思想及临证经验是中医药知识的精华与载体，亦是发展中医药及培养新一代名医的深厚基础。近20年来，全国各级中医药主管部门，各医疗、教育机构纷纷通过"师带徒"班、传承人才培养项目、名老中医工作室等多样化的传承形式系统整理、研究名老中医学术思想及临床经验。许多专业学术期刊也辟出专版深度剖析这些学术思想与经验。然而，鲜有将学术思想传承应用于优势学科建设的研究。我们认为，在以经验医学为属性的中医药学中，名老中医的学术传承并非与学科建设是割裂的，而是一种带动学科建设的强劲动力，可以覆盖临床、科研、人才培养等学科发展的各个方面。我们以全国名老中医王翘楚工作室为例（该工作室于2003年成立，2012年获批成为全国名老中医药专家传承工作室；王翘楚教授系上海市中医医院终身教授、学术咨询委员会主任，中医神志病睡眠疾病优势专科创始人、学术带头人，中医睡眠疾病研究所名誉所长；王老从事中医临床、科研、教学、管理70余年，从无到有地建立睡眠疾病新学科），分享该工作室是如何以学术传承促进学科（中医睡眠学科/中医神志病学科系国家中医药管理局临床重点学科/专科）发展的实践经验，以供同行参考。

一、以传承提升学科临证思维能力

临证思维是医师对抗疾病的"利器"。医师是学科建设的核心中坚力量。因此，学科建设的第一要务即提高医师的临床思维能力，而学术传承正是"捷径"之一。继承名老中医的临证思维，最主要的是继承其临证思维模式，而非思维定式。因此，后学者在学习名老中医的临证经验时，不可过分拘泥于其思维定式，而应贯彻中医辨证施治的指导大法,辨证地学习其临证经验。

作为经验医学,中医学理论源自临床,又用于临床。边跟师、边实践的这种学术传承形式有其独特优势:既可以在临床实践中检验名老中医的临证思维,又可以在实践中深化对老中医临证思想的认识,进而提高自身的临证水平。因此,自 1993 年上海市首届老中医学术经验继承班起,工作室全体成员始终坚持以团队形式开展师承工作,包括以团队形式分层次跟师,定期以团队形式探讨交流跟师心得,避免因学习、工作经历和或悟性差异形成的"知识差势"。名老中医的临证思维随临证活动而展开,相应地依其进程可分为四诊思维、辨证思维、治则思维、治疗思维和治疗思维反馈五个阶段。其中,四诊思维和辨证思维统属于诊断思维,治则思维、治疗思维及治疗思维反馈统属于治疗思维。在跟师抄方过程中,通过对王老接诊患者后如何四诊辨证、如何拟定治则治法、如何处方用药以及如何在随访过程中针对患者的病情发展、预后在经验方基础上随症加减进行总结整理,提炼出王老的临证思维并加以传承。

病史是最原始的临床材料,能反映患者就诊时的基本情况及数次诊疗过程中"症"及"证"的持续性变化,而组方中药更是间接反映了老中医的临证经验、学术思想。传统跟师过程中,病史材料往往散落于单个或几个学生手中,不利于老中医整体学术思想的归纳、总结,亦影响学科建设。因此,20 世纪 90 年代起,工作室即执行个人及工作室共同保存老中医临证资料的制度。同时,要求在病史记录过程中,仅客观记录患者主诉,不主观臆断,凭个人理解来取舍病史;同时,在完整、客观记录病史基础上,及时整理,试图从中识别有价值的现象和共性的规律,以提出新的学科假说。工作室目前已收集原始病例近 4 万份,并建立名老中医临诊经验文献数据库,形成并出版多部学术专著、医案集。

名老中医的教学查房是另一个提升医师临证思维能力的途径。教学查房以临床真实病例为依托,神志病科病房收集各类睡眠障碍(原发性失眠症、不安腿综合征、发作性睡病、睡行症、睡惊症等)、神经症、心境障碍等身心障碍者,请名老中医在床旁对患者进行四诊信息的收集,并结合各类西医学的检查(如多导睡眠图、体动记录仪、事件相关电位、神经心理学测试、脑影像学检查等)明确中、西医诊断,然后围绕该病进行相关中、西医理论知识讲解、分析中医病因病机及西医病理机制等,最后辨证论治,即明确证型、确定治则、处以方药。在教学查房中,王翘楚善提问,好互动。他认为,教学查房的重点是在向跟师医师展示中医临证思维的全过程,通过互动提问讨论的方式使学生参与其中,可增强跟师医师的参与积极性,并身临其境地有效提升锻炼其中医思维。

二、以传承促进学科科研发展

科研既是学科建设的必要基础,亦是推动学科发展的重要力量。以学术传承为内核的科研是中医药科研的巨大特色,可以指导中医的文献深掘/理论创新、指导中医在标准临床试验范式下检验内外治法的实际疗效及其安全性、指导中医在实验室中通过前沿的生化技术探索疗效背后的作用机制。

1. 以传承促进文献及理论研究 王翘楚教授以中医"天人相应""人与天地同纪"理论为总纲开展睡眠疾病防治的系统研究,提出"脑统五脏、肝主情志、心主血脉""五脏皆有不寐"的学术观点。而工作室成员通过跟师,不仅继承了王老的学术思想,亦在此基础上大胆提出新观点,并小心求证,尤其是从经典文献中寻找理论依据,从而不断丰富中医睡眠医学学科/中医神志病学科的理论体系。

比如,我们在临床中观察到王老治疗广泛性焦虑障碍(属中医"郁病")时,多用入肝经的药物,因此大胆提出"郁病(焦虑障碍)从肝从风论治"的理论,从而丰富了中医传统理论中对"风"的认识。

2. 以传承促进临床研究 工作室通过归纳、总结王翘楚教授治疗失眠症及其相关疾病的诊疗经验及学术思想,先初步形成了神志病学科相关病种(失眠症、焦虑症、抑郁症)的系统诊疗方案。当然,临床疗效才是检验治疗方案的"金标准"。因此,工作室又将这些诊疗方案投入高质量的多中心随机对照临床试验,在主观问卷/量表评价的基础上,建立睡眠医学实验室,通过国际公认的睡眠监测设备多导睡眠脑电图等,以科学检验、客观评价上述诊疗方案的确切疗效及安全性。通过不断地"试验—总结—再试验",将诊疗方案进行优化,最终形成标准临床路径(诊疗指南)。目前,相关成果已被国家临床重点专科神志病协作组采纳。

3. 以传承促进实验室研究(新药研发) 由王翘楚教授提出的、关于"经验方药—临床研究—药物粗筛—临床再研究—药效学、药学研究—制剂开发—成果转化"的中医药研究思路,也为传承工作室在中药新药研究领域中提供了启迪。

工作室不断完善药学实验室建设,新增大鼠自发活动监测系统、高架十字迷宫等实验设备,逐步形成以现代实验技术为核心的"临床疗效验证—基础实验研究—中药药理理论探索"相结合的研究体系,对临床有效经验方进行疗效验证、机制研究、中药药理探索、方剂重组和改进等提供实验数据。积极开展与上海市医药工业研究院等基础学科的科研协作,探索中医药治疗失眠症、焦虑症、抑郁症的发病机制及新药开发。目前已先后开展了"落花安神口服液""花丹安神合剂""解郁Ⅱ号""落花颗粒"等多种院内制剂或中药新药的研发。

三、以传承促进学科人才培养

传承的目的是为了孕育新的中医人才,而人才培养亦是学科建设的重要组成部分。因此,王翘楚工作室的人才培养任务同样是以传承为核心开展的。当然,这种以传承带动育才的形式是多种多样的,比如:① 本工作室医师的轮流侍诊;② 以传承工作室为基础,以课题带动教学,在中医内科学及针灸推拿学等二级学科目录下招收、培养中医神志病学、中医睡眠医学方向的硕士、博士研究生;③ 作为进修基地向全国开放,由外院选送进修医师进工作室交流学习;④ 定期以工作室为基础举办名老中医王翘楚教授学术思想传承研讨会、论坛。

以研究生培养为例,每一位研究生在进入传承工作室开始研究学习之初,就有工作室成员(其导师)全程带教。带教过程往往包含多个步骤。第一步:要求研究生选择一个本科室代表性的疾病(如失眠症、焦虑障碍、抑郁障碍等),结合名老中医学术经验及最新研究进展,进行授课式讲解,使学生从中医理论向临床实践过渡;第二步:推荐学生看《名老中医之路》,以及由工作室出版的、以王老学术经验为集合的专著,如《王翘楚情志病医案经验集》《王翘楚治疗失眠症临证经验医案集要》《从肝论治失眠症》《脑统五脏理论研究与临床应用》《花生枝叶治失眠:20年研究结硕果》等,组织学生讨论,以"认识中医神志病学"为主题,让学生们说说自己对中医神志病学学科的认识及理解,讨论中医在精神心理疾病中的价值与地位;第三步:进入临床实践,让学生到门诊跟诊,实行普通门诊—专家门诊—名老中医门诊的三级跟诊模式,通过逐级递进,锻炼其中医临证思维;第四步,积极参加由本工作室主办或其他与学科相关的重要学术研讨会、论坛,了解中医神志病学的最新临床及基础进展,使其对本学科的继承与发展有更为深刻的认识。第五步,临床门诊跟师侍诊时要求手写记录每位患者的就诊记录并保存。跟师3~6个月后,学生根据跟师时收集的临床原始病例资料,统计分析总结临床疗效,并撰写论文。或者从原始病例中挑选撰写典型病例医案2~5则。在撰写的过程中使知识内化,从感性认识上升到理性认识。

王翘楚教授先后受聘国家优秀中医临床人才研修指导老师、浙江省中医临床人才研修指导老师,带教院外继承人,指导继承人开设专科门诊、总结医案、开展相关课题研究等;定期开办以学术传承为核心的继续教育项目,进一步扩大学科人才培养。

四、结语

通过全国名老中医药专家王翘楚传承工作室及国家中医药管理局中医药重点学科建设项目实践,我们在极力推进名老中医传承工作的基础上,还以此作为"原动力",带动了中医睡眠学科/中医神志病学科的学科建设及发展,包括以学术传承的形式提升了工作室成员的临证技能水平及思辨能力,促进了学科多维度科研水平的发展(包括理论及临床研究、新药研发等),同时完善了学科人才培养模式,这种以"学术传承带动学科建设"的创新中医药发展模式,值得在未来的中医药优势/重点学科建设发展中进一步推广及验证。

(张雯静　王翘楚　徐建　许红　许良　王惠茹　王国华)

亢害承制与从肝论治失眠症

"亢害承制"源于《素问·六微旨大论》,原属运气学说内容,说明六气相承制约,是万物生化的重要保证,如失于相承,则无所制约,必致过亢为害。笔者在王翘楚教授指导下,经过十几年的临床探索,运用亢害承制理论,从肝论治失眠症,取得了较好效果。兹对亢害承制与失眠症相关性作一探讨。

一、亢害承制释义

《素问·六微旨大论》载:"亢则害,承乃制,制则生化,外列盛衰,害则败乱,生化大病。"五行之中,有生有化,有制有克,如无制克,势必盛极(亢盛)为害,有制克,始能生化。外列主岁之气有盛有衰,如主岁之气与主时之气,在相互影响下都盛极,则为害更甚。若是盛极(亢盛)为害,必定败乱失常,生化的功能也就没有了,人体必然发生疾患。亢害承制具体落实到五行气运、脏腑调适之中,可谓一亢则一制,制后随之以生,由生而化,由微而著,更相承袭,体现了亢害承制关系在人体生理活动中最基本的动态平衡规律。当这种规律受到克贼之邪的侵扰,则成为疾病。克贼之邪的来源,不外乎内外两因,内因是由于脏腑与脏腑之间的亢害承制关系失常;外因则来源于六淫,同气相求,内归相应脏腑,以胜相加,导致脏气亢盛,亦可克伐其所胜。说明五运六气与人之五脏生理病理活动密切相关,事物有生化的一面,也有克制的一面,用以解释人体生理平衡的调节。若有生而无克,势必亢盛之极而为害,因此应该抵御这种过亢之气,令其节制,才能维持阴阳气血的生发与协调。

二、五行生克与五脏不寐

亢害承制论肇始于《黄帝内经》运气学说,主要说明气候变化的内在调节机制,后世医家将自然现象与人体生命活动相联系,类比推演用以说明人体生理活动及病理变化,并进而指导对疾病的治疗。相生调节是人体生命活动的一种基本调节形式。同时,五行中又存在一种相克调节。《素问·宝命全形论》所谓:"木得金而伐,火得水而灭,土得木而达,金得火而缺,水得土而绝。万物尽然,不可胜竭。"木火土金水相生,木土水火金克制,亢害承制制生化,生生化化万物立。虽曰同气,不无偏胜亢害焉。因有承制则生化,亢而无制则病生。犹如自然界,夏热没有秋凉承制,必然为疠为害;有热就有寒,无冻不成春,四时气候,春夏秋冬就是亢害承制。所以说,相生和相克是不可缺少的两种动态调节,而"相克"则是更为重要的调节因素。但是,脏腑之间的生理病理关系,并不局限于五行相生相克的一般规律。脏腑之间生理上相互依存、病理上互相影响的密切关系是客观存在的,这种现象临床上多见于某一脏病邪亢盛而殃及他脏发病。某一行在运行中出现太过或不及,不能自我调节,出现所谓"亢而不能自制",或"侮而乘之",发而为病,则须用汤液、针石、导引之法以助之,使其达到"承乃制"的作用。

当今失眠症临床证候的主要特点是:精神亢奋者多,精神衰弱者少;中壮年人较多,老年人较少;精神情志因素合并其他躯体疾病或精神疾病者多,单纯体质因素先天不足,无其他夹杂病者少。说明亢害现象是当今失眠症临床证候的主要表现,肝木偏旺是失眠症发病的主要病理基础。肝木过于亢盛,常易犯胃,临床上多见胃胀、嗳气频作,即所谓"胃不和则卧不安"。如伴情志不悦,则失眠更甚,使肝郁木更旺,卧不安又加重胃不和。此谓胃病不寐,治宜平肝解郁、和胃降逆的方药,常用平肝或疏肝和胃之剂,以加味柴胡龙牡汤加蒲公英、佛手、苏梗、煅瓦楞子、生麦芽等,屡收良效。抑木则胃自和,和胃则木自达。可见,在五行运行中,要重视"制"在生化中的决定作用,只有五行相互制约,才能维持正常的生长和变化。五行的制化现象,不是静止不变的,它随五行之间的盛衰盈虚不断变化,产生作用。肝木过于亢盛,还易凌侮肺金,致肺失清肃。如:感冒发热,用抗生素后,余邪未清再加精神过劳,常患呛咳不已,夜寐不安,数月不愈,用一般宣肺化痰药无效,证属燥咳不寐,此谓肺病不寐。王师用平肝活血安神方,加百合、桑叶、金银花、连翘、款冬花、桑白皮等清热润肺之剂。亢而承制,平其所复,扶其不胜,则呛咳自平。又如中老年妇女患者,临床上常见夜不安寐、尿频、尿急。乃肝阳上亢,肾气不足,证属肝亢肾虚,此谓肾病不寐。治以平肝补肾安神,以柴胡、龙骨、牡蛎、天麻、钩藤为基本方,加菟丝子、金樱子、芡实、补骨脂之类,屡起桴鼓之效。肝肾乙癸同源,肝平则肾气固,益肾则肝亦平。再如,肝木亢盛,心火上炎,母病及子。临床表现夜难入寐,胸闷心悸,心烦不安,急躁易怒,证属肝亢犯心,此谓心病不寐。治以平肝或疏肝解郁、活血养心安神,以基本方加赤芍、丹参、川芎、郁金、五味子、远志、灯心草等。抑木则心自安,心血和则木亦达。可见,脏腑病变,除按五行运气的一般规律"克其所胜"外,尚可见于殃及邻脏或侮其所不胜者。上述以失眠为主症及其相关五脏病,王师以亢害承制理论指导,立从肝论治为主法治疗,均收到较好疗效。

三、风痰瘀热与从肝论治

肝亢殃及他脏,以致五脏皆有不寐,且与风痰瘀热病因密切相关,但其根源均出于肝,故立从肝论治法。清代王旭高曾言"肝病最杂",然肝病虽杂,却以"肝气、肝火、肝风"统之,均为肝用太过所致。始于肝亢致气郁,化热为火,盛则为风,其临床表现复杂多变,肝气郁结日久,可成痰致瘀。

当今失眠症发病以中年居多、膏滋厚味饮食多、晚睡晚起居多,以致患高血压、高脂血症。从"亢害承制"原理出发,采用从肝论治法平肝或疏肝解郁、活血清热、熄风化痰,随证加减治之,既注意平肝以治本,也注意活血清热、化痰熄风以治标,分清先后、主次缓急,标本兼治,使五脏系统皆能相互协调平衡。肝平则风自熄、痰易祛、瘀易化、热易清。笔者于2005年对临床638例失眠症患者调查统计,其结果也显示,晚睡是当前中壮年人失眠症发病的重要原因之一。这类群体以夜生活、应酬、加班加点等以妄为常,长期午夜亢奋不睡,晚睡晚起,逆于生乐,起居无节,当眠不眠,该醒不醒。他们多伴高血压、高脂血症,临床多见入夜难寐,白天头晕,头胀或痛,情绪激动易怒、心烦心慌、口干便秘等。证属肝阳上亢,常用二白汤加味,重用白蒺藜、桑白皮、怀牛膝、夏枯草、泽泻、决明子、天麻、钩藤等,平肝潜阳安神。若出现焦虑紧张、心烦意乱、手足抖颤、肢体肌肉跳动、静坐不能、坐立不安等风动症状,则属肝阳上亢化风。王师常用蝉蜕、白僵蚕、天麻、钩藤、淮小麦、甘草、葛根、川芎、柴胡、龙骨、牡蛎、广郁金、石菖蒲、赤芍、白芍、合欢皮、远志为基本方,随证加减,以平肝熄风、活血安神,屡收良效。肝亢或郁而化热化火,症见头晕时痛、目赤唇红、面时升火、心烦不安,动辄发怒、口干、舌燥或口舌生疮、溲黄等,用基本方加焦栀子、金银花、连翘、黄芩、黄连、绿萼梅、生地黄、竹叶、灯心草等平肝清热、养阴除烦安神。如肝郁日久,气滞痰瘀交阻,症见头晕目眩,或胸闷恶心、心烦易怒、面色黧黑,舌苔黄腻,舌质绛红,则酌加全瓜蒌、姜竹茹、制半夏、芍药、丹参、桃仁、红花等平肝解郁、化痰止恶、活血安神。方证相应,也屡见成效。可见,肝亢不寐常夹风、痰、瘀、热相关证候。从肝论治基本方随证加减应用,亦有较好疗效。

实践证明,"亢害承制"是中医经典理论之一,对临床确有重要指导意义。笔者通过学习和临床实践深刻体会到,学好经典理论,并用以临床指导实践,在继承基础上不断发展,才能有所创新。

(许良)

学习王老师解郁安神方临床研究的体会

王老师常说,中医临床辨证论治规律和方药的筛选是中医临床科研的两大重要组成部分。临床经验中的方药多样复杂,各自的立法处方用药经验不同,有时差异很大。只有通过临床和实验的紧密结合,才能逐步筛选出最优立法处方用药。解郁安神方就是老师在临床辨证论治失眠症过程中筛选的治疗抑郁症的有效方药。学生亲历了解郁安神方由最初的基本方到现在的三味方的精减过程,体会颇深。

一、从肝论治失眠症的启示

1. 从肝论治失眠症有效　在临床上以失眠症为主症前来就诊的患者,大多数因情志不悦、精神过劳、惊吓而诱发,临床表现以入睡困难或早醒,或间断多醒、多梦,甚则通宵难寐为特征,纯属肝气偏旺的一种表现。而白天头晕或头胀痛或心慌、心烦、口干苦,或胃脘不适、大便不调等,亦因肝木偏旺而上亢脑络,致头晕或胀痛,或则犯心而心慌、心烦、口干苦,或则犯胃而胃失和降,或因肝亢肾虚,则头晕胀痛、耳鸣或脑响,腰酸乏力,则尿频难控等表现,无不从肝而起,再波及他脏,甚至多脏腑功能紊乱,使临床症状多样化、复杂化,究其根源在于肝。因此,王师根据失眠症发病特点,立"从肝论治"为法治疗失眠症的临床研究思路,并通过采用从肝论治为基本方辨证加减应用于临床,诊治4万余例患者、604例按科研回顾性、前瞻性设计观察,颇收良效,逐步形成了一套按中医理论指导,具有从肝论治失眠症临床特色的有效诊治方案和疗效评价体系。从中可以看出:当今失眠症的诸多表现,与以往文献记载有很多不同之处,从肝论治法更接近当今失眠症的临床特点,而且在原来传统治疗基础上,丰富和发展了中医治疗失眠症内容。

2. **由此及彼,触类旁通**　在众多失眠症患者中,王师注意到因长期严重失眠的患者,常有一部分心情不畅、情绪低落的患者,对于这类西医诊断为抑郁症、中医归属于情志病、郁病的患者,他们的临床表现多以抑郁善忧、情绪不安或易怒善哭等为主要症状,实为脑功能失衡、肝郁气滞的表现。肝为刚脏,五行属木,藏血,主疏泄,性喜条达而恶抑郁。张景岳曾有"因郁致病""因病致郁"之说,亦充分揭示了肝郁与情志有密切关系,多主张从肝论治郁证。王师由此及彼,触类旁通,遂于以后的临床诊疗中,特别关注此类患者,以从肝论治法辨证加减运用于临床。三批以从肝论治基本方加减治疗抑郁症的疗效,总结分别为89.2%、91.67%、72.5%,提示从肝论治抑郁症疗效较好,且未发现副作用和依赖性。提示:从失眠症到抑郁症的从肝论治方药移植应用十分成功。

3. **确定目标,立项研究**　王师常说,临床医疗实践中蕴藏着丰富的选题内容,它是科研选题的源泉。抑郁症是当今精神科疾病中发病十分广泛而疑难的病症之一。据世界卫生组织估计,全世界有1.5亿~2亿人患此疾病,我国发病率亦约在3%~5%,到2010年,世界抑郁症的发病率将是精神科疾病的首位。目前由于病因机制尚不清楚,虽然西医学已从人类基因、神经递质方面做了不少研究,其治疗药物有三环类多塞平、阿米替林;单胺氧化酶抑制剂吗氯贝胺;5-HT再摄取抑制剂的氟西汀、帕罗西汀等,但均存在不同程度的副作用和依赖性。再加上有些进口药价格较昂贵,不适用于我国的医保市场的需要。因此,深入探讨病因,寻找有效的防治方法控制抑郁症的发病,并从中药方面寻找研制有效而无毒副作用的新药,以供世界医疗市场的迫切需求,已成为新趋势。面对西医存在的薄弱点和空白处,中医从肝论治法治疗抑郁症临床有效,确能发挥其优势和特色,从而为我们确定了下一步临床科研的主攻方向和研究目标。

二、两次筛选,由博返约

王师常说,中医不能老是停留在朴素的辨证论治经验上,必须借助现代医学的研究方法,在继承的基础上有所创新,才能有所发展。因此我们在从肝论治基本方治疗抑郁症临床有效的基础上,进行了立项研究。

1. **从基本方到八味方** 科学研究工作中,对一问题的研究往往由简单到复杂,又由复杂到简单的过程。在从肝论治基本方中究竟哪些药物组合临床用药最精,疗效最好呢? 王师采取了由博返约的思考方法,在肯定从肝论治基本方临床和小鼠抑郁模型实验均有一定抗抑郁作用后,再对辨证加减的基本方进行了拆方研究。根据肝主情志、郁不离肝的思路,王师将从肝论治基本方中的中药性味功能和现代药理作用结合起来思考,发现基本方药味较多,不利于总结经验和新药开发研究,可以由博返约适当精减。于是,王师在临床反复验证中,逐步精减药物,最后相对固定为八味方。再经动物模型药效实验,结果证明八味方确有一定的抗抑郁作用,颇有进一步研究开发的前景。

2. **从八味方到三味方** 有了第一步的成功筛选,就有了进一步深入研究的可能。根据新药开发前期研究和当前医疗保险要求,王师在解郁Ⅰ号八味方治疗抑郁症有效基础上,再次通过临床和实验的层层筛选,又由解郁Ⅰ号方逐步精减筛选成解郁Ⅱ号三味方,经临床和动物模型反复实验,亦提示有一定抗抑郁作用。

从基本方到八味方,再到三味方,这种从临床辨证论治有效复方中逐步精减筛选的临床与实验相结合的研究方法,颇符合中医临床研究实际,也符合新药开发前期研究和当前医保的要求,值得借鉴。中医从临床实践经验中最优化精减有效方药,必须在临床肯定疗效的基础上,借助现代医学科研的实验研究方法为手段,这种中医传统方法和实验方法相结合的研究方法,能够由博返约,挖掘出真正疗效确切的方药,有利于提高中医临床研究水平,加快中药新药开发研究步伐。

三、实验与临床相互佐证

现代医学科学研究自从有了实验医学以后,一般的研究程序是从实验研究取得成果,然后到临床作试用研究。而中医科研,是建立在已取得临床普遍实践经验基础上的,它不同于从未经过人体作过临床观察,完全是探索性的实验研究。它首先要从临床研究入手,在肯定疗效,掌握临床规律基础上,然后再作实验研究。王师的平肝解郁安神方从基本方到八味方,再到三味方,完全符合中医科研这一特点。从肝论治基本方首先是在临床取得疗效后,再进行实验研究的;然

right margin第五章 匠心传承篇

后又经过了临床和实验结合,反复相互为证的研究,从而得到肯定的结论。因此,临床有效是前提,是关键;实验佐证是旁证,是借助的条件。我们中医科研的这种研究思路和方法比单纯搬用现代医学先实验、后临床的研究方法较易取得成功。

四、药材出现问题,关键在调查研究

科学研究是探索未知,在从未知到已知的实践过程中,有很多复杂问题是难以完全预见的。课题的任何一个环节出现问题,都有使课题做不下去的可能。在我们从解郁Ⅰ号八味方筛选到解郁Ⅱ号三味方时,我们遇到了不可预计的困难。在三味方中有一味药,原本由我们购自农贸市场,为规范药材来源,我们统一从药材公司进货用于临床和实验,可临床应用效果和动物实验结果均与原来初步结果有差异。怎么办? 是降低标准还是结束课题? 面对困难,老师并没有退缩,他率领我们课题组成员进行了反复讨论和研究。一个临床研究课题,如果临床设计方案没有问题,那就得考虑药材是否符合质量标准。药材至关重要,它直接关系到临床疗效和实验结果。一旦药材有问题,往往会使课题陷入迷津,甚至夭折。王师决定暂时停用药材公司的药材,并拿来了样品细致观察、分析研究,再经过多方反复调查论证,王师认为可能是生药加工得太干,活性成分损失较多所致,从而影响了临床和实验结果。最后决定仍由我们自行选购农贸市场符合药材标准的药材。可就在我们去农贸市场选购药材时,又遇上另一个意外问题,中央电视台曝光商贩用硫黄熏蒸这一药材,结果市场上可供我们选择的范围几乎没有。等待一个月后,我们再次去市场调查,最终买到了符合标准的药材。我们的研究工作才得以继续进行下去,真是问题多端。面对问题,只有勇于追根求源,弄清问题,才能最终解决问题,这是我们在跟王师学习中最深刻的体会之一。

通过学习王老师解郁安神方的临床研究的思路与方法,使我深深体会到中医科学研究的多数课题都是来自临床防治疾病的实践。实践出真知,实践是检验真理的唯一标准。中医临床经验中丰富的科学内涵和大量的现象是中医科研选题的源泉,我们必须以主攻西医的薄弱环节和空白处为目标,抓住临床实践中的现象,由此及彼联想,提出问题和设想,触类旁通,并借鉴西医的现代科学实验手段,为我所用,筛选有效方药。如果在科学研究中的某一环节上遇到问题,千万不能知难而退,就此停顿下来,或降低设计要求,或粗略地完成一些资料,或轻易地否定原先提出的问题和假设。只有通过反复调查研究,才能发现问题,最终想出解决问题的办法。科研工作不能浅尝辄止,它的实践过程,始终是一个探索未知的过程,如果说自己的选题思路与设计方法基本上是正确的、可行的,就必须始终坚持自己的研究思路和设计方法,最后无论是肯定的还是否定的结论,这都将是科研的成就。

（许红）

怪病从"风"论治

笔者在跟随王翘楚老师临床过程中,常发现一部分以失眠为主症前来就诊的患者伴有精神心理性疾病。这部分患者除诉有睡眠障碍外,还伴有许多特殊的症状,丰繁复杂。

一、主要表现

其表现有以下八类:

（1）情绪紧张、焦虑不安、提心吊胆、恐惧、心烦意乱、甚则惊吓,对外界刺激出现惊跳反应。

（2）静坐不能,坐立不安,来回走动,言语重复。

（3）肌肉紧张感,面部绷紧、头部紧压感,或颈项板牵,肢体发麻。

（4）肌肉不固定的跳动、抽动,手足抖颤,肢体蚁行蠕动感。

（5）肢体多发性、不固定疼痛,可发生在体表或内脏。

（6）身体出现异常感觉:如感到体内有响声、堵塞、热气上冲或感觉体表某些部位发热、发冷等。

（7）体表局部或体内有块状隆起物,可走窜,无压痛。

（8）肢体突然瘫痪无力,但神经科检查未发现器质性病变证据。

以上8类主诉症状表现,各项理化检查往往无异常,或者轻微异常,但与患者主诉症状不成正比。西医学将这部分患者归属于神经衰弱、焦虑障碍、抑郁症、癔症等范畴,中医属"郁病""脏躁""奔豚气"等章节,但都难以完全解释客观存在的现象。

二、共同特点

这些症状虽然繁杂,但它们又具有共同的特点:① 症状繁多。患者因个人的生活体验、社会环境不同而出现不同的症状，可以说是各有各的不同；② 变化迅速。患者起病快，往往有情志因素参与，受心理、情志影响较大，可出现不同的变化。一旦心理影响因素解除，其症状迅速减轻或消失；③ 以"动"的症状居多。静坐不能，坐立不安，来回走动；肌肉不固定的跳动、抽动，手足抖颤、肢体蚁行蠕动感等一派具有动摇不定的特征；④ 部位不固定。一是这些症状可表现在身体的各个部位；二是症状本身可移动、不固定；⑤ 属于虚性症状。此类患者各项理化检查往往无异常，或者轻微异常，但与患者主诉症状不成正比，多属功能性改变而非器质性病变，或者器质性病变不是造成患者症状的主要问题。

王师认为这些症状特征都与中医"风"的特性相吻合。"风"分为"外风"和"内风"，两者分属于外感六淫和内生五邪，有所区别，但又具有共同的特征。《素问·阴阳应象大论》曰："风胜则动"，以动喻风，根据"风"的这个特性，历代医家主要将阳胜或阴虚不能制阳，阳升无制，出现动摇、眩晕、抽搐、震颤等类似风动的病理状态称为"内风"。此处所讲的"风"为"内风"，多因情志不舒等因素造成全身气机不畅、脏腑功能紊乱的表现。《素问·风论》曰："风者，善行而数变。""善行"，善动不居，游移不定。故其具有病位游移、行无定处的特征。此类患者的身体有疼痛、肌肉跳动、肢体蚁行蠕动感等感觉，往往没有固定的部位，周身游走，符合"风"善动不居的特征。"数变"指"风"致病变幻无常、为病众多、发病迅速。患者多因情志因素而起病，症状出现繁多，出现时可无任何征象，迅速起病。患者任何部位都可出现症状，每个患者的表现都可不同，随着情志、心理因素的影响，症状又可迅速转变甚至消失。《素问·阴阳应象大论》云："风胜则动。"此类患者除了出现肌肉不固定的跳动、抽动、手足抖颤、肢体蠕动蚁行感等传统意义上"内风"的症状外，其焦虑不安、心烦意乱、多思多虑、注意力不能集中、恐惧甚则惊吓，对外界刺激出现惊跳反应，静坐不能，坐立不安，来回走动，言语重复等症状也都具备风性主动、致病具有动摇不定的特征，当属"内风"范畴。

三、"风"与"郁""瘀""热""痰"的区别和联系

1. **"郁"** 患者往往因情志因素而起病，导致肝气不舒，失于疏泄，气机紊乱，阳气上亢而动风，可以说是因郁致风。但与单纯的肝郁气滞患者有所不同，这些患者更多表现在"动"的症状上，而"郁"的症状侧重于情绪低落、郁郁寡欢。"风"与"郁"相互联系，有所区别，可以说对于此类患者而言，"郁"是本，"风"

是象。

2."瘀" "瘀"也可以引起躯体发麻、疼痛等症,但其症状固定一处,没有"风"的动摇不定、善动不居的特点,同时可伴有唇舌紫暗、舌下脉络怒张等血瘀证的表现。但同样怪病患者也可因肝气郁结、气机不畅致气滞血瘀或"久病必瘀"。患者往往除"风"的症状外,还可兼见"瘀"的表现,可谓"风"为主症,"瘀"为兼症,风瘀夹杂为病,亦为常见。

3."热" 当患者因温邪外袭,致邪热炽盛,内伤津液、营血,燔灼肝经,筋脉失其柔顺之性,出现痉厥、抽搐、鼻翼煽动、目睛上视等临床表现,此乃因热邪引动肝风,热极生风所致,亦属内风的范畴。我们临床所常见的癔症患者中亦有出现痉厥、抽搐、手足拘挛等症状,但无温邪外袭之病史,一般有精神心理因素参与,起病快,变化多,消失快,无后遗症状,可与热极生风相区别。如果患者因肝郁气滞,郁而化热,也可夹有热象,如口干苦、大便干结、苔黄等,但无温邪大热之特征。

4."痰" 痰有有形与无形之别,无形之痰常与风互结为患,上扰清窍,或致中焦气机不畅。可见眩晕、头痛、神昏,同时伴有呕恶、胸闷、舌苔白腻、脉弦滑等症状。但"动"的症状,如坐立不安等较少见。

四、治疗法则

此类患者传统辨证论治为肝气郁结、心虚胆怯、心血不足、痰热内扰等证,治疗以黄连温胆汤、甘麦大枣汤、柴胡疏肝散、血府逐瘀汤为主。但因患者症状繁多,个体之间差异大,实属于失眠患者中的怪病。王师认为怪病必生"风",在治疗此类患者时,主张首当从肝从"风"论治,常采用平肝熄风、疏肝解郁、活血安神的方法,收到一定的疗效。

"内风"的产生与肝关系密切,《素问·至真要大论》曰:"诸风掉眩,皆属于肝。"《素问·阴阳应象大论》曰:"厥阴司天,其化以风。""东方生风,风生木,木生酸,酸生筋,肝生筋,筋生心,肝主目。"《医学衷中参西录》云:"肝木失和,风自肝起。"肝为风脏,藏血,主筋,开窍于目;肝主情志;肝喜条达而恶抑郁。情志所伤,或暴怒伤肝,肝气郁结,气机逆乱,亢逆之气化风,形成风气内动,证见筋惕肉瞤,肢麻震颤,心烦意乱,坐立不安。从临床发病因素、症状、症候特点来看,此类患者一般精神较为敏感,肝阳上亢化风,肝郁瘀阻是其基本病理特征,故临床立法用药当从肝论治,立平肝熄风、疏肝解郁、活血安神之法。

五、基本方药

王师采用蝉蜕、白僵蚕、天麻、钩藤、淮小麦、甘草、葛根、川芎、柴胡、龙骨、牡蛎、广郁金、石菖蒲、赤芍、白芍、合欢皮、远志为基本方，随证加减。

"介类潜阳，虫类搜风"，蝉蜕、白僵蚕是此方的主药，也是王师的经验药对，为针对肢麻、肌颤等症状而设。蝉蜕疏散肝经风热，熄风止痉，白僵蚕熄内风、祛外风，两药相配，有熄风平肝解痉作用。现代药理证明两者均有镇静、抗惊厥作用。

天麻配钩藤是临床极常用的平肝熄风药对，为平熄内风代表方剂天麻钩藤汤的主药。天麻专入肝经，味甘性平，且甘润不烈，作用平和，故可治疗各种病因之肝风内动，无论寒热虚实。同时天麻既熄肝风，又平肝阳，为止眩晕之良药。《本草汇言》曰："主头风，头痛，头晕虚旋，癫痫强痉，四肢挛急，语言不顺，一切中风，风痰。"钩藤味甘性微寒，熄肝风、清肝热、平肝阳，二药平肝熄风，相须配对，发挥协同作用。

淮小麦配甘草，脱胎于张仲景"甘麦大枣汤"，原治疗妇女脏躁证，以精神恍惚、悲伤欲哭、不能自主、心中烦乱、睡眠不安为证治要点，用于伴情绪低落、闷闷不乐等肝气郁结症状的怪病患者。

葛根配川芎，葛根甘润性凉，功能发表解肌，原主要用于外感风热之项背强几几。川芎辛温，活血化瘀，又兼行气、祛风止痛，为血中气药、血中风药，可"上行头目、中开郁结、下行血海、旁通络脉"。现代药理研究表明，川芎具有扩张血管、解痉止痛作用，并且也有明显的镇静作用。两药一温一凉，一润一燥，相反相成，具活血解肌之功，王师用于肌肉紧张，头面、头部紧压感或颈项板牵、抽掣酸痛、头晕而痛，肩背疼痛且转侧不利等症状，疗效明显。

柴胡配龙骨、牡蛎，柴胡辛苦微寒，芳香疏泄，能条达肝气，疏肝解郁，现代药理研究证明柴胡有明显镇静作用。龙骨、牡蛎善于平肝潜阳，与熄风止痉药配伍治疗肝风内动痉挛抽搐，同时也具有镇静安神的作用。柴胡、龙骨、牡蛎合用，一升一降，一收一散，龙骨、牡蛎可制约柴胡不致升散太过劫伤肝阴。

郁金与石菖蒲同用，郁金味辛苦性寒，具行气解郁、凉血化瘀、清心开窍之功。《本草备要》曰："此药能降气。"石菖蒲味辛气温，芬芳利窍，宣气除痰，善于开通心窍。《重庆堂随笔》云："石菖蒲舒心气，畅心神，怡心情，益心志，妙药也。"现代药理研究表明，石菖蒲对中枢神经系统有镇静催眠作用，并且有抗惊厥、解痉作用。郁金、石菖蒲合用,具有相互协同作用,开窍宁神,同时化痰以熄风。

芍药在《神农本草经》中无赤、白之分,后世分为赤芍和白芍两种,功效也有不同,赤芍凉血清热,祛瘀止痛;白芍酸甘敛阴,平肝止痛,和甘草同用合"芍药甘草汤"之意。《本草求真》曰:"赤芍药与白芍药主治略同。但白则有敛阴益营之力,赤则只有散邪行血之意;白则能于土中泄木,赤则能于血中活滞。"两者一敛一散,补泻并用,具有养血活血、和营止痛之功;现代药理研究也表明:芍药具有镇静、镇痛、抗惊厥、解痉作用。

合欢皮甘平,有解郁和血、宁心安神之功,《神农本草经》言其"主安五脏,和心志,令人欢乐无忧"。远志味苦而温,宁心安神开窍,《药品化义》云:"远志,味辛重大雄,入心开窍,宣散之药。凡痰涎伏心,壅塞心窍,致心气实热,为昏聩神呆,语言謇涩,为睡卧不宁,为恍惚惊怖,为健忘,为梦魇,为小儿客忤,暂以豁痰利窍,使心气开通,则神魂自宁也。"现代药理研究表明,远志对神经系统有多种功效,除了镇静、催眠、抗惊厥作用外,尚能促进体力和智力、保护大脑等。

全方以蝉蜕、僵蚕、天麻、钩藤平肝熄风;淮小麦、广郁金、石菖蒲、软柴胡疏肝解郁;龙骨、牡蛎平肝潜阳;葛根、川芎、赤芍活血化瘀;合欢皮、远志宁心安神开窍,共奏平肝熄风、解郁活血、宁神开窍之效。同时也因看到这部分患者多因郁起病,风郁互结,在整个治疗过程中合理适当的心理疏导,让患者认识疾病、认识自身,给患者以精神支柱,可为疾病的康复起到事半功倍的效果。

六、临床疗效与典型病例

随王师门诊,发现此类怪病患者往往经反复治疗无效。根据患者复杂的症状归纳为肝郁阳亢化风证,处方用药。服药 2 周以上者,参照《中药新药临床研究指导原则》和临床症状、证候实际情况进行疗效评价,合计 71 例,临床痊愈 11 例,占 15.49%;显效 11 例,占 15.49%;有效 29 例,占 40.85%;无效 20 例,占 28.17%,总有效率 71.83%。

黄某,男,34 岁。

【初诊】2004 年 5 月 7 日。

【主诉】失眠近 3 个月。

【诱发因素】始于工作失误后。

【症状】夜寐 4～5 个小时,多梦,多醒。白天头痛、头晕;颈项板牵,耳鸣,胸闷,心烦意乱,情绪焦虑,恐惧,甚至害怕上班,不愿进厂门,无兴趣低落,手抖,肌肉颤动,以肢体为主,纳呆,大便调,夜尿频数,量少。苔薄微黄,舌偏暗。脉微弦。各项理化检查无明显异常。

【中医诊断】郁病;不寐。

【西医诊断】失眠症;焦虑症。

【辨证分型】肝郁阳亢化风,瘀热交阻。

【治疗原则】平肝熄风,疏肝解郁,活血安神。

【处方用药】

淮小麦 30 g	甘草 10 g	蝉蜕 6 g	白僵蚕 10 g
天麻 10 g	钩藤 15 g	葛根 30 g	川芎 15 g
蔓荆子 15 g	柴胡 10 g	龙骨 30 g	牡蛎 30 g
广郁金 15 g	石菖蒲 10 g	焦栀子 15 g	赤芍 15 g
白芍 15 g	合欢皮 30 g	远志 10 g	

14 剂。同时辅以心理疏导。

【二诊】诉夜寐 5～6 个小时,醒 2 次,紧张情绪明显好转。头痛、头晕,颈项板牵,肌肉跳动等症状有改善。但不耐干扰,易多思多虑。复投上方 14 剂。

【三诊】诉夜寐 6～7 个小时,醒 1 次,心情平静。头痛止,肌肉跳动基本消失。仍有头晕,偶有紧张、焦虑可自我排解。上方加桑叶、菊花,14 剂。

【四诊】夜寐正常,心情平静,上述症状基本消失,正常工作。

随访:3 个月后,患者陪爱人就诊。诉夜寐基本正常,遇情志不悦时症状略有反复,但可自行缓解。

七、讨论

近十几年来,由于现代社会经济、自然环境和科学技术的发展,人类疾病谱的改变,精神疾病日趋增多,很多疾病也因为精神心理因素的参与而使临床表现更加复杂,对于某些现象和其内在原因,西医学尚不能完全解释。这些怪症、怪病也已经超越了前人认识的范围。王师以中医理论为指导,根据《黄帝内经》"肝主风"和"风善行而数变"的理论,抓住临床症状的共同特点,通过取象比类的方法,将这部分症状归纳为"风",并通过从肝从风论治,取得了一定的疗效。既丰富了临床治疗方法,又扩大了"风"概念的内涵。笔者仅是跟随王师对临床患者进行了初步观察,借此提出一点个人的观点与想法,抛砖引玉,请前辈们批评指正。

(张雯静)

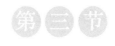

跟师心得体会

守正创新求发展

王师从医 60 余年,有广博的医学知识和丰富的临床实践经验,对多种常见病、疑难病积累了丰富的诊疗经验。王老师治学严谨,学验俱丰,宗岐黄之训,取各家之长,辨证严谨,遣方用药独具特色,疗效显著。他退居二线后,全身心投入中医临床和科研工作,主攻失眠症及以失眠为主症的内科疑难杂症,率先在上海市中医文献馆、上海市中医医院开设了中医失眠专科。以其精湛的诊疗技术,诊治了大量国内外患者,取得满意的疗效。在长期的临床实践中,王老师不断总结经验,在实践的基础上进行理论的提升,创立了失眠症的诊疗新理论和新方法。提出了失眠"从肝论治"的新思路、新见解,不仅丰富了中医临床医学内容,而且体现出敢于创新的时代精神。王师医术精湛,医德高尚,从不苟言,既不炫耀自己,亦不轻讥同业,平易近人,对患者一视同仁,精心辨治,耐心细致地指导患者,一切从患者实际出发,不开设高价特需门诊,被患者称为"天心仁术"的楷模。他对学生,循循善诱,诲人不倦,常告诫我们不仅要学习书本知识,更重要的是要善于在实践中学习,从中开阔思路,学会科研设计思路与方法,学习时遵古人"苟得其意,不便泥其法"之旨,既要继承古人的理论和经验,又要不拘泥于古人的理论和经验,古为今用,融会贯通,做到理论与实践相结合,医疗与科研相结合,继承与创新相结合。"天人相应""脑统五脏""五脏皆有不寐""从肝论治"等学术思想,就是王师在多年临床诊治实践与科学研究中,中西相融,重视实践、重视继承、重视科研创新的结晶,从而形成了自己别具一格的学术特点。然老师的学术思想和经验,并非一年三载能学就的,功在学之外,在今后的工作中,要以王师的治学精神为楷模,临证时要灵活思维,善于思考,善于通权达变以抓住主要病机,要加强对睡眠医学的深入研究,把古老的中医睡眠学说和最新的科技求同对接起来,为发展中医、发挥中医诊疗特色做出贡献。

(许良)

师承恩师感悟

我最敬爱的导师王翘楚教授离我们而去已经三年有余了。每每想起和王老在一起的点点滴滴,不觉泪目。只记得当初惊闻王老仙逝的消息时,脑中一片空白,不敢接受这么残酷的事实。记得王老给我们上的第一节课讲的是:爱国家——不嫌国贫,正如子不嫌母丑:为人之"品";爱单位——忠于职守,忠于自己的初心:为人之"德";爱家庭——宽以待人,慈孝不惮有担当:为人之"仁";爱自己——严于律己,唯利是图是大忌:为人之"义"。正是他教诲我们成为这样的人。导师一生谦虚、廉明、仁爱、敬业,每一个认识他的人都被他的人品折服。今生有幸认他做恩师,今生不悔成为他的门下!再叫您一声:王老,好想念您!

师承的日日夜夜,永生难忘,和王老在一起,如沐春风,如润喜雨。我们时时都在吸取营养,茁壮成长。无论是人生路上的磕磕绊绊,还是工作中的疑问困难,王老都会像老父亲般给我们指点和建议,教我们怎样走出困惑,一步步走向光明。师承的日日夜夜,成绩及收获颇多,主要从以下几个方面和大家分享。

1. **严谨的医德医风、无愧于白衣** 最让我铭记和感动的是王老对患者负责的态度和对工作一丝不苟的精神。他会认真地对每一位患者望闻问切,本来仅是一上午的门诊会因为加号太多,延长到一整天。有时候王老连上厕所都没时间,中午总是超过了12点才吃午饭。高龄的王老有时候也会感叹"好累啊",大家都劝他注意身体,但是王老对我们讲:"患者们都不容易,要真心替他们服务,我没关系。"我们这些学生都是又敬佩又心疼,王老用他的敬业和严谨让我们体会到一个医生的职责所在,让我们在工作中不知不觉向王老靠拢,为患者分忧,替患者解难,这是一种无形的力量鼓舞着在王老身边工作的每一个人,正是这种正能量使白大衣在我们身上有了使命感、崇高性,使我们对"医生"的涵义有了更深刻的领悟:医治生命,生命高于一切。正是我最敬爱的王翘楚老师用自己的实际行动让我明白了这深远的意义。

2. **工作中的精益求精、提高自身技能** 睡眠不好的患者往往焦虑、多疑、多思,和他们交流的时候一定要注意方式方法,这也是心理疏导的一部分。王老在门诊,不论是询问病史的技巧、与患者交流的方法,还是判断患者的病情、理法方药的选择等方面均有自己的特点,让我受益匪浅,治疗效果明显进步。我的睡眠障碍专家门诊患者数量不断增多,这是对我的工作最有力的肯定,使我充满信心。每每有患者对我说"陆医生我好多了"的时候,我都会不自觉地想起王老的教诲,心里充满感恩。这些都是王老给我的最好"礼物",作为他的学生,我是自豪的,也是骄傲的,因为我从王老那里学到了最有用的本领,作为他的继承人能在工作中取得显著进步,这也是对王老教诲的回报,衷心感谢我的恩师。

3. 不忘传播授业、让更多的病人受益 工作中,无论是到地段医院和区级医院做门诊、作带教,还是到相关单位做讲座,我都会把王老的经验和方法作为讲课内容给下级医生讲解,希望这些能为更多的患者解除痛苦。也希望王老的研究成果能够更好地散枝开花结果,让更多的人受益。让更多的医务工作者学习并应用王老的经验,就能让更多的患者从王老的经验中获益。这是真正意义上的传承,作为他的学生,我希望王老永远都在我们中间。

4. 专业上不断进取、牢记王老嘱咐 作为中国睡眠研究会中医睡眠医学专业委员会常务委员,我不忘参加各项传播睡眠知识的活动、科普,鼓励带教学生开展睡眠相关课题申请和睡眠专科的成立。在工作中,为患者传播有用的睡眠知识,改善患者的睡眠行为和认知。时时刻刻自检自查,不做有愧于医师职业操守的事情,牢记王老的嘱咐:一切都为病人。

回首既往,不能忘记的是恩师的谆谆教导;抬步向前,不能有愧于王翘楚门下的殊荣。在以后的工作中,用自己的言行告诉大家,我是一名合格的、勤奋的、敬业的医生,也是一名优秀的、诚恳的、德才兼备的王老的学生。

(陆伟珍)

缅怀纪念王翘楚教授
——我跟先生的师生情

王翘楚教授于 2020 年 4 月 20 日因病驾鹤西去,享年 94 岁。如今距王老去世已 3 年,我们在这里缅怀纪念他,他的音容笑貌永远在我们的记忆里。我跟先生的师生情永生难忘,是他指引和激励我一直在中医的道路上不断前进。

记得第一次跟王老相识在 2000 年,那时我还年轻,还是同济大学附属东方医院中医科的主治医师。王老跟我说失眠不是大病,但是睡眠对一个人很重要,那时失眠的患者还不多,正好家里亲戚有患失眠的,我就对这个领域特别感兴趣,跟王老说"我想跟您学习",王老笑呵呵地说"有机会要好好学"。

2006 年上海市中医医院成立中医失眠症医疗协作中心,我积极参与,同济大学附属东方医院成为了网络协作中心的成员,王老经常组织学术会议,每年我都参加,不仅有中医方面的专家讲课,还邀请了西医睡眠专家,王老说中医也要学习西医的知识,了解最新的医疗发展为中医所用,这一年底我晋升为副主任医师。

2012年上海中医药大学师承项目,王老任国家中医药管理局全国优秀中医临床人才指导老师,全国老中医药学术经验继承班指导老师,全国名老中医药专家传承工作室指导老师,上海中医药大学终身教授,上海市中医医院主任医师,历任上海中医药大学老中医工作室、上海市老中医工作室、全国名老中医药传承工作室导师,以师承形式带教院内外学生。我非常幸运地通过选拔终于正式跟师王老学习,每周去石门一路名老中医门诊部临证抄方。王教授对我们学生要求非常严格,每份病史都要求记录得非常详细,每个患者仔细问诊,王老对患者总是笑眯眯的,患者都说能看到王老病已经好了一大半了。王老总是不厌其烦的询问病人的病情,并给予安慰,通过王老的心理疏导,特别是抑郁和焦虑的患者很快能平静下来,当时我就想对于这个疾病,心理治疗也很重要啊,于是就去学习了心理学,并通过了国家心理咨询师的考试。

如果患者多了、看得晚了,王老从来不抱怨,等到所有的患者都看完了,王老总会敲敲大腿,扶着桌子吃力地站起来,毕竟是快90岁的老人了,经常说挂号费不能再涨价了,我要开25元的普通门诊,挂号费太贵,很多患者负担不起了。王老非常排斥现在医生给患者"过度"检查,当前医学出现很大的问题,只看到病,忽略了人,他严肃地说:"'过度'检查,一是浪费国家医疗资源,二是说明这样的医生没水平。临床医生还是应该把基本功练扎实,中医的望、闻、问、切,西医的视、触、叩、听、嗅,哪样都不能偷懒。"记得有个患者让王老加个号,当时已经12点多了,患者说自己是外地来的,我们告诉他门诊结束了,王老要休息了,但是王老仍然和蔼可亲地答应给他看,他总是心里装着患者。

跟随王老门诊记录了大量的病例,王老通过几千例临床调查发现当今失眠症有五大发病因素和"六多六少"的特点,失眠症患者临床诸症无不从肝而起,再波及其他脏腑,甚至多脏腑功能紊乱,使临床症状多样化,复杂化,故有"五脏皆有不寐"之说,临床总结出8个常见证型,临床辨证立法以治肝为中心,兼顾调整其他四脏紊乱功能,能收良效。王老运用精准的辨证论治复方合用自制的落花安神口服液和"解郁Ⅱ号",加上特有的心理疏导,许多彻夜不寐的患者经过王老悉心地诊治后,改掉了生活不规律的习惯,恢复了正常的睡眠,王老造福了数以万计的失眠症患者。

王老不仅在临床上对我们提出要求,在科研上亦提出了更高的要求,总是教导我们实践出真知,科研要从临床中来,不是一拍脑袋想出来的,这样会走入歧途,很难研究出成果。于是我在跟师期间,同上海市中医医院失眠科合作了多项科研项目,2014年参与上海市卫生和计划生育委员会课题"上海市进一步加快中医药事业发展三年行动计划——神志病中医临床基地建设""多中心评价失眠症的中医诊疗方案及优化研究",参编出版书籍《全国名老中医王翘楚传承工作室经验集(2005—2012年)》《睡眠疾病中医论治》。回想起跟师的那段时光,非常快乐,有任务有目标,学习和生活非常充实,结识了同门的师兄妹,大家为了共同的目标一起学习进步,现在都是各个医院的中医骨干主任。

王老一生生活简朴,我曾经问:"王老,您长寿的秘诀是什么?"他回答说:"粗茶淡饭养身体,一个人要爱大国、爱小家,不追求物质享受,但求精神世界的充实,天天有目标、有事做。"为求中医之真谛,他甘守清贫,在书海中寻求中医发展之路,在实践中论证中医发展之道,愿为年轻一代作基石。

王老白天在门诊带教学生临诊,毫无保留地悉心传授自己的经验;晚上又一字一句修改学生的论文、课题、著作,鼓励学生在专业领域不断追求。王老设立"王翘楚中医药科研幼苗基金"。基金用于奖励中医药睡眠医学科研"幼苗"课题扶持、科研创新成果以及相关优秀论文。根据王老的指导,我发挥自身优势,针药结合综合治疗,2012—2013年还获得了这项基金的奖励。

王老指导、帮助本市及浙江、江苏、云南、宁夏等省市20余家单位开创失眠专科,我也在同济大学附属东方医院开设了中医失眠专科门诊。新冠后失眠的患者越来越多,运用王老的辨证治疗方法,临床上取得了较好的疗效。今年3月21日世界睡眠日,《新闻晨报》的记者采访了同济大学附属东方医院中医失眠专科,并就此发表了相关文章。

王老先后担任中国睡眠研究会理事会顾问、中医睡眠医学专业委员会名誉主任、中国医师协会睡眠医学专家委员会顾问,被授予睡眠医学杰出贡献奖,中国睡眠科学技术终身成就奖。2015年获上海市医师协会"仁心医者"特别荣誉奖;2016年获教卫工作党委系统优秀共产党员·医德标兵;2017年获中华中医药学会"最美中医"称号,2020年获上海市中医药杰出贡献奖。在王老的心中,事业永远是第一位的,一切为了病人!

王老92岁时还在门诊坚持工作,直到病情发作才停诊休息。我记得最后一次去探望他是在2019年末,王老因为长期患有腿疾已无法站立,当时王老坐在轮椅上,师母推着,我看着流泪了,王老是多么要强、多么热爱工作,如果他能站起来,一定还会在工作岗位上的。

王老常说成功的人多是傻人和疯子,聪明的人不一定成功的。当时我不能理解,原来傻傻地坚持,疯狂地热爱,才能成就一番事业,我当即心里就下定决心一定要把王老的学术思想传承下去,提倡中医,传播中医,热爱中医,于是后来就与其他作者共同编写《中医药应用传播导论》。

想起王老曾教导我们中医人要有自信,勇于解决西医解决不了的问题,重视中医,学习中医,对中医加以研究整理,并发扬光大,有创新,有发展。我的点滴进步都离不开恩师的教导,这份情谊深藏心中,作为学生,我能做的就是把老师的事业继续发扬光大,我们这一代的中医有使命传承发展,造福全世界人民。

玉壶存冰心,朱笔写师魂。

谆谆如父语,殷殷似友亲。

轻盈数行字,浓抹一生人。

寄望之后者,成功报师尊。

——深切缅怀,师恩永存

(王骏)

革命小车不倒,继续向前推

全国名老中医王翘楚教授已离开我们 3 年了。提起王翘楚老师,我的脑海中仍然会立即出现一位精神矍铄的耄耋老人。记得 2004 年我刚从上海中医药大学毕业,十分幸运地到上海市中医医院失眠科工作。当时他已年近八十,退休多年,但是仍然坚持每天按时上下班,按照他的说法:"革命小车不倒,继续向前推。"让我肃然起敬。

说起王老的医德,无论是他的学生还是患者都会竖起大拇指。因为王老凡事都以患者为重,而不考虑自己的身体和得失。因为患有下肢动脉栓塞,王老总会觉得膝关节以下发冷、发麻。但是只要上了门诊,王老就会精神百倍。治疗失眠症、焦虑症和抑郁症是王老的专长。往往患者愁眉苦脸地进入诊室,经过王老晓之以理、动之以情的开导后,就会面带笑容地走出诊室。就这样,从早上 8 点到 12 点,王老整整 4 个小时坐在椅子上,除非检查患者,他是不会站起来的。经常在门诊结束时,王老要在别人的搀扶下才能站起来,然后两手支撑桌面,双腿不停抖动一会儿才能行走。此时他总是笑呵呵地对我们说:"这是老毛病了。"

王老是全国名老中医,并且擅长诊治失眠症,在全国有一定的影响力,来找王老看病的人常常人满为患。考虑到王老的身体状况,一次门诊限号 30 人次。如果有外地特地赶来的患者没有挂到号,王老就会不顾自己的疲劳写条子给他们加号。因此只有半天门诊的王老总是吃完午饭接着诊治患者，往往要到下午三四点能结束门诊。他常常语重心长地对我们说："我累一点没关系。这些病人才辛苦呢，大老远地赶过来没有挂到号。如果换作你们，心情会怎么样？"

王老非常排斥现在医生给患者"过度"检查，完成指标。他严肃地说："'过度'检查，一是浪费国家医保资源，二是说明这样的医生没水平。我们不能浪费国家财产。再说以前没有这些仪器、设备，医生仅靠手、眼、脑，照样看病。这些检查结果只能给临床医生作参考，临床医生还是应该把基本功练扎实。中医的望、闻、问、切，西医的视、触、叩、听、嗅，哪样都不能偷懒。"

在平时的日常生活中，王老很勤俭节约。他经常在科室里收集只打印了单面的A4纸作为草稿纸。但是他交给我们打印的手稿往往最后一页特别长。原来文章写到最后一页只有几行字。王老会把这几行字用刀片裁下来，然后粘贴在前一页的最下面。剩下的另一半纸王老会另作他用。王老有一件藏青色，但已洗得有点褪色的中山装。这年头谁还穿这种老古董衣服啊？

但是王老也有大方的时候：2008年汶川地震，他把获得科研奖励的5 000元奖金，全部捐献给灾区人民。2008年，他用自己的奖金15万元成立了"王翘楚科学幼苗基金"。

2010年国家中医药管理局批准成立"王翘楚老中医传承工作室"。王老依旧干劲十足，他最大的心愿：希望新一代的中医人能把中医传承下去，并且有所创新和发展。

王老虽然永远离开了我们，但在今后的医疗工作中，我们谨记王老教诲，力争成为一名合格的、勤奋的、敬业的医生，无愧于心。

（王惠茹）

追忆恩师王翘楚教授

恩师仙逝，无尽哀思，适逢新冠疫情肆虐，未能赴沪送师远行，一生之憾……

王翘楚教授，全国著名中医学家，行医70余年，擅长中医内科杂病、临床科研和教学，崇尚中医"天人相应"理论，认为人体阴阳与自然界阴阳消长规律同步运行，不可违背，顺之则生，逆之则害，在临床上提出"脑统五脏、肝主情志、心主血脉"的学术观点，立从肝论治为法，治疗各种原因引起的失眠症，采用中医辨证与西医辨病、复方与单味药制剂相结合，往往收效于意料之外。

我有幸跟随全国老中医药专家学术经验继承工作指导老师王翘楚教授临床

学习,耳濡目染,潜移默化,受益匪浅。

我来自云南,自幼随父母习医,工作于开远市中医医院,2011 年参加全国骨干医师培训(滇沪合作,帮扶云南),进修于上海市中医医院睡眠疾病优势专科。

初识王老,是 2011 年 8 月初,我有幸来到上海市中医医院睡眠疾病优势专科学习。万万没想到的是,亲自指导我学习的老师是上海市中医医院首席专家王翘楚教授。

记得入学的第一天,王老把我请进他的办公室,针对性地对我的习医、行医经历进行了详细分析,认真地对我今后的学习目标进行了规划,并指出我的不足之处和优势所在。

还是第一天见面,王老问我许多问题:"你们开远的失眠病人多不多?治疗效果如何?有没有相关的统计资料?如治疗了多少失眠病人(或者是其他的优势病种),治愈率是多少?有效率是多少?无效率是多少?"王老说:"老中医的东西就是茶壶里面煮汤圆——倒不出来!"而我来上海学习的目的,就是要学会总结、统计、分析……争取学以致用,回到云南后能够把父亲母亲的治病经验整理出来,传承下去!

同时,王老还给我布置了以下进修学习计划:① 1 个月内,总结 1~2 个有效病例并书写论文发表;② 跟师 3 个月以后,认真整理病案笔记,同时统计、分析,并思考从肝论治法在失眠症的应用;③ 半年内思考并开一个科研课题,为自己的将来,总结一个优势病种进行突破。

愉快的时间总是很短。学习结束后,我带着王老的祝福和期盼,踏上归程,一路回想,我从上海带回了什么?还有,我在王老身上学到了什么?仔细想想,应该是认真、严谨和责任。

认真负责是王老一生不变的追求。记得每一次门诊,我们学生都是痛并快乐着。痛是一次门诊一支笔,写不尽的病历;快乐是对每一个患者王老都是认真询问,查体品脉,充分展示了我们中医望闻问切四诊合参的精髓,并详细地为患者答疑解惑,详尽分析,为我们学生以后的临床思维指明了方向。

记忆中有一个小事,门诊的时候,王老喝水很少因为,王老年纪大了腿脚不便,为了把有限的时间留给患者,所以王老门诊的时候很少喝水,记忆中王老门诊的时候,卫生间的时间为零。

王老的患者很多,王老的患者很少,这句话有点矛盾,找王老看病的人很多,但是王老看病的速度很慢,很细……对每一个患者王老都要详询其发病原因,现在的症状,从头到脚,点滴不漏,真真正正把我们中医传统的十问歌发挥到了极致,真真正正把每一个门诊患者的病历都按照住院的病历来写,来分析。

严谨的科学态度是王老教会我们的又一项高超技能,王老曾经反复教导我们学生,看病不是捣糨糊、稀里糊涂;看病是认真,是负责,是解除患者的病痛,是严肃!同时,王老还给我们学生讲了一个发生在他身上的故事。

故事发生在"文化大革命"时期,当时,王老还在卫生局科研处工作,在那个年代,有一个工厂的医生偶然发现,打鸡血可以提高人体的精神力(亢奋),未经实验,就层层上报到卫生局科研处,要求王老签字,尽快在全国推广。而王老却提出了不同的看法,问道:会不会有排斥反应?会不会对人体造成伤害?一旦大面积推广,造成了损害,怎么办?能不能先做动物实验,认真观察,仔细分析。狂热者却不听理性的声音,把王老包围在办公室里等他签字认可下发。王老坚强地顶住不签字。后来打鸡血造成了患者的死亡,这件事情才逐步平息。如果,这个技术下发推广,细思极恐。

责任是一种精神,记得王老对我说过:"医院把这个任务交给我,我就有责任把你带好,让你能够把技术学好带回去。"

记得,每一次从石门路门诊归来,王老都要把我们送到医院门口;记得,每一次门诊午餐,王老都要资助我们,一切的一切,就是为了我们吃好吃饱;记得,只要不出门诊,每天早上八点整,王老总会准时出现在阅览室为我辅导,当时王老已经八旬有余,答疑解惑,并为我批改学习笔记。看着王老的一头银发,听着王老的细心讲解,我的心中充满了感动和激动,幸福环绕着我。记得老父亲曾经对我说过:你能有幸跟师王老,绝对是磕头碰到天的好事!

先生之谆谆教诲,言犹在耳,音容笑貌,历历在目……

愿天堂没有病痛,先生精神千古!

撰以此文,缅怀恩师,以寄哀思。

(蒲华春)

名中医王翘楚学术传承集

附 篇

一、以第一作者发表的论文

［1］ 王翘楚.睡眠疾病专科与整合医学[J].上海中医药杂志,2015,49(4)：3-4.

［2］ 王翘楚.再论我国医学科学发展的方向[J].中医文献杂志,2015(2)：26-27.

［3］ 王翘楚."天人相应"理论指导临床的新发现[J].中医药通报,2014(5)：34-35.

［4］ 王翘楚.睡眠疾病的临床实践与理论创新[J].中医文献杂志,2013(1)：19-20.

［5］ 王翘楚,徐建.试论"上工治未病"的继承发展在睡眠疾病康复预防的应用[J].中医
药通报,2012,11(4)：39-41.

［6］ 王翘楚.试论脑与五脏相关理论研究的方向和任务[J].中医文献杂志,2011(3)：
31-35.

［7］ 王翘楚.论病中求证、证中求病的由来与发展[J].上海中医药大学学报,2010,24
(6)：12-14.

［8］ 王翘楚,徐建.创建失眠症临床新学科研究的思路与方法[J].中医药通报,2007,6
(5)：36-39.

［9］ 王翘楚.失眠症的中医诊断、辨证和治疗[J].中医药通报,2006,5(5)：10-13.

［10］ 王翘楚,许红,苏泓.五脏皆有不寐及从肝论治法[J].上海中医药大学学报,2005,
19(4)：3-4.

［11］ 王翘楚.从针麻研究得到的启示[J].上海针灸杂志,2003,22(5)：35-38.

［12］ 王翘楚,徐建,施明.落花生枝叶制剂治疗失眠症疗效观察[J].上海中医药杂志,
2001(5)：8-10.

［13］ 王翘楚.中医科研之我见[J].江苏中医杂志,2000,21(11)：1-4.

［14］ 王翘楚.创"从肝论治"失眠症的王翘楚[J].上海中医药杂志,1997(11)：34-35.

［15］ 王翘楚,李芸.36例黄疸型肝炎用"金萱糖浆"治疗的临床分析[J].上海中医药杂
志,1989(12)：8-9.

［16］ 王翘楚.甲肝恢复期可用益气生津养阴法[J].上海中医药杂志,1988(10)：17.

［17］ 王翘楚,庞传宇,施明.萱草花治疗失眠症的临床与实验报告[J].上海中医药杂志,

1993(8)：42-44.

[18]　王翘楚.中医药临床科研一般方法[J].中国医药学报,1989,4(2)：73-77.

[19]　王翘楚.浅谈针刺麻醉临床研究的思路与方法[J].中医杂志,1988(1)：56-58.

[20]　王翘楚.浅谈中医临床科研选题和设计方法[J].中医杂志,1982(8)：75-78.

[21]　王翘楚.从验方治愈外吹乳一例体会到经络学说的重要性[J].上海中医药杂志,
1959,8(355)：19.

二、撰写著作

名　称	出　版　社	主编	副主编	主审	出版时间
从肝论治失眠症——王翘楚学术经验撷英	上海中医药大学出版社	许　红 苏　泓	/	王翘楚	2009
花生叶治失眠20年研究结硕果	上海科学技术文献出版社	王翘楚	庞传宇 顺庆生 杜上鉴 钱伏刚	/	2009
医林春秋	文汇出版社	王翘楚	/	张镜人 张明岛 施志经 方松春	1998
脑统五脏理论研究与临床应用	上海科学技术出版社	徐　建 招萼华	许　良 许　红	王翘楚	2013
失眠的自测与防治	上海科技教育出版社	许　良 施　明 许　红	/	王翘楚	2004
王翘楚治疗失眠症临证经验医案集要	科学出版社	王翘楚	/	/	2014
王翘楚情志病医案经验集	上海科学技术出版社	严晓丽	/	王翘楚 徐　建	2014
中医科技管理学	上海科学技术出版社	王翘楚	申春悌	/	1992
中国针刺麻醉发展史	上海科学技术文献出版社	张　仁	/	王翘楚	1989
中医药科研方法	重庆出版社	王翘楚 张　仁	/	/	1993

续　表

名　称	出 版 社	主　编	副主编	主　审	出版时间
睡眠疾病中医论治	上海科学技术出版社	徐　建 招萼华	许　良 许　红 严晓丽	王翘楚	2015
中医辨证论治之路	上海科学技术出版社	徐　建 招萼华	王惠茹 许　良 许　红	王翘楚	2017

三、获得专利

名　称	专利号/申请号	时间	发明人/申请人
含花生叶提取物的制剂及制备方法	专利号： ZL99124202.5	2004	王翘楚，庞传宇，杜上鉴，施　明，徐　建，张晓峰
花生叶提取物的制备方法	专利号： ZL021501041	2006	王翘楚，庞传宇，杜上鉴，施　明，徐　建，张晓峰
一种具有平肝活血安神作用的中药组合物、制备方法和应用发明	专利号： ZL200410016412.0	2006	王翘楚，庞传宇，钱伏刚，施　明，解　静，王国华，范荣培，胡鹏飞，蒋爱芳，杜上鉴，许　红，张晓峰，张雯静，徐　建
一种抗抑郁症的中药组合物及其制备方法和应用	专利号： ZL201110139179.5	2012	王翘楚，许　红，王国华，徐　建，张雯静，严晓丽，王惠茹，许　良，张晓峰，吴　樱

四、获奖项目

名　称	时间	类　别	级　别	授予组织
萱草花治疗失眠症的临床疗效及实验研究	1995	中医药科技进步奖	三等奖	上海市卫生局
花生枝叶制剂治疗失眠症的临床疗效和有关药学研究	2001	上海市科学技术奖	三等奖	上海市人民政府

名　　称	时间	类　　别	级　别	授予组织
名老中医学术思想及临床经验研究	2010	第一届上海中医药科技奖	一等奖	上海市中医药学会
落花生枝叶药材标准的建立及应用	2013	第四届上海中医药科技奖	二等奖	上海市中医药学会
落花生枝叶药材标准的建立及应用推广	2013	上海医学科技奖	三等奖	上海市医学会
落花生枝叶制剂的研发及临床应用	2014	中华中医药学会科技奖	三等奖	中华中医药学会
落花生枝叶制剂的研发及推广应用	2018	第八届上海中医药科技奖	科技成果推广奖	上海市中医药学会

五、附表

附表 1　改进型 SPIEGEL 量表

记分	1	2	3	5	7
每晚入睡时间	10～30 分钟□	30～60 分□	1～2 小时□	2～3 小时□	3～4 小时□
一夜总睡眠时间	7～8 小时□	6～7 小时□	5～6 小时□	3～5 小时□	少于 3 小时□
夜醒几次	不醒□	夜醒 1 次□	夜醒 2 次□	夜醒 3 次□	夜醒 4 次或通宵不眠□
睡眠深度	满意□	少部分不满意□	相当部分不满意□	大部分不满意□	整夜不满意□
夜间做梦情况	不做梦□	少有梦□	经常有梦□	多梦□	很多或噩梦或清醒无梦□
醒后感觉	感觉很好□	感觉较好□	感觉尚可□	感觉不好□	感觉很不好□
总分					

检测评分≥12 分为失眠症,程度:≥12 分为轻度失眠症;≥18 分为中度失眠症;≥24 分为重度失眠症。

附表 2　中医睡眠疾病症状证候评价量表

记　分	无	1轻	2中	3重	记　分	无	1轻	2中	3重
神疲乏力	☐	☐	☐	☐	胃纳	☐	☐	☐	☐
头晕胀痛	☐	☐	☐	☐	脘胀或痛	☐	☐	☐	☐
耳鸣脑响	☐	☐	☐	☐	胃嘈反酸	☐	☐	☐	☐
健忘	☐	☐	☐	☐	嗳气反胃、恶心	☐	☐	☐	☐
颈项板滞	☐	☐	☐	☐	腹泻时痛	☐	☐	☐	☐
肢体麻木	☐	☐	☐	☐	手抖肌肉跳动	☐	☐	☐	☐
胸闷隐痛	☐	☐	☐	☐	面容呆板	☐	☐	☐	☐
心悸不宁	☐	☐	☐	☐	面部色斑/眼眶鬓黑	☐	☐	☐	☐
心烦易怒	☐	☐	☐	☐	呛咳阵作	☐	☐	☐	☐
焦虑紧张	☐	☐	☐	☐	口干或苦	☐	☐	☐	☐
胆怯害怕	☐	☐	☐	☐	口腔溃疡	☐	☐	☐	☐
情绪低落	☐	☐	☐	☐	视物不清	☐	☐	☐	☐
多思多虑	☐	☐	☐	☐	潮热自汗	☐	☐	☐	☐
大便溏薄/干结	☐	☐	☐	☐	腰痛腿软、痛	☐	☐	☐	☐
尿频难控	☐	☐	☐	☐	面部痤疮	☐	☐	☐	☐
舌:（　　）	☐	☐	☐	☐	月经量少、紊乱	☐	☐	☐	☐
苔:（　　）	☐	☐	☐	☐	白/黄带过多	☐	☐	☐	☐
脉:（　　）	☐	☐	☐	☐	总体印象	☐	☐	☐	☐
血压:	☐	☐	☐	☐	总分	☐			

参考文献

[1] 王鹏,刘赓.名老中医工作室发展策略初探[J].北京中医药,2017,36(11):1017 - 1019.

[2] 黄素英.关于中医师承的几点思考[J].湖北民族学院学报(医学版),2007,24(1): 6 - 9.

[3] 郑锦,周端.成立"老中医工作室"的实践与探讨[J].中国医院管理,2002,22(8): 32 - 33.

[4] 白晶,王煦,吴晓丹,等.论名老中医工作室在中医高等教育中的地位和作用[J].世 界中西医结合杂志,2011,6(5):432 - 433.

[5] 张雯静,王翘楚.中医临床科研思路和方法研究[J].中医杂志,2008,49(6):13.

[6] 姚澄,张琪,曹震.中医流派学术传承教育的思考与实践[J].中华医学教育杂志, 2010,30(5):649 - 652.

[7] 沈渔邨.精神病学[M].北京:人民卫生出版社,1993.

[8] 王浴生.中药药理与应用[M].北京:人民卫生出版社,1998.

[9] 张齐.七篇大论中自稳调节规律初探[J].中国医药学报,1991(2):5 - 8.

[10] 谢文英."亢害承制"浅析[J].河南中医,2002,22(6):81 - 82.

[11] 王翘楚.创建失眠症临床新学科研究的思路与方法[M]//朱良春.名师与高徒.长 沙:中南大学出版社,2005:188 - 194.

[12] 许良.学习"五脏皆有不寐"证治经验的体会[J].中国中医基础医学杂志,2006,12 (2):155.

[13] 裘吉生.珍本医书集成·王旭高临证医案[M].上海:上海科学技术出版社,1986.